# 医联体信息化建设实践与典型案例

主　审　李　宁

主　编　来勇臣　卢清君

副主编　侯浩天　管细红　胡　鑫　黄国英　刘　征　翟晓文

编　委　来勇臣　卢清君　侯浩天　管细红　胡　鑫　黄国英
　　　　刘　征　翟晓文　蒋　捷　温利萍

人民卫生出版社
·北京·

**图书在版编目（CIP）数据**

医联体信息化建设实践与典型案例 / 来勇臣，卢清君主编 . —北京：人民卫生出版社，2023.12

ISBN 978-7-117-35958-0

Ⅰ. ①医… Ⅱ. ①来…②卢… Ⅲ. ①合作医疗 – 研究 – 中国 Ⅳ. ①R197.1

中国国家版本馆 CIP 数据核字（2024）第 013904 号

| | | |
|---|---|---|
| 人卫智网 | www.ipmph.com | 医学教育、学术、考试、健康，购书智慧智能综合服务平台 |
| 人卫官网 | www.pmph.com | 人卫官方资讯发布平台 |

**医联体信息化建设实践与典型案例**

Yilianti Xinxihua Jianshe Shijian yu Dianxing Anli

主　　编：来勇臣　卢清君

出版发行：人民卫生出版社（中继线 010-59780011）

地　　址：北京市朝阳区潘家园南里 19 号

邮　　编：100021

E - mail：pmph @ pmph.com

购书热线：010-59787592　010-59787584　010-65264830

印　　刷：北京印刷集团有限责任公司

经　　销：新华书店

开　　本：787 × 1092　1/16　　印张：18

字　　数：438 千字

版　　次：2023 年 12 月第 1 版

印　　次：2024 年 2 月第 1 次印刷

标准书号：ISBN 978-7-117-35958-0

定　　价：68.00 元

打击盗版举报电话：010-59787491　E-mail：WQ @ pmph.com

质量问题联系电话：010-59787234　E-mail：zhiliang @ pmph.com

数字融合服务电话：4001118166　　E-mail：zengzhi @ pmph.com

# 序

2018年，在行业专家以及中国医学装备协会远程医疗与信息技术分会同仁的积极努力下，中国医学装备协会远程医疗与信息技术分会为全国从事远程医疗事业的同行们奉献了两本实用远程医疗技术丛书，即《实用远程医疗技术规范及标准》和《实用远程医疗技术示范与推广》。

2022年，时隔4年，来勇臣等专家再次发力，编写《医联体信息化建设实践与典型案例》一书。我有幸被邀请，对全书内容进行了把关和审阅。这是我国倡导医联体建设以来，为数不多的有关医联体信息化建设理论与实践的书籍。全书站在信息化的视角，详细地阐述了我国医联体发展的背景、医联体信息化建设的思路与具体建设内容以及建设过程中产生的信息化实践经验等内容。

该书结合当前国家积极倡导的县域医共体、城市医疗集团、专科联盟以及区域医疗中心建设等指导政策，从理论与实践的角度为全国广大医务工作者和从事医疗卫生信息化建设与管理的人员提供了一份可借鉴的参考指南。该书的学术价值在于为我国当前医联体信息化建设提供了较为实用的技术及理论指导。

在"十三五"期间，我国医疗卫生体制改革出台了一系列政策，提出了开展医联体建设和实施分级诊疗制度等具体措施。本书紧紧围绕国家医改政策和方向，结合近年来我国各地医联体建设与实施分级诊疗制度的实践经验，在认真总结的基础上，系统地阐述了各种医联体信息化建设的具体实践方法和详细内容，为广大医疗卫生行业管理与技术人员提供了理论和方法指导，对我国医疗分级诊疗服务体系建设具有促进作用。

中国医学装备协会远程医疗与信息技术分会自2016年成立以来，聚集了一大批行业专家、学者和精英，为推动我国的远程医疗应用与分级诊疗事业的健康发展作出了不懈的努力。

中国医学装备协会远程医疗与信息技术分会会长 李 于

2022 年 10 月 1 日

# 前　言

历时 4 年多的打磨,本书终于成型。2014—2016 年,我主持开展国家科技惠民项目——"新疆克拉玛依市远程医疗技术示范与推广"(2013GS650102)工作。在此期间,借助于国家项目优势,成功地建设了覆盖新疆塔城地区 3 个县级医院和 10 个乡镇卫生院的区域影像医联体,利用区域影像系统托管其所有的影像诊断报告业务,成功地解决了托里县、裕民县、额敏县 3 家县级人民医院以及所属乡镇卫生院影像诊断技术能力不足的问题。在这个项目实施和应用的过程中,我感受与领悟颇深。"十三五"期间国家出台了一系列有关医联体与分级诊疗的政策,成为我国医疗卫生体制改革和加强基层医疗卫生机构能力建设的重要抓手。在国家政策的引导下,2014 年起,我开始了对医联体建设及信息化方面的研究工作。通过我所在的中国医学装备协会远程医疗与信息技术分会,与全国各省市从事医联体建设的同行开展广泛的交流沟通,在借鉴他们成功实践经验的基础上,经过几年的研究和总结,在众多行业精英的帮助下,共同完成了《医联体信息化建设实践与典型案例》这本书。

该书在国家实施健康中国战略背景下,从全局的角度诠释了医联体信息化建设的内涵,共有二十六章。前六章重点介绍了医联体和分级诊疗的概念以及发展历史,介绍了医联体的组织形式、主要类型等内容,阐述了医联体与分级诊疗两者之间的关系、医联体建设认知问题和医联体建设的策略。站在行业角度,提出了医联体建设系列新思路和方法,供读者参考。从第七章到第十四章,重点介绍了支撑各种类型医联体信息化系统的建设方法和具体的业务建设内容。帮助读者有一个清醒的认识,即如何开发和建设支撑各种类型医联体运行的信息化系统。从第十五章到第十八章,重点介绍了远程协作网、专科联盟、县域医共体和城市医疗集团的具体建设方法和策略,包括建设信息化系统以及具体的业务内容等。从第十九章到第二十六章,重点介绍了全国范围内各省以及直辖市医疗机构的典型实践案例,介绍了他们建设和应用的成功经验,分享给广大读者。

当前国家主推县域医共体、城市医疗集团、区域专科联盟、远程协作网以及区域医疗中心建设,该书的出版发行,为全国广大医务工作者和从事医疗卫生信息化建设与管理的人员提供了一份比较全面、可借鉴的参考指南。

该书在编撰的过程中,得到了中国医学装备协会远程医疗与信息技术分会的支持和帮助,也得到了国内知名专家和学者的指导和帮助。原卫生部保健局副局长、现任中国医学装备协会远程医疗与信息技术分会会长李宁亲自把关审核该书的章节编排和内容,为该书的创作指明了方向。北京中日友好医院的卢清君教授、复旦大学附属儿科医院黄国英院长和翟晓文副院长、江西省人民医院管细红主任、重庆医科大学附属第一医院刘征主任、福建省星云大数据应用服务有限公司董事长侯浩天先生、贵州省医科大学附属医院蒋捷主任、贵阳市第二人民医院胡鑫主任、内蒙古自治区人民医院温利萍主任参与了部分章节编写，主编、副主编及各位编委为本书的创作提供了大量的实践案例素材和建议。借此机会向参与该书编写以及在编撰过程中提供支持的专家学者表示衷心的感谢！

　　由于作者水平所限，书中难免存在不妥之处，恳请广大读者批评指正！

来勇臣

2022 年 9 月 10 日

# 目　录

# 第 一 章

# 导　　论

医疗联合体（medical treatment combination），是指医疗机构之间形成的联合体，简称医联体。通常是将一定区域范围内多家医疗机构的医疗资源进行整合，形成一个相互分工与协作的医疗团体。在城市，一般由一个区域内的一家三级医院与多家二级医院、多家社区医院组成的一个医疗功能层次分明的医疗联合体；在县、乡镇、农村区域内，一般由一家或多家县级医院，联合本县辖区内若干家乡镇卫生院和村卫生室，组建的医疗共同体（以下简称"县域医共体"）。

为深化医药卫生体制改革，在城市推进建立三级医院带社区的服务模式和医疗、康复、护理有序衔接的服务体系，更好地发挥三级医院专业技术优势及带头作用，加强社区卫生机构能力建设，鼓励康复和护理机构发展，构建分级医疗、急慢分治、双向转诊的诊疗模式，促进分工协作，合理利用资源，方便群众就医。在医联体内部建立一套有效的、合理的就诊秩序，充分发挥各级医疗机构的作用，不断满足人民群众就医需要[1]。

在农村推进县级医院带乡镇卫生院和村卫生室的一体化服务模式，发挥县级医院的作用，成立一个县、乡镇、村卫生室利益共同体，共同开展农村地区医疗卫生服务工作。

目前，国内一些知名医院，如北京中日友好医院成立的全国呼吸专科联盟、北京儿童医院成立的儿科联盟、安徽省阜南县人民政府牵头成立的县域医共体、陕西省富平县卫生健康委牵头成立的县域医共体、江苏省镇江市组建的紧密型康复医疗集团和松散型的江滨医疗集团、新疆维吾尔自治区卫生健康委牵头建设的全区远程医疗协同网络、四川大学华西医院成立的各种医疗联盟、私营企业投资成立的医疗股份公司等，都是医联体不同的呈现形式。

## 第二节　医联体的发展历史

### 一、医联体的发展历史

全世界最早成立的医疗集团是美国梅奥医疗集团，历史最早可追溯到 19 世纪中期。1864 年梅奥医生在明尼苏达州罗切斯特市创建了一个以救治美国南北战争伤员为主的诊所。经过长期的发展，成为全球最著名的梅奥医疗集团或梅奥诊所。梅奥诊所（Mayo Clinic）

是世界著名的私立非营利性医疗机构。梅奥虽被称为"诊所",但实际上是一家拥有悠久历史的综合医疗集团公司。

从 20 世纪 80 年代开始,我国部分地区就开始了医联体建设的探索,20 世纪 90 年代初期有关医联体的研究成果即见诸国内文献,但是数量偏少。在国内,严格意义上讲,医联体的历史不长,是从医疗集团、医院托管模式和股份制形式逐步演变而来。

我国的医疗集团起步于 20 世纪 80 年代末、90 年代初,比较有名的应属上海申康医院发展中心。上海申康医院发展中心成立于 2005 年 9 月,下属 28 家市级医院。除了国有医疗集团外,还有数十家民营医疗集团。这些医疗集团的特点是实现了资产、人事、收入等统一管理。

2009 年 11 月 7 日,江苏省镇江市作为国家首批医疗制度改革试点城市,整合市内所有的公立医疗资源,率先成立紧密型的江苏康复医疗集团和松散型的江滨医疗集团。其中,江苏康复医疗集团是以资产为纽带,集医疗、教学、科研、预防、保健于一体的大型社会公益类事业法人单位,承担镇江市政府办医职能,负责市级公立医疗机构国有资产的投资、运营和管理,由镇江市第一、第二、第四人民医院和第一人民医院新区分院,以及 11 家社区医疗服务中心组成。集团以探索建立"产权明晰、责任明确、政事分开、管理科学"的现代医院管理制度为目标,以提高医疗服务质量和水平、提高医务人员积极性、提高社会满意度以及降低医疗服务成本和费用为核心。以推进管理体制和运行机制改革为先导,逐步推进学科建设、服务标准、后勤保障、物资配供、信息建设和社区管理等的一体化综合改革[2]。

近年来,随着我国医疗卫生体制改革的深入,有关医联体建设研究的文献迅速增加。医疗联合体是国家"十二五"规划的重大举措之一,从 2011 年开始在中国推行。同年上海卢湾区人民政府开始尝试建立"医疗联合体",随后全国其他地区也陆续开始建设各种类型的医疗联合体[1]。

2012 年 11 月 17 日,由郑州大学附属郑州中心医院联手二级医院、乡镇卫生院、社区卫生服务中心等 44 家医疗机构组成的不同隶属关系的"郑州大学附属郑州中心医院区域医疗联合体"在国内率先成立。

2013 年年初,国内已启动了医疗联合体的试点建设工作,以大型公立医院的技术力量带动基层医疗卫生机构能力提升与共同发展,同时形成倒逼机制,促进相关部门完善管理、补偿、运行、监管等配套政策[3]。

2013 年 3 月,北京市以朝阳医院、友谊医院和世纪坛医院为核心建立了三家医疗联合体。2014 年,北京国资公司投资设立首都医疗集团,是由光大金控资产管理有限公司战略入股的一家医疗健康产业投资控股平台。首都医疗集团作为市属国企办医的排头兵,兼具国有资产的公共性、公益性和作为市场主体的高效性、灵活性两大优点,同时弥补了传统公立医院和民营医疗机构的不足,正在努力成为充满活力和希望的"第三类医疗机构"。

2014—2021 年,我国各种类型的医联体建设,如雨后春笋般拔地而出、蓬勃发展。2014—2016 年,新疆维吾尔自治区人民医院与新疆医科大学第一附属医院,在自治区卫生健康委的指导下,分别成立了各自的新疆维吾尔自治区远程医学分中心,搭建各自的远程医疗协作网面向全疆辐射,把自治区级的医疗技术向全疆地市县辐射,开展远程医疗工作。2017 年 4 月 26 日,《国务院办公厅关于推进医疗联合体建设和发展的指导意见》(国办发〔2017〕32 号)[4]出台,全国各地掀起了一波医联体建设高潮,全国各地的省部级医院纷纷成立远程医学中心,建设各种类型的专科联盟与远程协作网络。如贵州省卫生健康委牵头建设覆盖全省的远程协作网,北京积水潭医院特许经营的积水潭国际骨科医院、我国西部首个省级眼科医院——四川眼科医院等。

## 二、国内外医联体的发展类型

### (一)中国的医联体发展类型

1. 我国"十二五"期间,涌现出了各种类型的医联体,按照医联体内医疗机构之间合作的紧密程度划分,大致可划分为紧密型和松散型。

(1)紧密型医联体:常见于医疗集团发展模式和股份制联合发展模式。医疗集团模式,是指集团内部各成员之间,实行人、财、物等统一集约化管理,业务功能按照层级严格划分。股份制联合发展模式,一般常见于牵头医院入股,对二级医院或社区医院实行控股或托管,牵头医院主导业务发展,经营收入按股份多少分成。

(2)松散型医联体:这种医联体不改变各成员原有的行政隶属关系,保留各自的人、财、物管理和经营管理权力,仅是在医疗技术、人员培训、科研项目等业务层面的合作与帮扶,实行有偿或无偿服务,牵头医院支持和帮助加盟医院的学科发展和技术水平的提高等。

2. 按照牵头医院在国内的综合影响力及在医疗行业内的地位和级别,可划分为四种类型的医联体。

(1)国家级大型医联体:该种类型的医联体,一般指国家级医院以其某一国内优势学科领先突出地位,发起并建立全国范围内的专科联盟。2013 年 5 月 31 日,首都医科大学附属北京儿童医院发起并成立北京儿童医院集团,各级儿童医疗单位共同组成了紧密型医疗联合体。集团目前共有 18 家省级成员单位,并以这些单位为区域中心,在各地区发展基层儿童医疗联合体,建立全国范围的儿童医疗健康服务网络,借助远程会诊平台开展医疗服务和业务指导等工作。该平台依托集团专家及其诊疗技术优势,在"全国儿科是一家"的宗旨下,坚持"专家共享、临床共享、科研共享、教学共享"的理念,力求使患者在当地就能享受到集团的优质医疗服务,帮助集团内外各家医院解决疑难病例,并推动其儿科诊疗水平的提升。

(2)省级医联体:这种类型的医联体,一般指在一个省级地域内由某一家省级医院牵头,发起成立的由省内地市级医院、县级医院等医疗机构组成的医联体,利用省级医院综合实力向地市级和县级医院提供技术支持和指导服务等。

(3)地市级医联体:这种类型的医联体,一般指在一个地区或某一辖区内由某一家综合实力较强的三级甲等医院牵头,发起成立的由县级医院、乡镇卫生院等医疗机构组成的医联体,利用其综合技术实力向县级医院、乡镇卫生院等医疗机构提供技术支持和指导服务等。

(4)县级医联体:这种类型的医联体,一般指在一个县域区域内由县级医院牵头,发起成立的由乡镇卫生院、村卫生室等医疗机构组成的医联体,面向乡镇卫生院、村卫生室开展全科医师培训和技术指导服务。

### (二)国家倡导建设的四种医联体类型

2017 年 4 月 26 日,《国务院办公厅关于推进医疗联合体建设和发展的指导意见》(国办发〔2017〕32 号)发布,文件中明确提出了建设四种主要形式的医联体[4]。

1. 在城市主要组建医疗集团　在设区的市级以上城市,由三级公立医院或者业务能力较强的医院牵头,联合社区卫生服务机构、护理院、专业康复机构等,形成资源共享、分工协作的管理模式。在医联体内以人才共享、技术支持、检查互认、处方流动、服务衔接等为纽带进行合作。

2. 在县域主要组建医疗共同体 重点探索以县级医院为龙头、乡镇卫生院为枢纽、村卫生室为基础的县乡一体化管理,与乡村一体化管理有效衔接。充分发挥县级医院的城乡纽带作用和县域龙头作用,形成县、乡、村三级医疗卫生机构分工协作机制,构建三级联动的县域医疗服务体系。

3. 跨区域组建专科联盟 根据不同区域医疗机构优势专科资源,以若干所医疗机构特色专科技术力量为支撑,充分发挥国家医学中心、国家临床医学研究中心及其协同网络的作用,以专科协作为纽带,组建区域间若干特色专科联盟,形成补位发展模式,重点提升重大疾病救治能力。

4. 在边远贫困地区发展远程医疗协作网 大力发展面向基层、边远和欠发达地区的远程医疗协作网,鼓励公立医院向基层医疗卫生机构提供远程医疗、远程教学、远程培训等服务,利用信息化手段促进资源纵向流动,提高优质医疗资源可及性和医疗服务整体效率。

**(三)国际医联体经验**

自20世纪70年代以来,世界各国均积极探索合理配置卫生资源的有效途径,对以美国、英国、新加坡三国为代表的医疗联合体模式进行了分析,为我国发展医疗联合体提供了可借鉴的经验。

1. 美国模式

2010年,美国将责任保健组织(accountable care organizations,ACO)引入医疗保险中[5]。ACO这一概念于2006年由达特茅斯学院的专家提出,其主张组建以初级保健医师为核心的医疗联合体[6]。通过ACO,各类医疗机构及执业医师或融为一体,或寻求一致的经济利益进而加强合作与协调。这就是美国医疗联合体的模式。

(1)美国模式的不足

1)美国医疗机构为私营性质,因此较小的机构难以投入大量的资金用以建设信息系统和其他基础设施,小型医疗机构易被排除于ACO之外,并可能导致新一轮竞争危机。

2)过分依赖于市场机制的调节作用,强强联合易形成医疗行业垄断,导致卫生费用超出可控范围[7]。

(2)美国模式的优点

在探寻卫生服务体系整合的过程中,通过共享结余项目、基于不同治疗阶段的捆绑支付(bundled payments for episodes of care)、总额预付(globe budget)或部分封顶(partial caps)等方式始终进行支付方式改革的探索[8]。

2. 英国模式

英国及其卫生行政部门为适应医疗服务市场的发展,组织单个、分散的医院,形成医院托拉斯,其仍属于公立部门,作为独立的法人实体存在,在资金、管理和人事等的决策上拥有较大的自主权[9]。医院托拉斯的组织形式分为两种类型:一种是地区性卫生服务全方位覆盖的形式,包括初级、二级和部分三级卫生服务;另一种是覆盖某一区域某一层次的形式[10]。

(1)英国模式的不足

1)未实行全方位、纵向覆盖的医院托拉斯认为,由于患者皆流向了社区,英国医疗改革的最大受益者为全科医生[11],各层级医疗机构未能在如何合理分配患者的问题上达成一致。

2）英国模式一个最大的问题是医疗机构的逐级转诊效率较低,严重影响了疾病的快速救治。

（2）英国模式的优点

1）政府对医院的管办职能进行分离,利于政府及医疗机构等各司其职。

2）医院托拉斯在决策上有更多的自主权,有利于避免碎片化管理,有效促进医疗联合体的整体发展。

3）由各利益相关者组成董事会,其中包括消费者代表和政府代表,促使决策过程及结果体现各方利益。

3. 新加坡模式

新加坡卫生服务集团（Singapore Health Services Group）负责东部地区,由 4 所公立医院、4 所专科医院及 7 个联合诊所组成[12];国家卫生保健组织（National Health Care Organization）负责西部地区,由 4 所医院、2 所专科医院及 9 个联合诊所组成。两大医院集团完全由国家卫生部控股,集团内每个公立医院均是拥有法人地位的独立公司,实行企业化运作[13]。

（1）新加坡模式的不足

企业化运作模式赋予了医疗集团较大的经营自主权,但运行不当则易导致医疗机构过分逐利、社会公益性缺失,不利于群众的看病就医活动。

（2）新加坡模式的优点

1）金融、法律、零售等关于运营医疗集团的相关行业专家融入董事会,指导集团内各职能部门的运作,有效促进医疗集团的整体发展。

2）通过鼓励医院达到国家及国际的评价标准、集团内部实现医疗信息共享、增加医学生招收数量及招募海外医师等方式,促进医疗集团卫生服务水平的全面提升。

# 第三节　分级诊疗概念

所谓分级诊疗,就是要按照疾病的轻、重、缓、急和治疗的难易程度进行分级,不同级别的医疗机构承担不同疾病的诊疗工作,以及不同类型的疾病和不同级别的手术诊治范围,从基层医疗机构到三级医疗机构的各个等级医疗机构之间,按照病种诊治的难易复杂程度进行有序划分的一种有秩序的诊疗过程。

分级诊疗是按照各级医院的功能定位,以病种诊治为突破口,实现各级医疗机构的职责与服务范围,建立一个有序的医疗服务分级诊疗体系。

## 一、狭义上的分级诊疗概念

狭义上的分级诊疗,可以理解为各级医疗机构按照划分的病种以及手术收治范围开展的一种有序诊疗行为。一般狭义上的分级诊疗是指按照医院的等级开展的病种和手术收治范围行为,大多数人认为,上下级医院的转诊行为就是分级诊疗。

## 二、广义上的分级诊疗概念

分级诊疗工作包括的内容比较多,形式也多种多样。目前实施的医联体建设工作,也是分级诊疗工作的范畴,医联体内部之间开展的所有协同业务,也属于分级诊疗服务的内容。

只要有助于医疗机构合理分工开展的协同业务行为,均可以称为分级诊疗。如上级医院利用远程医疗技术为下级医院开展医疗技术指导工作,开展远程疑难病例会诊、诊断业务、远程教育培训、手术示教、教学查房、绿色转诊通道等,都属于分级诊疗概念范畴,广义上的分级诊疗概念包括的内容比较丰富。

## 第四节　医联体与分级诊疗之间的关系

医联体是实现分级诊疗的组织形式,是完善医疗卫生服务系统、建立运行机制与激励机制、引导医疗资源下沉、提升基层医疗机构能力建设和实现分级诊疗的重要组织保障手段。建立分级诊疗制度,实现分级诊疗是国家医改的重要举措之一,是医联体建设的核心目标。医联体与分级诊疗二者是一个有机整体,医联体是基础和组织手段,分级诊疗是医联体建设实现的目标。医联体与分级诊疗之间的关系概括如下。

1. 医联体是国家为实现分级诊疗顶层设计的一种组织形式。

2. 分级诊疗是国家医改的目标之一,目的是在现有的医疗服务三级体系内,建立一种合理分工又相互协作的医疗新秩序。

3. 医联体是为了实现分级诊疗目标的一种有效组织行为。

4. 同时,通过分级诊疗的实施有效地促进三级医疗服务体系的建设。

### 📝 参考文献:

[1] 国家卫生计生委关于开展医疗联合体建设试点工作的指导意见(国卫医发〔2016〕75号)[EB/OL].(2017-01-23)[2023-01-10].http://www.nhc.gov.cn/yzygj/s3594q/201701/4a39ec35c70a4899b3e415b51e821464.shtml.

[2] 国家卫生健康委,中医药管理局.关于推进紧密型县域医疗卫生共同体建设的通知(国卫基层函〔2019〕121号)[EB/OL].(2019-05-15)[2023-01-10].http://www.gov.cn/zhengce/zhengceku/2019-10/08/content_5437020.htm.

[3] 姜立文,宋述铭,郭伟龙.我国区域纵向医联体模式及发展现状[J].医学与社会,2014,27(5):35-38.

[4] 国务院办公厅关于推进医疗联合体建设和发展的指导意见(国办发〔2017〕32号)[EB/OL].(2017-04-26)[2022-04-08].http://www.gov.cn/zhengce/content/2017-04-26/content_5189071.htm.

[5] 曾微,李跃平,叶晶晶,等.我国医疗联合体模式的对比与研究[J].中国全科医学,2016,19(025):3003-3007.

[6] 中国全科医学学术平台国外3大医疗联合体模式[EB/OL].(2016-08-26)[2023-01-10].https://m.sohu.com/n/466168793/.

[7] 刘晓峰.美国的责任制保健组织介绍[J].中国卫生经济,2013,32(8):86-89.

[8] 朱坤,张小娟.美国责任保健组织的发展及启示[J].中国卫生政策研究,2012,5(12):40-45.

[9] 郑雪倩,王霞,迟宝兰,等.国外公立医院法人治理结构模式研究[J].中国医院,2007,11(5):8-10.

[10] 宋文舸,赵郁馨.英国卫生改革与医院组织的重建(上)[J].卫生软科学,1996,10(5):42-44.

[11] 陈文闲,高谨,毛萌.英国一个典型医院集团化发展的分析[J].卫生软科学,2002,16(1):44-46.

[12] 詹国彬.新加坡公立医院体制改革及其对我国的启示[J].东南亚研究,2013,54(1):17-23.

[13] 代涛,陈瑶,马晓静.新加坡公立医院改革的主要做法与启示[J].中国卫生政策研究,2012,5(8):4-8.

# 第 二 章

# 医联体与分级诊疗政策

## 第一节 医联体与分级诊疗政策

2017年4月26日,《国务院办公厅关于推进医疗联合体建设和发展的指导意见》(国办发〔2017〕32号)[1],指出了建设四种医联体形式的明确要求,在城市主要组建医疗集团,跨区域组建专科联盟,在县域主要组建医疗共同体,在边远贫困地区发展远程医疗协作网。

2018年7月10日,由国家卫生健康委员会与国家中医药管理局,联合发布了《关于深入开展"互联网+医疗健康"便民惠民活动的通知》(国卫规划发〔2018〕22号)[3]。文件指出,利用互联网技术手段,大力开展预约就诊、家庭医生服务、医保线上结算、健康咨询等便民活动,切实解决人民群众就医体验感和获得感,方便群众就医。

2018年10月16日,国家卫生健康委办公厅发布了《关于印发进一步改善医疗服务行动计划(2018—2020年)考核指标的通知》(国卫办医函〔2018〕894号)[4],文件明确了利用远程医疗技术、互联网技术开展各种便民医疗服务活动。

2019年5月15日,国家卫生健康委联合国家中医药管理局发布了《关于推进紧密型县域医疗卫生共同体建设的通知》(国卫基层函〔2019〕121号)[2]。文件要求,通过紧密型县域医共体建设,进一步完善县域医疗卫生服务体系,提高县域医疗卫生资源配置和使用效率,加快提升基层医疗卫生服务能力,推动构建分级诊疗、合理诊治和有序就医新秩序。到2020年年底,在500个县(含县级市、市辖区,下同)初步建成目标明确、权责清晰、分工协作的新型县域医疗卫生服务体系,逐步形成服务、责任、利益、管理的共同体。

2019年5月16日,国家卫生健康委联合国家中医药管理局发布了《关于开展城市医疗联合体建设试点工作的通知》(国卫医函〔2019〕125号)[5]。文件指出要在全国范围内选择100个试点城市,开展城市医疗联合体建设工作。到2019年年底,100个试点城市全面启动城市医联体网格化布局与管理,每个试点城市至少建成一个有明显成效的医联体,初步形成以城市三级医院牵头、基层医疗机构为基础,康复、护理等其他医疗机构参加的医联体管理模式。到2020年,100个试点城市形成医联体网格化布局,取得明显成效。区域医疗卫生服务能力明显增强,资源利用效率明显提升,医联体成为服务、责任、利益、管理共同体,形成有序的分级诊疗就医秩序。

2020年7月9日,国家卫生健康委与国家中医药管理局联合印发《医疗联合体管理办法(试行)》(国卫医发〔2020〕13号),加快推进医联体建设,逐步实现医联体网格化布局管理。为加快推进医疗联合体建设,规范医联体建设与管理,完善医联体运行管理机制,助力构建分级诊疗制度,推动医疗卫生机构发展方式由以治病为中心向以健康为中心转变[6]。

## 第二节 医联体建设是新一轮医疗卫生体制改革的重要抓手

### 一、推行分级诊疗制度是发挥各级医疗机构作用的重要策略

通过县域医共体和区域城市医疗联合体建设,完善现行的三级医疗机构医疗服务体系,以提高基层医疗服务能力为重点,发挥各级医疗机构的作用,完善服务网络、运行机制和激励机制,引导优质医疗资源下沉,形成科学合理的就医秩序,逐步建立符合国情的分级诊疗制度,切实促进基本医疗卫生服务的公平可及。

当前通过各种形式的医联体建设,将三级医院和专科医院的医疗资源下沉到基层医疗机构,帮助基层医疗机构提高医疗服务能力建设,确保各级医疗服务机构能够胜任赋予其的诊疗能力。建立合理的分级诊疗秩序,盘活基层医疗机构资源,发挥其应有的作用。

### 二、推行分级诊疗制度是优化资源配置的科学方法

建设医联体是实现分级诊疗的重要组织形式,是在现有医疗资源总量的基础上,将集中在大中城市三级医院的优质医疗资源,通过医联体向基层医疗机构、向县级和县级以下医疗机构倾斜辐射,进一步加强基层医疗机构的能力建设,保障人民群众不出县就可以得到疾病有效医治。近年来,在财政方面,国家安排了一定数额的资金用于加强县级医院和乡镇卫生院基层医疗机构综合服务能力建设,从而带动了以县级医院、乡镇卫生院与村卫生室的发展,也进一步完善了医疗卫生服务体系建设,为实现分级诊疗奠定良好基础。

建设医联体与推行分级诊疗制度,是为了解决目前医疗资源总量不足、分布不均、基层医疗卫生机构力量薄弱、单体医疗机构规模不合理扩张等问题,核心是让广大的人民群众享受改革的红利,不断满足人民群众日益增长的健康需要。从国家层面为保障健康中国战略顺利实施,进一步优化完善现有的医疗卫生服务体系,逐步建立各级医疗机构之间的分级诊疗制度。

### 三、医联体建设是重构医疗服务模式的重要手段

建设医联体其中最重要的工作就是对医联体机构成员之间的服务模式进行重新构造,建立医疗机构医务人员之间相互协同的业务模式。下级医疗机构的医务人员在诊治患者的过程中,由于技术能力限制,诊治的疾病超出了自己的技术服务能力,需要及时向上级医疗机构的同行发出帮助请求,上级医疗机构医务人员应积极主动地响应请求,提供力所能及的帮助和指导。除了建立必要的协同服务模式之外,还需要在医联体内部成员之间建立一种跨院区之间的业务协同运营机制,包括管理机制、响应机制、服务机制、绩效考核机制等,确保医疗机构之间协同业务顺利地开展。如果缺乏一套能够落地的运行管理机制,医联体的建设将是空中楼阁,无法持续地运行下去。

# 第三节 医联体建设愿景和目标

## 一、医联体建设愿景

建设医联体的愿景是完善医疗服务体系和提高各级医疗机构服务能力,满足人民群众的医疗健康服务需求。

建设医联体的愿景是希望医联体内部成员各级医院均受益,使医联体的"龙头"医院承担内部医务人员的培训和业务技术指导等责任。各个医院技术水平提高后,能吸引更多患者前来就诊,从而减轻"龙头"医院的负担,使"龙头"医院能更好地为危重患者、疑难杂症患者服务。

建设医联体的愿景是希望国家受益。无论是参加城镇医保还是新农合的患者,其医疗费用越高,国家财政需要报销的费用也就越高。医联体的双向转诊机制和上级医院技术指导帮扶机制降低了患者的诊疗费用,也为国家节约了大量的医疗费用资金。

建设医联体的愿景是希望社会受益。医联体的运行使患者有了安全感,逐级负责、最终解决患者的疾病之苦,在一定程度上缓解了因医患矛盾引起的社会矛盾。

## 二、医联体建设目标

建设医联体的目标是实现医疗机构之间的资源共享、优势互补、互惠共赢、共同发展,在医联体内部分享先进的管理经验与医疗技术,上级医院帮扶下级医院促进其医疗技术服务水平的提高,实现分级诊疗,具体目标如下[6]。

1. 资源共享 牵头三级医院对联合体内的每个成员,有偿或无偿提供优质医疗资源。对于紧密型医联体的下属成员,建立内部核算机制,三级医院提供的各种技术支持应该实行内部核算。对于松散型医联体,一般情况下是有偿服务,这种服务是建立在合同或者帮扶协议之内。

建立医疗联合体信息平台后,还可以实现各成员单位之间的信息共享,加强联系和沟通,实现信息"联合体"。基层医疗机构通过医疗资源的统筹共享,在提高医疗服务质量的同时降低运营成本,建立维护公益性、调动积极性、保障可持续发展的基层医疗卫生机构运行新机制。

2. 优势互补 三级医院对下级医院进行业务指导,加强基层医院与上级医院的业务交流和技术协作,解决基层技术力量不足的问题,对基层医院质量管理、综合效益提升有很大帮助,同时也可收治上级医院转回的康复患者和慢性病患者,从而实现优势互补。

对于三级医院应有义务对下级医院进行技术培训,对基层医疗机构人员进行规范化培训,逐步建立基层医师参与上级医院教学查房、疑难病例讨论、学术交流、科研协作的模式。

3. 互惠共赢 为实现分级诊疗,建立各级医疗机构疾病诊治范围,明确任务分工,建立双向转诊通道。为吸引更多社区居民首诊到联合体的社区卫生服务中心、乡镇卫生院或二级医院就诊,三级医院设立了专门的办公室,配有专职人员负责通过技术输出与交流等方式,统一操作流程,规范诊疗行为,逐步提高联合体内医院,尤其是二级医院和社区卫生服务中心、乡镇卫生院的医疗服务水平,实现合作共赢。

4. 联动发展　医疗联合体是区域内医疗机构以独立法人身份,以自主自愿为原则,在联合体的章程下,共同协作、共同发展的合作组织。探索患者分级诊疗模式,建立三级医院与基层医院之间协作机制,是医疗联合体的工作重点。联合体内所属医疗机构,在共同纲领的框架下,以技术、服务为纽带,相互协作,逐步建立组织内分级诊疗、双向转诊等机制,构建分层级、分阶段,功能完善,"预防、治疗、康复"相结合的医疗服务体系,更好地优化、规整了医疗资源[1]。

国家推行医联体建设,实现的战略目标,概括起来主要有以下几个方面。

1. 探索建立医联体形式下的分级诊疗体系。

2. 探索分工协作机制和顺畅的转诊机制。

3. 探索医保费用总额控制下的付费机制。

4. 打破三级、二级、一级医院之间的利益格局,探索建立分工协作下的绩效考核管理机制。

5. 探索医联体模式下的医疗管理、慢病健康管理与分配机制。

## 第四节　分级诊疗政策促进医疗服务体系的完善

城市的医疗服务体系主要是由城市内三级、二级和社区医疗卫生服务中心组成,乡村的医疗服务体系主要是由县级医院、乡镇卫生院和村卫生室组成。从国家政策可以看出,在城市内部组建区域城市医疗服务集团和在基层组建县域医共体,都是在新形势下对现有的基于城市和乡村两大医疗卫生服务体系服务模式的重新完善。改变过去各个医疗机构单打独斗的局面,让不同层级的医疗机构自发或有秩序地组织在一起,联合开展医疗卫生健康服务,形成分工明确相互协作的统一利益服务团体。

在我国大部分省市和地级市内部的三级医疗服务体系都比较健全。从软、硬件设施装备的健全程度看,东部和南部沿海经济发达地区的医疗机构明显优于中西部地区,中部地区优于西部欠发达地区,这与地区的经济发展水平有较大的关系。如果纵向比较各级医疗机构之间的装备设施,三级医院一般优于二级医院,二级医院优于一级医院。如果拿基层医疗服务体系对比看,城市社区卫生服务中心装备水平优于村卫生室。除了地区差别外,同层级之间也存在差别。

我国现有的医疗卫生服务体系存在着一些不完善的地方。一是医疗资源总量不足,医疗服务质量有待提高、服务碎片化,部分单体公立医院规模不合理扩张。二是医疗资源分布不均衡。据不完全统计,大城市拥有全国80%的医疗卫生资源,经济落后欠发达及中西部边远地区的基层医疗机构,医疗卫生资源较匮乏。造成大医院患者人山人海一号难求,基层医疗机构门可罗雀。生活在广大乡镇和农村的百姓一旦患病,就不得不到县城、地市级城市或者省城就诊。具体体现在以下四个方面。

1. 与经济社会发展和人民群众日益增长的服务需求相比,医疗卫生资源总量相对不足,质量有待提高。

2. 资源布局结构不合理,影响医疗卫生服务提供的公平与效率。西部地区医疗卫生资源质量较低,基层医疗卫生机构服务能力不足,利用效率不高。

3. 医疗卫生服务体系碎片化的问题比较突出。

4. 政府对医疗卫生资源配置的宏观管理能力不强,资源配置需要进一步优化。

由于上述弊端,使生活在不同地区的人民群众享受的医疗服务存在较大差异。社会的和谐发展呼唤相对公平的医疗服务体系,随着人民群众不断提高的物质生活水平和日益增长的健康需求,迫切需要改变这种资源配置不合理的现状。目前,在基层医疗卫生机构现有的全科医师、健康管理师、精神医师、心理咨询师等均无法满足健康管理和服务的需要。

为解决当前医疗资源供给不足与分布不均衡的问题,缓解基层医疗机构能力较弱的困境,克服大医院人满为患的现象等多种问题,国家提出了新一轮的深化医疗体制改革。改革之一就是从建设医疗联合体寻找突破口,解决长期以来医疗卫生资源分布失衡和基层医疗卫生机构服务能力相对薄弱的问题,并通过各种类型医联体的建设和分级诊疗制度的落实,进一完善我国的医疗服务体系,加强基层医疗机构技术与服务能力建设。

## 第五节　实施分级诊疗制度是一项系统工程

### 一、实施分级诊疗制度是一项系统工程

实施分级诊疗制度需要统筹考虑、逐步实施,从以下几个方面入手,逐步实现有序的分级诊疗。

第一步,完善分级诊疗服务体系建设。医联体建设是实施分级诊疗的组织形式,但实现分级诊疗的关键,是加强基层医疗卫生服务机构的诊治能力建设,让人民群众在基层医疗机构能够诊治一些常见病、多发病。其中包括县级医院、乡镇卫生院、村卫生室的能力建设,如果基层医疗机构的诊治能力得不到有效提升,无法满足人民群众的就医需要,则无法有效落实分级诊疗制度,因此依然会出现大中城市的三甲医院患者人满为患,基层医疗机构就诊人数寥寥无几的情况。完善医疗服务体系建设,各级地方政府加大财政支持力度,加大医疗技术人才的引进和培养力度,增强基层医疗机构的医疗技术服务能力。

第二步,切实组织做好医联体建设工作。对于县域医共体,各级县级政府,要高度认识到建设县域医共体的重要性。县域医共体建设是实现分级诊疗组织的保障,需要县政府牵头统筹规划和建设,明确牵头单位、参与医院的职责等。对于城市区域医疗联合体,当地政府和当地卫生健康委积极组织建设,明确牵头医院、参与医院的职责等。

第三步,制订医联体建设和运营的各项政策与制度。医联体建成后,要有效地运转起来。对于县域医共体,要建设一系列管理制度、运营制度、药品集中采购制度、医疗器械与物资统一采购管理制度、统一的人力资源管理制度、统一的财务管理制度、统一的绩效考核制度、统一的医保费用结算制度、统一的转诊管理制度、统一的外转(转出医联体)管理制度等。

第四步,制订医联体建设和分级诊疗目标。医联体建设是为实现分级诊疗目标服务的,要制订切实可行的分级诊疗目标,如疾病诊治(含手术)数量目标、外转患者率、内部转诊率、医疗服务体系完善程度等。

第五步,政府出面牵头建立"医保、医药、医疗"三医联动协同机制,切实控制医保费用增长过快,确保医保费用合理增长。建立医疗费用、医保费用控制考核制度。

第六步,信息化建设作为支撑要跟上,根据医联体内部协同业务需要,开发建设必要的信息化系统,确保医联体业务协同与管理工作的需要。

## 二、实施分级诊疗制度需要建立不同形式的医联体组织机构

国家层面提倡建立国家、省市远程医疗协作网和专科联盟,其目的是把国家优质医疗资源有序地向地市级、县级医疗机构辐射,帮助他们提高医疗技术水平。让国家级医院中的优质学科牵头建立区域医疗中心,也是为了帮助区域内医疗技术水平的提高,提升区域内疾病诊治能力,减少不必要的"上转"患者,让人民群众在当地可以解决疾病的诊治问题。

国家最近几年大力提倡开展县域医共体和城市区域医疗联合体建设,其核心目标也是建立一种医疗资源下沉和区域均衡的手段。除此之外,在城市和县建设区域医疗中心,如区域影像诊断中心、区域病理诊断中心、区域心电诊断中心、区域临床检验中心等,也是为了实现分级诊疗而建立的多种形式的医联体。

## 三、当前国家推动分级诊疗制度采取的策略与方法

国家卫生健康委为推动落实分级诊疗制度,出台了一系列政策和办法,鼓励各级地方政府、各级医疗机构开展不同形式的医联体建设,促进医疗资源向基层和医疗水平薄弱地区流动,切实提高这些地区的医疗服务能力。总体上讲,具体的策略就是通过县域医共体建设、区域城市医疗联合体、区域专科联盟、远程协作网、区域医疗中心建设等具体的手段和措施,确保上级医院"牵手"下级医院,带动基层医疗机构发展,让聚集在大城市的综合性或专科三甲医院的医疗人才和技术,向医疗水平薄弱地区流动和辐射,以人才培训、下基层指导、技术项目合作、学科托管等手段,带动下级医院医疗技术水平的提高,提高患者的信任和解决疑难杂症诊治问题。这些策略与方法,改变了过去几十年来单体医院单打独斗的局面,让三级医院加入各种医联体建设的组织中,实行医疗行业"劫富济贫"办法,促进医疗资源合理布局与平衡发展。

## 四、实施分级诊疗是一个循序渐进的过程

实施分级诊疗的先决条件是具备健全的医疗网络服务体系。从目前国家所倡导的四种医联体形式上看,全国绝大多数城市都具备了医联体建设和实施分级诊疗的条件,即便是部分二级医院和社区医疗卫生服务中心尚不完全具备,在城市内部通过组建医疗集团,通过集团内部医疗资源合理规划调整,把三级医院的技术力量向二级和社区进行适当倾斜,通过运行、完善、培养与发展,逐步实现国家所期待的医联体与分级诊疗工作目标。

对于西部地区与东部的地区的医疗技术差距,需要一个长期的发展过程,可以借助于跨区域医疗专科医联体建设开展帮扶指导工作,促进西部地区技术进步与发展。

对于国家倡导的这两种医联体模式——"跨区域组建专科联盟"和"在边远贫困地区发展远程医疗协作网",在全国范围内大多数省份都有不同程度的建设,关键是抓落实,从上至下各级政府机构应重视该项工作,做好顶层设计和规划。

对于县域医共体建设,西部经济比较落后,对应的文化、教育、医疗卫生较为落后。基层的医疗服务网络体系还需要进一步完善,国家和当地政府应重视并投入资金大力开展基础配套设施建设。

对于区域城市医疗集团建设,截至 2021 年末,开展大规模建设和成功的案例不是很多,原因是城市内部的各级医疗机构众多,具体建设难度比较大,需要政府牵头组织才能得以

进行。

从目前我国的医疗卫生现状看,与部分西方发达国家还有一定的差距,无论是生物制药,还是高档医疗器械设备创新制造等,特别是高层次的生命科学领域高端人才培养方面,还需要奋起直追。因此,在全国范围内优化与完善医疗网络服务体系建设,还需要一个漫长的过程。从全国医疗卫生资源拥有总量看,还无法满足人民健康的需要,需要不断地加大培养与供给力度,完善医疗服务网络体系建设。

建设医疗联合体实施分级诊疗工作,需要信息化做支撑,建立健全医疗信息化配套系统建设,也同样需要一个过程。因此,实施分级诊疗是一个循序渐进的过程,需要不断地摸索前进。

## 第六节 医联体建设与分级诊疗制度需要因地制宜

### 一、地区之间的差距

中国各个地区之间的差异性表现在多个方面,诸如:人口、种族、面积、文化、经济以及发展水平等。由于经济发展和人才等因素,造成中西部地区与东部沿海等经济发达地区,医疗服务网络体系建设和诊疗技术水平等,存在较大差距,因此,在全国各个省、地区以及市县,需要因地制宜,采取不同的方式建设医疗联合体。

如我国的新疆、青海、甘肃、内蒙古、西藏等省(自治区)面积较大、人口稀少。县与县之间、县与省市之间相距甚远。这些地区,利用远程医疗技术广泛地开展各种形式的医疗联合体的建设,比较符合客观实际需要。如各种类型的专科联盟建设、远程医疗协作网支撑下的医联体建设等,都是缓解医疗资源薄弱地区供需矛盾的措施。

分级诊疗是国家医改顶层设计的重要举措。落实分级诊疗制度的基础,是各级医疗机构与医疗服务网络体系比较健全,且各级医疗机构能够按照国家定义的功能承担与履行社会服务功能。但是,我国医疗机构以及医疗资源的现状并非如此,地区之间、城镇之间差别巨大。经济发达地区与西部经济落后地区之间、大城市与中小城市之间、城镇与乡村之间更是如此。开展分级诊疗工作,是一项宏伟的系统工程,需要很长的路要走,不同地区、不同城市,都要根据现状制订切合实际的分级诊疗制度,采取不同的方式开展分级诊疗工作。

### 二、基础服务体系之间的差距

东部沿海地区与中部及西部地区之间,医疗服务体系存在较大差距。在东部和经济发达地区,医疗服务体系比较健全,如北京、上海、浙江、江苏、山东等地。而在中西部地区医疗服务体系需要进一步完善,无论是硬件建设(房屋、装备、医疗设施等),还是软件建设(包括医务人员配置等),西部地区的县医院医疗技术资源都相对落后,乡镇卫生院和村卫生室基础设施也比较薄弱,技术力量更是短缺,无法满足当地百姓的就医服务需要。因此需要进一步加强基层医疗机构能力建设。

在城市内部,各级医疗机构之间的规范化建设,问题也比较突出。三级医院与专科医院技术实力比较雄厚,二级与社区卫生服务中心技术力量相对薄弱,同样需要在城市内部开展医疗卫生资源重组,按照国家对各级医疗机构能力建设的要求,合理规划布局医疗资源,让各级医疗机构按照分级诊疗制度建设的要求发挥其应有的作用。

### 三、基层医疗机构资源配置差距

从目前全国的医疗资源分布状况看,城市内部二、三级医院资源配置比较健全。基层医疗机构如县级医院、乡镇卫生院、村卫生室资源配置需要加强。特别是乡镇卫生院、村卫生室资源配置与医疗服务能力,需要进一步加强和完善。西部欠发达地区基层乡镇卫生院和村卫生室,与东部经济发达地区差距更是明显。以家庭医生签约服务和慢性病管理为抓手的分级诊疗建设,尤其是在西部地区县、乡镇等医疗机构无法有效开展,缺少应有的设备硬件资源和技术资源。

### 四、信息化基础建设差距

信息化是实现医疗制度改革的重要手段,是开展医疗和管理工作的重要工具,没有信息化做支撑,就无法开展好医疗工作。无论是东部经济发达地区还是中西部地区,各级医疗卫生机构,都要重视信息化建设。建设医疗联合体,开展分级诊疗工作,首先要实现医疗信息资源共享,对于紧密型医联体建设,实现人、财、物的集约化管理更需要信息化做支撑。

在我国 31 个省(自治区、直辖市)当中,经济发达地区的信息化水平高于经济欠发达地区,中部地区落后于沿海经济发达地区,西部地区落后于中部和沿海经济发达地区。信息化建设与发展水平之间差距也是影响医联体建设的一个重要因素。

📝 **参考资料:**

[1] 国务院办公厅关于推进医疗联合体建设和发展的指导意见(国办发〔2017〕32 号)[EB/OL].(2017-04-26)[2022-04-08].http://www.gov.cn/zhengce/content/2017-04/26/content_5189071.htm.

[2] 国家卫生健康委,国家中医药管理局.关于推进紧密型县域医疗卫生共同体建设的通知(国卫基层函〔2019〕121 号)[EB/OL].(2019-05-15)[2022-04-15].http://www.gov.cn/zhengce/zhengceku/2019/10/08/content_5437020.htm.

[3] 关于深入开展"互联网 + 医疗健康"便民惠民活动的通知(国卫规划发〔2018〕22 号)[EB/OL].(2018-07-10)[2022-05-18].http://www.gov.cn/zhengce/zhengceku/2018/12/31/content_5435186.htm.

[4] 国家卫生健康委办公厅.关于印发进一步改善医疗服务行动计划(2018—2020 年)考核指标的通知(国卫办医函〔2018〕894 号)[EB/OL].(2018-10-31)[2022-05-20].http://www.nhc.gov.cn/yzygj/s3594q/201810/1ba10172ba8c4a719f812997ec4209ff.shtml.

[5] 国家卫生健康委,国家中医药管理局.关于开展城市医疗联合体建设试点工作的通知(国卫医函〔2019〕125 号)[EB/OL].(2019-05-16)[2022-05-25].http://www.gov.cn/zhengce/zhengceku/2019/10/08/content_5437013.htm.

[6] 国家卫生健康委,国家中医药管理局.关于印发医疗联合体管理办法(试行)的通知(国卫医发〔2020〕13 号)[EB/OL].(2020-07-09)[2022-05-30].http://www.gov.cn/zhengce/zhengceku/2020/07/18/content_5528009.htm.

# 第 三 章

# 医联体的建设

## 第一节 紧密型与松散型医联体

本书第一章阐述了医联体与分级诊疗之间的关系,医联体建设是实现分级诊疗采取的医疗机构组织形式,通过各种形式医联体建设,将优质医疗资源下沉到基层,帮助基层提高医疗技术和服务能力。如果没有医联体这种组织形式,分级诊疗单纯依靠制度无法实现和达到目的,只有通过医联体建设,将各级医疗机构联合起来。一是建立一种松散型合作组织;二是建立一种紧密型医疗联合体,将经济利益、社会利益捆绑在一起形成合力,实现分级诊疗。

松散型医联体,常见的主要有两种形式,分别为区域专科联盟和远程医疗协作网,除此之外,还有其他组织形式。对于远程医疗协作网来说,一般为大型三级综合型医院或者龙头专科医院牵头,组建的松散型医联体形式,组织架构一般为两层。为了开展协同业务,必须要搭建远程医疗平台,与众多三级、二级医院签署合作协议书授权加盟,开展远程医疗业务,远程医疗协作网组织架构见图 3-1。对于专科联盟一般是一家或若干家同级别的专科医院组成联盟,搭建远程医疗平台,与众多三级、二级医院中的专科签署合作协议书授权加盟,开展远程医疗业务。加盟医院不分等级,有三级、二级等,专科联盟组织架构见图 3-2。

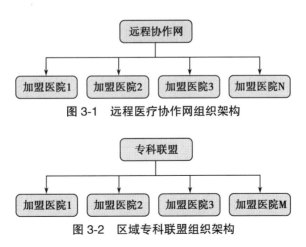

图 3-1 远程医疗协作网组织架构

图 3-2 区域专科联盟组织架构

这种组织架构的特点,是各个加盟医院只与牵头医院发生协同业务,并且加盟医院在组织架构中的身份是一样的。

　　紧密型医联体,常见的两种主要形式分别为县域医共体和区域城市医疗集团。除此之外,还有其他股份制医疗集团等组织形式。对于县域医共体来说,一般是一家县级医院或多家县级医院联合牵头,所辖区域内的乡镇卫生院、村卫生室加入县域医共体,县域医共体组织架构见图3-3。对于区域城市医疗集团,一般是一家三甲医院牵头,所管辖区域内的二级医院、社区卫生服务中心等医疗机构加入该集团,形成一个统一的联合体,城市医疗集团组织架构见图3-4。对于县域医共体和区域城市医疗集团,其组织架构一般为三层。还有一些特殊形式的城市医疗集团,其组织架构为两层,见图3-5。

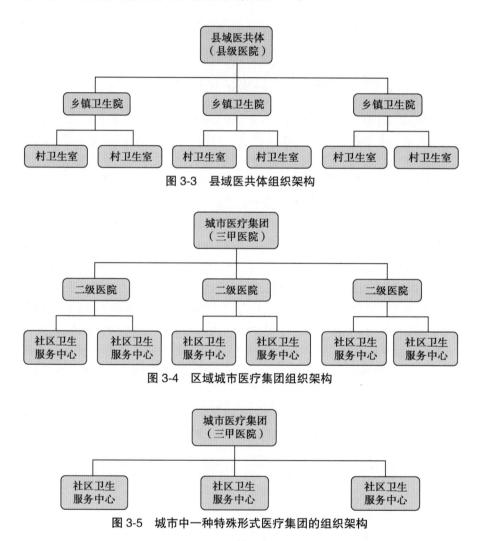

图 3-3　县域医共体组织架构

图 3-4　区域城市医疗集团组织架构

图 3-5　城市中一种特殊形式医疗集团的组织架构

　　在医联体具体建设过程中,选择哪种形式的医联体,要依据客观条件和目标决定。其核心目标是加强基层医疗机构的医疗服务能力建设和实施分级诊疗,建立患者有序的诊疗秩序。围绕这个目标,依据本地区的医疗服务体系完善程度、基层医疗机构的医疗服务能力强弱等客观因素选择医联体的类型。城市内部的医疗集团,一般选择紧密型医联体的模式,但也有的医疗集团属于松散型的。县域医共体一般也是紧密型医联体,但也不排除松散型的运作模式。

## 第二节  为什么要建设不同类型的医联体

### 一、为什么提倡建设不同类型的医联体

目前常见的四种医联体是县域医共体、城市医疗集团、区域专科联盟和远程协作网。除此之外,自 2020 年起,国家提倡在每个省建立不同的区域医疗中心和国家医学中心。从政策层面看,每种类型医联体发挥的作用是不同的,这与我国当前各级医疗卫生机构设置有较大的关系。

区域医疗中心建设是国家为了解决中西部地区优质医疗资源匮乏和技术服务水平偏低而采取的一种有效手段,通过区域医疗中心建设,带动周边地区医疗技术能力提升。

县域医共体是在行政区划县内建立医共体组织,带动基层乡镇卫生院和村卫生室的发展;区域城市医疗集团是在城市内部,由三级医院带动二级和社区卫生服务中心的发展。县域医共体和区域城市医疗联合体,按照国家政策建设要求,属于紧密型范畴。如果不把这两种形式的医共体建设成紧密型,很难实现真正意义上的分级诊疗。只有实行人、财、物统一集中管理,大家的利益和目标趋于一致,才能真正实现相互帮扶。安排医疗资源下基层,帮助基层提升医疗技术服务能力,利用医共体监管与绩效考核政策引导医疗资源下沉。同时,利用医保政策驱动广大群众慢性病、常见病首诊选择基层医疗机构。

区域专科联盟一般由国家级医院和省级医院牵头建设,以他们的优势学科组建不同类型的专科联盟覆盖不同区域各级医疗机构,目的是带动区域内医疗学科的发展,是一个松散型的组织。远程协作网是国家级医院和省级医院牵头建设,覆盖全国和全省的远程医疗协作网,其主要目的是解决其他医院疑难杂症的诊治问题。按照国家政策建设,属于松散型范畴。一般是由国家和省级医院牵头组建跨区域的医联体,国家的目标很明确,通过这两种形式的医联体建设,将国家和省级医院的资源向市、县两级辐射,帮助他们提升医疗技术水平。国家公立医院倡导的是社会公益性,国家指定的北京、上海、广东等经济和医疗资源发达地区对口援助中西部地区医疗机构和医学院校,除了安排医疗技术人员执行现场帮扶,还利用远程协作网开展长期持续的帮扶。利用远程医疗技术建立一种"空中走廊式"的援助帮扶通道,对中西部地区开展有效的远程技术支撑,是一种较为经济的低成本的帮扶行动。

国家提倡的紧密型医联体建设,医疗机构之间的帮扶行为不是契约,而是一种责任义务,是医共体这个组织机构所赋予的使命和责任,以及需要完成的工作任务。从这个程度上讲,紧密型医共体所带来的分级诊疗作用远大于松散型医联体,能够比较好地贯彻执行分级诊疗制度,这也是国家大力倡导建设紧密型医共体的目的所在。

### 二、医联体建设切忌重形式走过场

对于国家所倡导的紧密型医共体建设,各级地方政府和牵头医院,要深刻理解建设医共体的目标和目的,要认真研究国家卫生健康委近年来出台的系列医联体建设政策,吃透国家政策和四种医联体建设的作用,切实围绕解决人民群众就医方便和疾病救治问题,做好医联

体建设功课。要结合本地的实际情况,客观评价建设医联体所具备的条件和不足之处,立足长远,谋划本地区医疗卫生事业的发展,守护一方百姓的生命与健康。

为了避免建设失败和重形式走过场,特提出以下几个方面的具体要求。

1. 学习成功的典型案例经验,同时避免照搬照抄、盲目学习他人的经验和做法。

2. 避免不切合实际,建设医联体实行一刀切,要做好顶层规划设计。

3. 紧密型医联体建设,当地政府高度重视和主导该项工作。

4. 成立紧密型医联体建设专项领导班子和项目组成员,负责具体政策制定和具体实施方案。

5. 引入信息化建设保障机制,支撑紧密型医联体建设,确保各项政策有效落地和监督考核。

6. 建立医联体运营管理考核机制,制订量化考核指标。确保分级诊疗制度落到实处。

7. 实施医联体建设,避免重形式走过场,应付政策。

## 第三节　医联体建设的重点与规模设计

### 一、医联体建设的重点

从人口分布看,我国约半数人口生活在城镇,半数以上的人口生活在乡村。国家开展医联体建设和实施分级诊疗制度的重点,是县域医共体和城市医疗集团建设。从国内目前的医疗资源分布看,80% 的优质医疗资源都在大、中和小型城市,约 20% 的医疗资源在县、乡镇和村。生活在城市的居民,其医疗保障条件要好于生活在县、乡镇和村的人民群众。国家开展医联体建设任务的重点是实施分级诊疗制度和完善医疗服务体系建设。从这个层面上分析,国家开展医联体的重点是县域医共体。通过县域医共体建设,完善医疗服务体系,加强基层医疗机构能力建设,落实分级诊疗制度的实施,建立一种符合我国国情的有秩序的就医方式。

### 二、医联体建设规模设计

在国家倡导的四种医联体模式中,对于区域专科联盟和远程医疗协作网,其加盟的医疗机构数量,取决于牵头医院的规模和技术实力,常见的业务形式以远程医疗为主,不存在长期派驻医生下沉到基层医疗机构的情况,且主要取决于远程医疗业务量的多少,国家政策层面也没有硬性指标要求,其规模大小完全取决于牵头医院的意愿和服务能力。

但是,对于城市医疗集团和县域医共体建设,从政府管理层面来看,最终原则上要求实现全覆盖不留死角。这就是一个我们需要思考的问题,即在一个城市内部或一个县,需要多少家三级医院才能完全覆盖所有的二级医院(乡镇卫生院)和社区医疗卫生服务中心(村卫生室)。另外一个问题,是否所有的三级医院都能胜任并作为牵头医院,并可以完全托住庞大的基层医疗机构。这些问题,需要从牵头医院的数量、综合实力、社会影响力、医疗技术队伍规模、社会公益性意愿等多方面进行分析评估。评估出每家三级医院能够承担的下级医院(二级和一级)的数量,我们称这种能力为辐射能力。

根据每家医院的辐射能力,依据一个城市和一个县所拥有的二级医院和一级医院的数量,判断其能否实现全覆盖。如果能够实现全覆盖我们,称之为全辐射;如果能够实现覆盖一半,我们称之为半辐射。根据这个指标,来判断是否需要加强三级牵头医院的数量和规模,完善医疗服务体系建设。

## 第四节　区域医疗中心建设是改变 医疗资源分布不均衡的重要手段

2019 年 10 月 23 日,国家发展改革委等部门联合印发的《区域医疗中心建设试点工作方案》(发改社会〔2019〕1670 号)[1],文件指出主要以国家医学中心为依托,充分发挥国家临床医学研究中心作用,在京、沪等医疗资源富集地区遴选若干优质医疗机构,通过建设分中心、分支机构,促进医师多点执业等多种方式,在患者流出多、医疗资源相对薄弱地区建设区域医疗中心,充分运用"互联网 + 医疗健康"、人工智能、大数据等先进技术,推动优质医疗资源集团化、品牌化发展,更好地满足群众医疗服务需求。

为贯彻落实党中央、国务院的决策部署,总结推广区域医疗中心建设试点经验,加快推动优质医疗资源扩容和区域均衡布局,2022 年 3 月 31 日,国家发展改革委联合国家卫生健康委以及国家中医药管理局印发了《关于印发有序扩大国家区域医疗中心建设工作方案的通知》(发改社会〔2022〕527 号)[2]。

国家卫生健康委主导推行的区域医疗中心建设,体现了从国家层面改变我国医疗资源分布不均衡的决心,通过区域医疗中心建设,是加强医疗资源薄弱地区的重要行政手段。国家拨付资金,由国内医疗资源发达省(自治区、直辖市)的省部级医院牵头,通过区域医疗中心向周边辐射,彻底改变医疗资源薄弱地区的现状,解决一方百姓的疑难杂症等问题。

## 第五节　各级医疗机构在医联体建设中发挥的作用

"国家提倡的四种医联体形式,谁来牵头建设比较合适"这个问题需要认真分析研究。牵头建设的医院一般为三级医院,在国内或某一地区具有一定的知名度和影响力,下面从国家、省、地市和县这四个级别的医院,在医联体建设和分级诊疗实施中发挥的作用进行分析。

### 一、国家级医院在医联体建设中的作用

国家级医院在国内具有较高的知名度和影响力,在医学一个或多个医学领域代表着国内较高的医学技术水平。这些医院在国内医学界具有较高的影响力,发挥着举足轻重的作用,甚至在国际上也有一定的话语权。这些国家级医院的发展定位是生命医学前沿技术研究的方向和目标,代表着一个国家在某一领域的学术地位,非常适合在松散型医联体建设中发挥重要作用,如组建国家某一学科的医学中心,而不应局限于某一地区的医联体建设。利用其优势学科建设和某一医学学术领域的成就,通过远程医疗协作网和专科联盟建设等形式,发挥其学科建设、疑难病例诊治、国内领先技术培训等方面的作用,且其服务的对象一般为全国县级以上医疗机构。国家近两年实施的各省市区域医疗中心建设规划,就是国家级医院挑大梁,在某一地区建设区域医疗中心,利用其学科资源优势向某一区域辐射,促进区

域内的学科技术水平提升。

## 二、省级医院在医联体建设中的作用

省级医院代表着一个省内的医疗技术水平,承担着全省疑难杂症疾病的救治、技术指导和人才培养等工作,通过全省的医联体建设,将其技术能力辐射到全省每个角落。由于受其规模和资源瓶颈限制,不能成为全省紧密型医联体建设的牵头单位,但可以与国家级医院一样作为全省松散型医联体建设的牵头单位,开展远程医疗协作网或专科联盟两种形式的医联体建设。发挥其在全省疑难病例诊治、危重急重症患者抢救技术指导、教育培训等方面的作用,为全省地市级医院、县级医院提供技术指导服务。省级医院一般处于省会城市所在地,其服务人口和地域一般为省会城市中部分人群,在城市医疗集团的建设中,省级医院也可以作为牵头单位,开展城市内部的医疗联合体建设。

## 三、地市级医院在医联体建设中的作用

地市级三级医院在国家医疗服务体系中位置比较特殊,其技术水平与省级、国家级医院在某一些方面存在一定的差距,与县级医院相比技术水平高一些。在国家、省级医院与县级、乡镇医院之间,发挥着承上启下的作用。地市级医院除了承担本市医疗服务工作外,还承担着县级医院和县级以下医院疑难、危重症的应急救治工作,承担着基层医疗机构人才培养和继续教育等工作。地市级医院在城市医疗集团的建设中发挥着重要的作用,可以作为医疗集团牵头单位,建设紧密型医疗联合体。同时也可以利用远程医疗协作网络与国家、省级医院开展远程会诊、疑难病历讨论、教学查房等服务工作,与县级医院、乡镇卫生院开展远程医疗技术服务。

## 四、县级医院在医联体建设中的作用

第七次全国人口普查主要数据公报显示全国总人口为 141 178 万人[ 此处指大陆 31 个省(自治区、直辖市)和现役军人的人口,不包括居住在 31 个省(自治区、直辖市)的港澳台居民和外籍人员 ]。居住在城镇的人口占比 63.89%,居住在乡村的人口占比 36.11%[3]。第七次全国人口普查数据表明,县级医院、乡镇卫生院与村卫生室承担着全国 1/3 以上的医疗服务人口。县级医院是国家明确未来一段时间需要大力加强建设的医院,是县域医共体建设的核心骨干力量,也是在国家医疗服务体系建设中发挥着重要作用的医院,也是分级诊疗制度落实的重点区域。县级医院除牵头建设县域医共体外,本身也需要地市级、省级或国家级医院的技术帮助和支持。建设远程协作网和专科联盟两种医联体,享受上级医院给予的帮助和支持。

## 第六节　医联体建设方面认知误区

### 一、误区 1:把远程医疗系统平台作为医联体建设的全部内容

部分地区的医疗卫生行政管理人员,缺乏对医联体足够的认知,常常把远程医疗工作误认为是医联体建设的全部内容,只要建设了远程医疗系统与上、下级医院开展的远程会诊业

务,就认为完成了医联体的建设任务。从医联体的四种建设形式看是没有错的,关键的认知误区是没有深刻领会到医联体建设的目的。医联体建设并不是部署一个软件系统平台,与上下级医院把会诊业务开展起来,随后便万事大吉。应该领会到医联体建设的深刻含义是实现分级诊疗这个大目标,这个目标主要是上、下级医院借助远程医疗平台,实现上下医疗业务协同,除提供会诊业务之外,还建立协同服务工作制度、双向转诊制度、应急救治援助制度、人才和技术培养机制等。除远程医疗平台对医联体建设的促进作用外,还有区域影像系统、区域心电系统、区域病理系统、区域临床检验系统、互联网医院诊疗服务系统、远程教育系统等,也是用来支撑医联体内部机构之间协同业务行为的手段。

## 二、误区 2:全省建设一个统一的远程医疗系统平台就可以包罗万象

有一些人认为只要全省建设一个大平台,各地州市、县无须再建立各自的平台,就能实现全省统一管理和应用。从技术层面讲是可行的,但从实际的平台管理和业务运营以及覆盖业务精细化程度看,单独一个省级平台无法统筹全省的远程医疗与分级诊疗业务。各地区的分级诊疗业务形式千差万别,具体的开展方式和业务流程也是各有千秋,试图从信息技术角度进行规范与统一很难做到,远程医疗技术平台是为业务服务的,当你的技术平台无法满足各地州市、县的具体业务需求时,只有抛弃现有技术平台,另建一套因地制宜的系统。从分级诊疗管理、业务服务、运营的角度看,需要建立国家、省、市、县四级平台架构,才能满足各级医疗机构业务、运营和管理的需要。

从资源和服务能力角度分析,可以明显看出省级远程医疗平台只能将省级医院部分优质医疗资源有限度地向地市级、县级医院和乡镇卫生院辐射。能够解决他们有限的疑难病例会诊、影像和病理诊断、手术示教、教育培训业务、转诊业务等,但不能解决他们面临的所有疑难病例诊治以及技术问题。一方面是受其省级医疗资源总量和服务能力的限制,不可能满足下级医院所有的协同业务需要。且由于省级医院人力资源编制和服务地区人口的相关规定,省级医院不可能为其所在地之外所有的医院提供所有的服务。另一方面,从国家开展的分级诊疗和医联体建设的性质上分析,也不能让省级医院承担其他医院全部的疑难病例诊疗业务,同时这也不符合国家分级诊疗目的。省级远程医疗平台更多的是发挥省级医院专科优势,对下级医院开展专科业务指导等作用,解决地市级医院无法解决的一些疑难病例问题。

从省级远程医疗业务平台的业务功能上看,该平台无法代替地市级医院远程医疗平台的作用。地市级远程医疗平台能够更好地发挥其对二级医院、社区卫生服务中心的辐射作用,如建立地市级区域医疗中心,建立区域影像中心、区域心电中心、区域病理中心、区域临床检验中心等以及地市级医院之间转诊转院等业务,省级远程医疗平台均无法实现。

## 三、误区 3:对国家、省、市、县四级远程医疗平台所发挥的作用认识不到位

国家、省、市、县四级远程医疗平台发挥的作用各不相同,每级平台都有其建设的必要性,只有建立完善的四级平台,并实现互联互通,才能满足省、市、县、乡不同层级医疗机构的业务需要。只有充分认识到四级远程医疗平台所发挥的作用不同并能够满足不同层级医疗机构的远程医疗业务需要,才能够积极推进四级平台的建设。前文已有阐述,国家级远程医疗平台所发挥的作用,与省、市、县级平台是不同的。同样,省级平台与地市级、县级平台发

挥的作用也是不同的。各级平台都有其自身业务的特殊性,谁也无法代替谁。

# 第七节　省、市、县三级远程医疗平台建设的必要性和作用

## 一、省级远程医疗平台建设的必要性和作用

目前,国内各省热衷于省级远程医疗平台的建设,由省卫生健康委牵头,并把它作为省级医疗卫生行政管理部门的一种业绩积极推进方式,并号召地市、县级医疗机构积极加入该平台开展的远程医疗业务。省级远程医疗平台的作用是把省级三级医院的资源优势向各地级(州)市、县辐射,重点解决疑难病例会诊和危急重症的抢救等医疗业务,利用平台开展各种疑难病例讨论、手术示教、远程教学培训等业务。按照全省统一顶层规划建设和部署,满足各级医疗机构的业务需要,我们从省级平台发挥的作用进行分析总结。

省级平台建设部署大多在省城,采取租赁云计算中心或自建的方式。平台数据中心大多数采取分布式建设,核心数据在省城云平台,各地市、县建设二、三级分中心,部署若干台服务器和存储设备。平台的运营管理需要有一个机构负责日常运行业务,这个机构大多数是委托省人民医院单独成立一个机构负责运营管理。从贵州省、青海省的做法是以省卫生健康委垂直管理,省人民医院负责运营管理,省卫生健康委一般不负责运营管理。

省级平台建成后开展运营管理,需要汇聚提供远程医疗业务的医疗资源,往往以负责运营管理的医疗资源为主提供全省的远程医疗业务服务。如果其他省级医院主动加入平台提供医疗服务资源,也可以提供服务。但是,在实际运行过程中,省级医院作为运营管理方占有提供服务的主动权,且存在着激烈的竞争关系。

比较理想的方式是省级医院开放能够让地市级或县级医院自由选择开展业务的资源,减少人为的控制因素,但这样就要求每个省级医院内部也有一个负责医联体业务的管理机构,负责接收其他医院业务服务请求。

省级平台服务的对象是全省,从这个意义上讲,省级平台服务是属于远程医疗协作网的服务类型,提供的业务种类一般为远程病例会诊、远程诊断、远程疑难病历讨论、远程教学查房、远程手术示教、远程重症监护、远程培训等,同时提供转院绿色通道服务。

## 二、贵州省卫生健康委牵头建设省级远程医疗平台所发挥的作用

贵州省于2016年建成了全省统一的远程医疗协作服务平台,借助于贵州医科大学附属医院医疗资源,开展全省的远程医疗业务和远程继续教育培训工作,通过远程专网向下覆盖全省29家县级以上医疗机构及1 543家乡镇卫生院。开展的业务种类有远程会诊、远程培训、远程门诊、远程教学查房、远程疑难病例讨论、远程诊断(影像、病理、心电、超声)、远程应急抢救等业务,2016年8月—2018年8月共计远程会诊13 626例。利用远程医疗专网为全省其他医疗机构开展远程医疗业务服务。

建设省级远程医疗服务平台,最大的特点是把省级医疗资源通过平台向全省辐射到地市、县、乡镇等医疗机构,发挥省级医院服务全省的作用。同时利用平台汇聚的国家级医疗资源联合省级医院共同解决本省的疑难杂症诊治工作,这种示范作用还是比较明显的,在国

内也产生了积极的影响。

但是仅凭省级医院的技术力量解决全省的分级诊疗工作是不现实的,应当发挥地市级、县级医院的作用。省级医院数量和资源有限,地市级医院的技术力量虽然比省级医院弱一些,但其综合技术能力可以满足基层医疗机构大部分的需求。县级医院数量庞大,其技术水平也可以满足乡镇卫生院、村卫生室大部分的需求。从国家实施分级诊疗的性质上看,分级诊疗是发挥各级医疗机构的作用,按照地域分工和等级医院功能划分,完成应有的责任和义务。

### 三、地市级远程医疗平台建设的必要性和作用

作为城市医疗集团建设信息化服务平台,所需要的业务服务功能远超出省级平台所拥有的功能。除具备远程医疗业务服务功能外,还需要双向转诊、区域医疗服务[区域云影像系统(picture archiving and communication system,PACS)、区域云心电、区域云病理、区域云检验信息系统(laboratory information system,LIS)]等功能,从业务的性质看,城市医疗集团内部的区域医疗业务不可能全部由省级医院承担,因为省级医院的业务能力可以承担少量的疑难病例业务,但无法承受如此大的业务量。一般区域医疗服务业务功能建设在当地的服务平台上,如地级市城市医疗集团的服务平台建设在地级市,县域医共体服务平台建设在县城。省级医院服务平台即便具备区域医疗业务服务这些功能,也不符合分级诊疗制度要求。从这个业务层面分析,省级平台功能定位仍然属于远程医疗协作网的服务范畴。

### 四、县级远程医疗平台建设的必要性和作用

县域医共体信息技术支撑业务平台,所需要的业务服务功能远超出省级平台所拥有的功能。除具备远程医疗业务服务功能外,也需要双向转诊、区域医疗、统一的物流配送服务等业务功能,从分级诊疗制度的落实看,这些区域医疗业务功能需要建在县域医共体服务平台上。从这个业务层面分析,省级平台业务功能既满足不了城市医疗集团建设的业务需要,也无法满足县域医共体建设的需要。从国家提倡的医联体建设和分级诊疗制度落实情况看,省级平台发挥着远程医疗协作网的服务作用,其主要作用是把省级医疗资源向全省辐射,承担疑难病例会诊、教学技术指导等服务的职能。县级远程医疗平台的作用是让省、地市级医院的学科建设能力和疑难杂症诊治问题通过该平台得到有效解决,同时对乡镇卫生院和村卫生室医务人员开展各种技能培训。

## 第八节　成熟的模式是推动医联体广泛建设的关键

### 一、政策是推动医联体建设与发展的动力

在国内推广医联体建设,需要解决三个方面的问题,一是政策指导,二是信息技术支撑,三是较为成熟的应用模式。如果没有国家、省、市、县各级政府有效的政策指导,各级医疗机构与卫生行政管理机构,就没有动力推动落实,只有在各级政府重视并且有具体的文件政策,医联体建设才能得到贯彻落实。当今医疗卫生行业各个业务部门都广泛地利用信息化手段开展各项业务,推行医联体建设是一种新型的业务,没有满足医联体内部业务与管理运

行的信息系统支撑,医联体建设就无法落到实处;没有大家所认可的成熟医联体建设和应用模式,医联体建设也无法广泛地推广。

从政策层面分析,不单要有各级政府机构宏观指导政策,推动各级医疗卫生机构按照政府的要求,探索医联体建设和运营模式;同时要有具体牵头建设医联体的机构落地实施的管理和运行机制,以及与之相配套的微观政策,宏观与微观两种政策缺一不可。微观政策需要从大量的医联体建设案例实践中总结、归纳、分析、研究,最终形成一套比较科学、具有操作性的实践政策。

政策是推动医联体建设的核心动力。2017—2020 年年末,国家出台了一系列关于推进和加强医联体建设的政策和指导方针,从政策层面给予了有力支持。

## 二、成熟的模式是推动医联体广泛建设的关键

一套成熟的模式,包括医联体的建设模式、运营模式、管理模式。建设模式包括具体医联体建设方法,组织机构如何建设、业务运行模式如何建立、支撑医联体运营的网络和信息系统如何搭建等。运营模式包括医联体内部业务运行机制、维护机制、监管机制等;管理模式包括人事管理、财务管理、考核管理、药品管理、设备管理、资产管理、物料管理,等等。

我国有较多符合县域医共体建设条件的县级机构,若每个县级机构都去探索县域医共体建设,最后建设的结果有可能五花八门,国家也在要求各省、市、县积极探索示范,在取得实际应用效果评价后,进行归纳总结,确定一种或若干种比较成功的模式,在国家和省市大力推动下,全国各地才能广泛推广。因此,成熟可借鉴的医联体建设和应用模式,是医联体广泛推广的基础。

2017 年 4 月 26 日,《国务院办公厅关于推进医疗联合体建设和发展的指导意见》(国办发〔2017〕32 号)发布后,全国各地积极行动起来,探索各种形式的医联体建设。如安徽省阜南县、安徽省天长市、贵州省锦屏县、福建省三明市等等,各级地方政府和医疗卫生行政管理机构,按照国务院以及国家卫生健康委的要求,开展示范建设工作,其目的是探索有效的建设与运营模式。通过这几年的摸索,四种医联体建设模式都取得了实质性的突破,取得了相对成熟且可借鉴的经验,特别是三明市医改经验以及医联体建设模式,取得了显著成效。

在县域医共体建设模式方面,有的县域医共体在控制医疗费用不合理上涨方面,在单病种和疾病费用方面做了有益的探索,采取"总额预算管理,建立结余留用、合理超支分担机制"的医保控费策略。如福建三明市的"三医"联动改革,起到了明显的作用。有的县域医共体建设,以强调完善县级医院、乡镇卫生院、村卫生室三级服务体系,加强各级医疗机构服务能力建设为核心,进行了有益探索。如安徽省阜南县的医共体建设,在完善三级医疗服务体系建设方面做了大量的实践工作。阜南县加强县域医共体管理,实行药品、物资、设备统一采购与管理,实行带量采购降低医疗服务成本,取得了积极成效。有的县域医共体,利用信息化手段,采取"输血"机制,引进省、市级医疗资源加强县域医共体的医疗技术能力建设,提升医疗技术服务能力。县域医共体建设是一项系统工程,需要统筹考虑,在医联体内部管理、业务运营、服务能力提升、医疗护理服务质量、医保费用不合理上涨等方面,需要逐步取得实质性突破。通过这几年的摸索,县域医共体建设在各个方面都有突破并取得了比较好

的经验,值得推广借鉴。

## 第九节　信息系统是支撑医联体建设与运行的保障

建设医联体,须有信息化支撑手段,实现医联体内部信息系统互联互通和信息共享及综合利用。支持医联体内部各层级医院之间协同工作,包括患者电子病历数据信息共享、处方医嘱与检查结果互认、远程协同会诊等,否则无法达到建设医联体的目标。当前各级医疗机构信息化建设中"信息孤岛"现象严重。对于医联体来说,信息系统的互通互联成为制约医联体作用发挥的重要因素。尽管个别地区的医联体内各成员单位信息系统建设比较完善,但是医疗信息无法共享,大量的医疗数据没有得到充分利用,导致可能出现重复治疗和人为造成医疗服务碎片化的问题。同时,各成员单位的信息系统没有统一规格,致使诸如远程会诊等对信息化程度要求高的工作无法进行。

建设四种形式的医联体,没有信息化技术手段支持医联体内部业务运营,单纯依靠传统的手工模式是无法完成的。下面就从医联体建设和实现的业务功能,探讨信息技术支撑的形式。

### 一、紧密型医联体

建立紧密型医疗体,实现医联体内部人、财、物,与医疗业务统一管理,如城市医疗集团、县域医共体等形式的紧密型医联体建设,需要医联体各成员体之间实现统一的信息系统做支撑,开发统一信息平台支撑医疗体内部业务功能。如统一的药品采购管理系统、物资器械采购管理信息系统、人力资源管理信息系统、财务管理系统、消毒供应系统、绩效考核系统等,为医联体提供高效的医疗业务、质量管理、运营管理提供支持。

为支持基层医疗机构提高医疗诊断服务能力,为县域医共体和区域城市医疗集团,建设区域医疗信息化系统,如区域 PACS、区域 LIS、区域心电系统、区域病理等系统,应当为医联体内部成员之间提供诊断和技术支持。除此之外,需要建立统一的远程医疗协同分级诊疗系统,实现医联体内部远程会诊、疑难病例讨论、教学和双向转诊服务。

### 二、松散型医联体

建立松散型医联体,只是从医疗业务层面实现患者病例信息共享、检查结果互认、远程协同等技术支撑层面。医联体内部成员之间可以使用不同厂家的信息系统,但必须通过远程医疗服务平台,实现部分医疗信息和患者病历资料共享,满足松散型医联体之间医疗业务的要求。与紧密型医联体一样,需要建立一个统一的远程医疗协同分级诊疗系统,实现医联体内部远程会诊、疑难病例讨论、教学和双向转诊服务。

### 参考资料:

[ 1 ] 国家发展改革委,国家卫生健康委,国家中医药管理局,等.关于印发《区域医疗中心建设试点工作方案》的通知(发改社会〔2019〕1670 号)[ EB/OL ].(2019-10-23)[ 2022-06-18 ].https://www.ndrc.gov.cn/xxgk/zcfb/tz/201911/t20191105_1197713.html.

[ 2 ] 国家发展改革委 国家卫生健康委 国家中医药管理局关于印发有序扩大国家区域医疗中心建设工作方

案的通知（发改社会〔2022〕527 号）[EB/OL].（2022-03-31）[2022-07-08]. https://www.ndrc.gov.cn/xwdt/tzgg/202204/t20220427_1323261_ext.html.

［3］中华人民共和国国家统计局.2021 年第七次全国人口普查公报（第一号）[EB/OL].（2021-05-11）[2022-08-09]. http://www.stats.gov.cn/sj/zxfb/202302/t20230203_1901087.html.

# 第 四 章

# 紧密型的医疗共同体

## 第一节 我国当前医共体建设的重点是县域医共体

为什么说当前我国医共体建设的重点是县域医共体？我国的医疗资源分布最薄弱的地方是在广大农村地区,特别是基层乡镇卫生院、村卫生室和县级医院,实施分级诊疗制度的关键是加强县级医院和基层乡镇卫生院能力建设,通过县、乡、村一体化建设,完善农村地区的医疗卫生服务体系。国家统计局在国务院新闻办公室新闻发布会上发布的数据显示,2021年中国大陆城镇人口为69 079万人,比上年末增加2 100万人;乡村人口为65 656万人,减少1 456万人;城镇人口占总人口比重达到51.27%,比上年末提高1.32个百分点[1]。如果把居住在地级市以上城市的人口数量减去,据不完全统计,居住在县城和乡村的人口数量大约有9亿多人。也就是说在我国大约有9亿多人口,主要依靠县、乡、村三级医疗卫生机构提供的医疗卫生保障服务。从这个角度来看,县域医共体建设是主要解决我国60%以上人口的医疗卫生服务保障问题。

目前,国家倡导的县域医共体建设,就是打破县级医院、乡镇卫生院、村卫生室原有的隶属关系,实行机构重组,包括人、财、物的重新划分,建立一个集约化管理的医共体组织机构,实行集团化的管理模式,医疗卫生行政部门制订相应的考核目标,促使县域医共体有效地落实分级诊疗制度,建立一种有序的医疗卫生工作新秩序。

## 第二节 各级地方政府是推动 紧密型医共体建设的关键

国家所提倡的四种医共体,依靠哪些力量来推动？前面叙述了四种医共体谁来牵头比较合适的问题,但都不完全是推动建设的主要力量。松散型远程医疗网络和专科联盟建设,一般情况下不需要各级政府和医疗卫生行政机构主导建设,但是,如果没有政策的引导和支持,医疗机构是没有积极性和主动性去做这些工作的,所以目前绝大多数是国家级或省级医院牵头建设。对于紧密型县域医共体和城市医疗联合体建设,没有政府和各级医疗卫生行政机构作为主要推手,根本无法推动该项工作的进行,因此各级政府和医疗卫生行政机构是推动紧密型医共体建设的主要力量。

从这几年牵头建设的实例中可以明显看出,各级地方政府是推动紧密型医共体建设的核心与关键,县域医共体和城市医疗集团建设涉及的医疗机构大部分是公立医院,都属于国有性质。在建设过程中涉及医疗机构之间的重组,包括组织架构、管理架构、资产等重组事宜,都需要县级政府和市政府牵头组织,如果没有政府牵头和介入,根本无法推动该项工作。因此,各级地方政府是推动紧密型医共体建设的关键。

## 第三节　做好顶层规划设计

组建紧密型医共体本身就是一项艰巨的改革任务,做好顶层设计更是至关重要。"顶层设计"方案,需要医疗、管理、经营、信息等方面专家参与规划设计,需要反复论证,并广泛征求各方意见。因此应根据以往的经验,规划好"顶层设计"的路线图。

建立紧密型医共体,旨在建立一个"分工明确、权责清晰、利益统一、相互协作"的统一联合体,实行集约化管理。按照各级医疗机构诊疗服务功能定位,全面落实国家分级诊疗政策。有效发挥各级医疗机构的作用,按照等级医院之间分工与协作要求,开展好分级诊疗和双向转诊工作。

通过医共体的建设,利用综合性三级医院的人才、装备资源优势,合理布局医共体服务体系,让三级医院医疗资源下沉到基层,加强基层医疗机构能力建设,加强以全科医生为重点的基层医疗卫生人才队伍建设,使医疗资源利用效率和整体效益进一步提高,基层医疗卫生机构诊疗量占总诊疗量的比例明显提升,就医秩序更加合理规范。最终实现医疗保障机制健全、布局合理、规模适当、层级优化、职责明晰、功能完善、富有效率的医疗服务体系,逐步形成基层首诊、双向转诊、急慢分治、上下联动的分级诊疗模式,基本建立符合国情的分级诊疗制度。

### 一、医共体的规模设计

医共体的规模,狭义地讲就是指医共体内部成员的数量、床位总数量、医疗护理技术人员总数量、医疗设备装备情况等。其中包括三级医院数量、二级或专科医院数量、一级医院的数量及开放床位总数等。广义地讲,除了医疗机构数量和开放床位总数外,还包括覆盖的区域服务面积、人口数量等。

医共体规模不是越大越好,而是依据三级医院与二级医院的辐射范围和综合服务能力而定。三级医院在医共体中居于龙头地位,主要对一、二级医院给予技术指导和帮助。二级医院主要对基层医疗卫生服务中心给予技术指导和帮助。除了三级医院和二级医院的综合服务能力外,区域因素、人口因素、发展因素等也要考虑。区域因素一般是指医共体内部三级医院、二级医院、一级医院辐射的区域面积。人口因素是指医共体内部各级医疗机构辐射区域范围内所辖人口数量,且医共体床位和人员配比决定服务的人口数量。发展因素是指未来人口增长或减少以及医共体扩张等因素。

依据目前医共体开放床位数量和医疗技术护理人员总量,确定服务面积和人口数量;依据三级医院的综合服务能力,确定医共体一、二级医院的数量和规模。

### 二、做好医共体内部各机构现状调研分析

为了做好顶层设计,首先要对医共体内部所属医疗机构现状进行调研分析,充分了解并

掌握医共体内部各成员之间已有的技术能力储备、服务能力储备、资源储备等,具体包括六大方面的内容:①人力资源状况,包括职工数量、中高级职称人员数量、拔尖人才情况、学历结构、人才结构等;②机构设置,包括医疗科室设置、机关后勤科室设置等;③床位资源与工作效率指标,包括开放床位数、床位使用率、年门诊人次数、年住院人数、年急诊人次数、疾病构成情况等;④科研教育能力,包括科研教学设施及资源配备等,承担的国家自然科学基金数量或地方科研项目数量,论文发表数量等;⑤年收入及分配情况等;⑥房屋建筑以及信息化建设与应用等情况。依据上述调研,对医共体内每个成员进行综合客观的分析,撰写出医院现状调研分析报告,供医共体组建机构决策使用。

### 三、实施分级诊疗需要有清晰的思路和措施

明确医共体内部各成员的功能定位,按照功能定位,开展相应的能力建设。如人力资源、信息网络系统、设备器械及配套设施、管理制度等。其中,关键是加强基层医疗卫生队伍的建设,特别是一、二级医院要具备与其功能定位相匹配的专业技术人才队伍建设,否则,上级医院转诊来的患者,没有能力接收,分级诊疗无法落地实施。镇江市为了加强基层医疗机构能力建设,采取三级医院或专科医院的医生轮流到社区值班,培养和指导基层卫生机构技术人员成长的做法。

目前,我国的医疗卫生资源分布状况是国家和省部级医院、地市级综合性三级医院人才济济,科研教育环境好,对于年轻医生来讲,获取新技术新知识途径较多,成长进步较快,且工资待遇较丰厚。但对于县级医院、乡镇卫生院和村卫生室来讲,各方面的环境条件和工资待遇远不如国家、省、市级等医院。导致人才资源分布与流动不合理。为了改变这种现状,制订相应的政策,提高基层医疗机构广大医务人员的工资福利待遇,改变基层医疗机构人才成长环境,促进人力资源合理流动,让省、市医院的人力资源到基层锻炼并支援基层医疗机构能力建设。

## 第四节　医疗共同体建设与医疗机构重组

### 一、医共体建设涉及原有机构的重组

在一个城市内部建立区域医疗集团,从管理层面分析,首先面临的问题就是体制障碍,即城市内所有的医疗机构行政隶属关系问题,城市规模越大其医疗机构越多,且隶属关系也比较复杂。由于历史原因,部分医疗机构属于不同的管理部门,如各部委举办的行业医院(如石油医院、煤炭医院、化工医院等),没有完全独立的人、财、物支配权。打破这些行政区划或体系的束缚禁区,建立医共体的难度非常大,尤其是建立紧密型的医共体。在城市内部组建医疗集团,可考虑在同一隶属行政管理区划内的医疗机构之间,对于不同隶属关系的医疗机构之间,通过资产重组、股份制改造等模式实施。在城市内部建立医疗共同体,须考虑医疗机构所属的行业行政隶属关系、医院等级等客观因素。

对于以县级医院为核心的医共体建设,同样面临诸多难题,如医共体建立机制、利益分配、经费的投入、基层乡镇医院能力建设等系列问题。因此,建立城市内部的医共体和县域医共体,面临着诸多难题与困境,本节将重点分析探讨这些因素。

2017 年,国家卫生计生委颁布实施四种类型医共体建设以来,城市内部组建医疗集团仍步履迟缓,为什么各级政府没有大刀阔斧地进行,痛点在哪里?原因在哪里?

医疗共同体是人、财、物集中统一化的管理。以城市为例进行分析,目前在城市内部的医疗卫生服务体系中,公立三级医院、二级综合或专科医院都具有独立的法人,只有院领导班子人事任命由上级卫生行政主管部门或市、区、县政府部门决定,公立医院内部中层以下干部任命由医院内部决定;医院内部基本建设,包括楼房、医疗设备和器械等装备设施,大多由公立医院自行解决,政府财政投入较少;医院内部也实行独立核算经营。相反,社区医疗卫生服务中心是完全依靠政府财政的一级医院,其人事任命由分管区、县卫生行政管理部门负责,装备设施完全依靠政府投入。三级医院的经济效益一般优于二级医院和社区卫生服务机构,也就是说在三级医院的医务人员收入要高于二级和基层医疗机构的医务人员。

对于县域医共体建设,县级公立医院、乡镇卫生院、村卫生室都是政府出资办医疗,统属于本属地范围内的卫生健康委管理。只有政府主导,卫生健康委牵头,各级公立医疗机构才会积极响应。

在城市内部现有的医疗卫生服务体系下,打破原有的体制,进行一场轰轰烈烈的涉及人、财、物等多方面的机构重组利益再分配的改革,其难度可想而知。从上述分析看,目前,国内建设紧密型医共体的痛点主要集中以下几点。

1. 机构的重组与变革,涉及政府相关部门参与,以及众多部门机构之间的利益。

2. 人事制度与绩效制度的改革,涉及利益再分配问题。

3. 需要政府众多部门参与,医疗卫生行政管理部门一家无法应对。

因此,建设紧密型医共体,不是一个简单的建设问题,还涉及诸多深层次问题。

## 二、谁来主导和牵头建设

对于城市内部建设医疗集团,存在谁主导谁牵头的问题,是政府主导还是大型三级医院主导。涉及人、财、物资源重组以及机构重组等,涉及改革的深水区以及体制障碍,比较棘手,没有政府的介入和主导很难取得突破。

如果城市内部存在多个大型三级医院,如何确定各个三级医院在区域城市医疗集团建设体制中角色问题,如何确定城市内部医疗联合体的数量问题,这些没有政府主导的顶层设计很难突破有序推进,必须由政府根据医疗卫生发展规划主导区域城市医疗集团的建设与体制改革。

因此,政府行政部门牵头并主导区域城市医疗集团建设与体制改革,对推动医共体体制建设、配套政策、机构重组、资源整合、角色划分、利益分配等有利于快速突破进行。区域城市医疗集团和县域医共体建设是政府主导的一种体制改革行为。

但是,尽管政府主导医疗联合体建设,也不能完全代替各级医疗机构在医共体建设中的作用,要广泛听取各方意见,兼顾各方利益,有序推进、重点突破。要特别发挥医共体机构中龙头的作用,切莫政府主导一刀切。

对于县域医共体的建设,同样也需要"政府搭台、医院唱戏",主导部门应该是县委、县政府政府部门,具体推进改革工作的应当是县级医院等。

## 三、医疗服务体系重构与完善

目前,我国较多的医疗卫生资源集中在城市特别是大中型医院,而医疗卫生服务的需求大部分在基层。西部欠发达地区,县医院、乡镇卫生院、村卫生室三级医疗机构,无论是基础配套设施还是人才配备都比较薄弱,医疗服务能力无法满足人民日益增长的健康需要。

无论是城市内部医疗集团建设,还是县域医共体建设,需要解决的现实问题就是,提升基层医疗机构的技术和服务能力,使大多数患者能够在基层医疗机构得到有效的诊治。公立医院功能定位如果不清晰,缺少可操作性,区域卫生规划及分级诊疗难以有效执行。城市大医院盲目持续扩张,虹吸现象不断加剧,同质化严重,导致无序竞争。加上患者传统就医观念和习惯根深蒂固,分级诊疗制度落实举步维艰。

我们在建设医共体的过程中,应从下文四点给予关注和应对。

1. 组建的医共体如不涉及资产重组和管理体制创新,往往难以真正推动医院内部运行机制的改革,人浮于事、管理低效的问题仍将继续存在。

2. 随着医共体的组建,可能会进一步加剧医疗市场的瓜分与垄断状况,导致某一区域医疗服务的质量与效率下降,医疗服务质量难以满足群众的医疗需求,外部评价压力也随之增加。

3. 医共体可能更为关注医院的经营和利润,注重经济收益,而对于协调解决社会和卫生领域关注的诸如控制医疗费用过快增长、药品市场混乱、大型仪器设备过度配置和利用、服务态度不佳等问题,缺乏内在利益驱动机制和动力,对于确保医保平稳运作和实施科学合理的区域卫生规划等宏观问题缺乏热情。

4. 医共体的组建,有可能牵头医院为了确保自身利益,将医共体内其他医院发展成为病患的来源,久而久之,形成一种自然的患者虹吸现象。

## 四、资源重组

国家对各级医疗机构的功能定位,在建立医疗共同体后,必然涉及医共体内部各成员之间业务功能的重新定位和业务角色划分。当医共体内部各成员之间的功能和业务角色划分后,为适应集团化管理运营,必然涉及机构的重组与改革,进而建立一种新型体制下的组织架构,确保医共体有效运转。医共体机构重组包括三级医院、二级医院和社区卫生服务中心的机构重新设置、人员重新调配、职能重新划分。机构重组的核心是三级医院,要建立与医疗集团管理模式相适应的运行管理组织架构,改变原来单一实体的运营模式。需要成立医疗集团董事会,实行董事会领导下的集团运行管理机制。

同时,一方面组建统一的人力资源部、财务核算部、信息资源管理部、医务管理部、护理管理等部门;另一方面,对原来不适应集团化管理的部门进行合并重组,如建立统一的消毒供应中心、药品采购配送管理中心、物料采购配送管理中心、医疗器械采购管理中心等。

人力资源重组是医共体机构重组之后的必然工作。依据医共体内部现有的人力资源现状,结合机构重组后的部门职能,合理调配人员。由于医共体的管理模式与单一医院的管理模式存在较大的差别,特别是集团内部需要具有相应的复合型人才等。

技术资源重组是实现角色重新定位的重要手段。根据角色定位以及病种收治范围,需要对医疗集团内部技术资源进行重组。一方面,根据发展的需要,组建优势学科,实现强强联手,提高核心竞争力。另一方面,为提高资源利用率,发挥医疗装备优势,成立医疗集团内部区域影像诊断中心、心电诊断中心、病理诊断中心、临床检验中心等,统一为医共体成员提供技术诊断服务。

装备资源重组也是必须要进行的工作。围绕医疗集团发展战略,对集团内部装备资源进行重新分配。包括医疗建筑房屋、非医疗建筑房屋、医疗设备器械、办公设施、医疗床位等,根据各自业务功能需要进行再分配。

信息资源重组是顺利开展工作重要技术保障。为医共体集约化管理服务,提高管理与执行效率,通过实现信息资源共享达到对医共体各成员运营情况的实时监管。为此,需要对医共体内部各成员原有的信息系统及资源进行重组,实现信息资源集中与共享,建立集团内部统一的医疗数据中心,成立统一的信息化管理中心组织机构。

## 第五节　分级诊疗制度的建立

虽然医共体各成员在原有体制下,有了比较明确的功能定位,但是随着医共体的机构重组,其中一项重要的工作,就是在新的体制下各医共体成员之间的专业分工,包括以三级医院学科为核心带动二级医院和社区医疗机构的纵向分工。分工须充分考虑到专业之间的差异性,做到有主次分明。打造一个纵向之间,层次分工清晰、责任明确相互协作的团队。要组织建设好医共体,须做好如下工作。

### 一、开展好医共体内部技术能力评估

根据各专科技术实力评估,围绕某一专业建立不同的专业核心。通过专业核心开展教学培训、新技术引进和推广应用、定向专科人才培养等系列工作,推动整个医共体专科技术的进步发展,围绕核心,增强所有加盟的机构或者个人的向心力、凝聚力,体现一种优秀的医疗文化。

### 二、医共体成员具有互补性

医共体内部专业分工,必须相互补充,具有差异性。三级医院完成被赋予的职责和任务,二级医院完成相互协作的职责和任务,社区医疗卫生服务中心承担好健康服务管理等工作。医共体从某种意义上讲就是相互协作、分工明确的一个有机组织体。

### 三、充分发挥成员的价值和作用

医共体单位成员中,基层社区卫生服务中心全科医生做好防病、健康管理,处置常见病和疾病康复。这是一个基础而又重要的工作,但这又是不被重视的工作,不能体现这些工作的价值。因此,在医疗投入和支付上,要考虑基层医生和机构的重要价值体现。

### 四、做好能力培训工作

医共体内部不但要让患者可以根据病情流动转诊,还要给全科医生提供学习和训练专科能力的机会,让医生不管在哪里工作,都能得到快速成长和职业生涯价值体现。一个好的医共体,就应该有明确的文化、价值、分工和培养体系;一个好的医共体,就像是一所临床医

学大学,是医生成长和工作的摇篮[2]。

为了促进医共体的整体快速发展,在医共体各成员之间及各专科内部之间,建立通畅的人才流动机制。在一级医院工作的医疗技术业务人员,通过能力考核达到一定标准后晋升到二级医院对应的专科工作;同样,在二级医院工作的医疗技术业务人员,通过能力考核达到一定标准后晋升到三级医院对应的专科工作;对于在二、三级医院工作的专业技术人员,建立采取末位淘汰制,通过严格的技术能力考核,达不到要求的,流转到低一级的医院或岗位工作。建立一种"优则上、低则下"的能上能下考核晋升机制,有利于人才培养。

每个医共体都制订有发展战略规划和年度发展目标。实现战略规划目标,必须依靠医共体内部各个医疗机构的共同努力。三级医院、二级医院和一级医院也有相应的发展战略规划和年度发展目标。这些目标建立在各自的任务分工和有序协作等方面。因此,医共体内部成员角色定位很关键。角色定位需要与社会和政府赋予的职责相匹配,在医、教、研、防四个业务层次方面,扮演什么角色,承担什么社会职责,发挥什么作用。

## 第六节　医共体各成员机构功能重新定位

### 一、医疗机构服务功能重构与定位

在"十二五"期间,国内很多大型三级医院没有按照医疗机构功能定位认真落实执行,为了追求规模效益,无限制地扩大医院规模。加上患者对基层医疗机构的技术能力缺乏信任,不管小病大病都跑到大医院救治。因此,随着医疗制度改革的深入进行,将逐步改变这种不合理的社会现象。

实施分级诊疗应当明确各级医疗机构的功能定位,没有清晰的功能定位无法落实分级诊疗制度。按照《国务院办公厅关于推进分级诊疗制度建设的指导意见》(国办发〔2015〕70号)的要求,明确各级各类医疗机构诊疗服务功能定位[3]。

1. 城市三级医院主要提供急危重症和疑难复杂疾病的诊疗服务。城市三级中医医院充分利用中医药(含民族医药,下同)技术方法和现代科学技术,提供急危重症和疑难复杂疾病的中医诊疗服务和中医优势病种的中医门诊诊疗服务。

2. 城市二级医院主要接收三级医院转诊的急性病恢复期患者、术后恢复期患者及危重症稳定期患者。县级医院主要提供县域内常见病、多发病诊疗,以及急危重症患者抢救和疑难复杂疾病向上转诊服务。

3. 基层医疗卫生机构和康复医院、护理院等(以下统称慢性病医疗机构)为诊断明确、病情稳定的慢性病患者、康复期患者、老年病患者、晚期肿瘤患者等提供治疗、康复、护理服务。

从宏观功能定位分析看,有了一个比较清晰的脉络。但是,在实际操作的过程中还是缺乏一个明确的尺度。单纯依靠一个笼统的功能定位,无法解决分级诊疗的实际问题。还需要在具体执行过程中,按照病种、手术种类等,结合各级医院的医疗技术服务能力,在三级医院、二级医院、一级医院之间划分一个比较清晰的病种收治界限,但也不能搞"一刀切",要考虑地域和经济实力以及医院规模等综合复杂因素,要考虑医生间的能力差别因素等。

在重构各级医疗机构的业务功能和病种收治范围时应当充分征求各方意见,特别是医共体内部医院之间,需要充分酝酿达成一致。转诊是患者救治的一种选择机会,只有充分尊重患者的选择,才能在医共体内部有效实施分级诊疗政策,避免发生医患矛盾。

医疗机构是为患者服务的,如果患者不认可医疗机构制订的分级诊疗政策,则执行层面将依然矛盾重重。一方面,需要加强各级医疗机构的技术能力建设,使其在宏观层面能够担当起被赋予的职责与功能定位;另一方面,还需要从政策层面引导患者形成小病在社区,大病在二级医院,疑难危急重症在三级医院救治的局面。利用医保或商业保险调节杠杆,引导患者按照分级诊疗布局改变就医模式。

## 二、分工与协同是建立医共体的基础

建立医共体,首先需要解决的问题是医共体内部各级医疗机构的分工与协同,如果没有明确的分工与协同任务,就无法实现医共体内部之间高效的工作。目前,国内大多数地级市,都有三级医院、二级医院和一级社区医院。三级医院大多数为规模较大的综合性医院或专科医院,在医共体内部所承担的角色比较明确,是牵头和发挥主要作用的机构,在城市内必须具有较强的技术实力。在城市内部,二级医院一般为规模较小的综合性医院或专科医院,根据国家政策要求,必须将二级医院纳入医共体系统中。

## 三、建立有序的转诊监督管理服务体系

在医共体内部,围绕分级诊疗工作,须建立有序的上、下级医院转诊业务流程和相关工作制度,提供向上转诊和向下转诊的必要条件,围绕患者转诊,建立患者电子病历流转制度等。围绕病种和手术的收治范围和指征,建立清晰的双向转诊绿色通道。

为保障双向转诊工作的顺利进行,在医共体内部,建立一套流畅的双轨转诊机制,确保上下转诊通畅进行。为患者提供一站式的转诊服务,医院之间必须预留一定的门诊专科(专家)号源、各类检查、治疗、床位资源,确保转诊预约分级诊疗工作的顺利开展。双向转诊监督管理机制见图4-1。

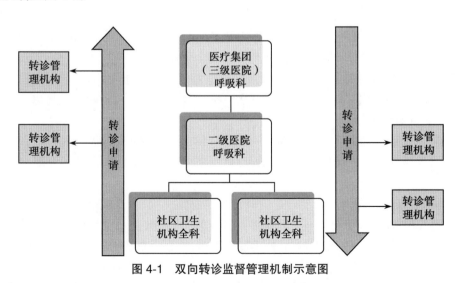

图 4-1　双向转诊监督管理机制示意图

下级医院向上级医院申请转诊,分为急症转诊和择期转诊两种形式。急症转诊上级医

院必须在 30 分钟内作出响应,择期转诊上级医院必须在 4 小时内作出响应。通过转诊管理机构,利用信息化手段实施监管。

## 第七节 医疗共同体内部的业务模式

医疗卫生信息化已走过 30 多年的发展历程,从全国各地区来看,上至国家级三甲医院,下到乡镇卫生院和社区卫生服务中心,大部分都实现了业务信息化。在一个医共体内部有可能使用的信息化软件五花八门且来自不同的厂商,互联互通数据信息交互共享的程度不高,这是我们在开展医疗共同体建设须面对的现实问题。在建设过程中还面临一个抉择问题,是保留医共体内部各医疗机构原有的信息系统,搭建一个信息共享交互协作平台,还是全部推倒重来,按照医共体内部各个医院以及医共体总部的要求,建设一个类似于跨区域的集团化的区域化信息平台,需要决策层依据现实情况而定。

医疗共同体的医疗协同业务与松散型基本相同,但也有不同之处。常见的是利用远程医疗协同服务平台支撑其业务开展,医疗机构内部之间主要医疗协同业务模式类型为:门诊预约系统、远程病例会诊、远程诊断、远程重症监护、远程应急抢救、远程疑难病例讨论、远程手术示教、远程手术指导、远程教学查房、远程医疗查房、远程教学培训、远程转院、远程门诊预约、远程检查预约、远程治疗预约、远程门诊手术预约。除了上述业务外,还有利用区域医疗系统如区域云 PACS、区域云心电系统、区域云病理系统、区域云检验系统,托管或半托管下级医院的医疗业务。

作为医疗共同体,除了医疗协同业务模式外,为实现人、财、物资源的统一管理,一方面,建立信息交换与共享的医疗服务平台,建立医疗共同体内部统一的资源管理信息系统,包括人力资源系统、固定资产管理系统、供应链管理系统、药品供应管理系统等。另一方面,建立集团内部统一的业务协同系统,如建立统一的人力资源管理系统、财务管理系统、资产管理系统、医疗质量管理系统、护理质量管理系统、消毒供应系统、医疗器械计划采购管理系统、药品采购供应物流系统、物资采购供应物流系统、教学科研管理系统、应急车辆调度管理系统等。

## 第八节 建立三医联动新型配套机制

### 一、建立三医联动协同新机制的必要性

所谓的三医联动,就是医保体制改革、卫生体制改革与药品流通体制改革联动,通俗地说就是:医疗、医保、医药改革联动,即"三医联动"。发展医疗联合体实施分级诊疗涉及医疗体制改革问题,需要医药、医疗、医保三医之间相互协作并通力合作,给予配套政策支持,方能顺利实施。

医疗共同体建设,其目的是提升基层医疗机构技术和业务服务能力,留住更多的群众在本地就医。对于县域医共体建设,让 80% 以上的患者留在本县域内就医,减少外转患者数量和控制医保费用外流,同时通过减少外转患者降低医保费用支出。县域医共体和区域城市医疗集团内部建立统一的药品、医疗器械和医用物资的集中采购机制,降低药品、医疗器

械、医用物资的采购成本,压低虚高报价和供应厂商暴利空间。县域医共体和区域城市医疗集团的另外一个重要的管理任务,就是防止本辖区内核定的医保费用总量发生崩盘的现象。除采取上述集中采购的方式降低成本开支外,还需要加强医共体内部的管理考核机制,降低药占比,控制滥用药和过度医疗的现象,降低门诊患者和住院患者人均医疗费用。

单纯依靠医院的一己之力很难建立医保和医药联动管理机制,达到医疗共同体建设的目的。在实行医保总量控制的前提下,为鼓励医疗机构积极主动地降低人均医疗费用,控制医保费用总额合理的增长范围,采取医保费用节约归医疗机构内部分配的机制。同时,通过集中药品带量采购,降低药品价格,抑制药品费用增长,降低药品在人均费用中的支出比例,控制药占比不合理增长,并挤压出人均医疗费用中药品不合理支出。因此,紧密型医共体建设,需要建立"三医联动"机制。

2015年4月29日,深化医药卫生体制改革工作电视电话会议在京召开,会议指出:"医药卫生体制改革是维护人民群众健康福祉的重大民生、民心工程。""要牢牢把握保基本、强基层、建机制的基本原则,以公平可及、群众受益为出发点和立足点,坚持医保、医药、医疗'三医联动',用改革的办法在破除以药养医、完善医保支付制度、发展社会办医、开展分级诊疗等方面迈出更大步伐,在县级公立医院综合改革、实施城乡居民大病保险制度等方面实现更大突破,在方便群众就医、减轻看病用药负担上取得更大实效,不断提高医疗卫生水平,满足人民群众的健康需求。"[4]

三明医改的起因是城镇职工医保基金面临入不敷出的风险。在此背景下,三明市委、市政府领导同志意识到,建立集医疗服务、医疗保障、医药供给于一身的体制势在必行,部门分治格局已难担当引领深化医改的重任。市委、市政府领导集体拿出了打破部门利益藩篱的勇气与魄力,将三医职责整合到市医改领导小组,党委充分授权,由一位市领导主管。同时,成立了市医疗保障基金管理中心,启动了"三保合一"的有力举措。一方面,明确了全市所有医保定点医疗机构的药品均由该中心负责采购与费用结算,医院只管"点菜",不管"买单",彻底切断医院与药品(耗材)供应商之间的资金往来。另一方面,通过该中心实施重点药品监控,规范医疗行为,抑制过度医疗,使医保在"三医联动"中发挥关键的杠杆作用。在此基础上,又打出了"改革医务人员人事薪酬制度、建立现代医院管理体系、优化医疗资源合理配置"等组合拳。最终实现了医保基金扭亏为盈,药品采购趋于合理,过度医疗行为得到有效遏制。

## 二、政府牵头建立三医联动协同工作新机制

目前,社区医疗机构实行基本药物制度,而三级医院不受基本药物目录约束。某三级医院作为核心医院,药品多达1 400余种,而体系内社区医疗机构药品种类仅500余种,由此导致患者下转社区医院后无药可用,治疗延续性无法保障,因此造成很多社区患者到核心医院就诊就为了开社区没有的药[5]。

安徽省2003年建立新农合制度,2008年实现全省覆盖,形成了"省级定政策、市级抓落实、县级管执行、全省六统一"的体制。"三医联动"改革的大部分地区由卫生部门统筹管理,通过组织医政管理、卫生监督和新农合"三力"协同,严格监管;利用全省联网信息系统,加强对定点医疗机构药费、检查化验费、材料费"三费"通报,严密监测;通过省、市、县新农合中心"三级"督查,严厉处罚,达到了基金使用效率最大化和医疗服务质量最优化的目的。

与此同时,全省 26 个县实现了新农合与城镇居民医保的两保合一。完成了 180 余种常见病的病种付费改革,并将住院即时结算报销扩大到了省外,与医疗救助有机衔接[6]。从政策和机制方面保障了"县域医疗共同体"和分级诊疗的顺利实施。

上海市以建立家庭医生签约服务制度为突破口,着力构建科学合理的分级诊疗秩序,是合理配置医疗资源,并提高资源使用效能的有效手段。然而,在实践中基层医疗服务能力不足、上下级医疗机构间药品不匹配,医保政策衔接不够等问题也同时制约着家庭医生制度的实施。为此,上海加强顶层设计,从整体上创新家庭医生签约服务制度。目前,上海启动的"1+1+1"签约模式(患者每年自愿选取社区卫生服务中心、区中心医疗中心和三甲医院各一家),优先满足老年人与慢性病居民的签约需求,签约居民在"1+1+1"组合内可任意就诊,到组合外就诊时,则需经家庭医生(或签约医疗机构)转诊。同时,逐步开展医保支付制度改革试点,形成支持家庭医生制度的基本医疗保险机制,夯实稳定的签约服务关系。患者签约后,可享有预约优先就诊、转诊绿色通道,慢性病长处方以及延续上级医院用药、优先入住老年护理机构等优惠。

综上所述,从福建省三明市、安徽省阜南县及天长市、上海市三地医疗体制改革的经验看,一是医保对医疗、医药资源合理配置与科学使用具有核心杠杆作用;二是政府部门改革的联动保障机制尚需强化。多部门分权分治,是导致我国医改综合性共治目标难以实现、医改推进速度慢、医改成效与群众获得感仍有差距的主要原因。国内的经验显示,大卫生体制具有权责一致、统一高效的优势。

只有形成一个"医药、医保、医疗"统一管理的格局,才能从体制上保障三医联动的可能性,否则,依靠自发的医改行为,很难形成普遍效应。

# 第九节　建立支撑医共体内部业务运转的信息系统

信息化是支撑医院内部运转的工具和手段,当今医院如果没有信息化的支持,无法实现科学化管理与经营,无法满足现代医院管理的需要。建立医共体并实现流畅运转,必须建立一套适合医共体内部运转的信息化系统,或者医疗集团内部信息化系统等。单一的医院内部信息化不同于医共体内部信息化系统。建立这套信息化系统,要考虑一个重要因素,即如果原来各医共体成员都建有各自的信息系统,则需要统筹评估后决定保留还是重建。并且有一点必须明确,建立统一的数据信息管理中心,建立互联互通的网络系统,要实现所有医共体成员的数据信息资源汇聚到数据中心,实现数据信息资源共享。

作为紧密型医共体,为实现统一管理,一方面应建立内部统一的资源管理信息系统,包括 HR 人力资源系统、固定资产管理系统、供应链管理系统、药品供应管理系统、资产管理系统、双向转诊监督管理系统等。另一方面,建立集团内部统一的业务协同系统:①以信息交换与共享的医疗服务平台;②统一的门诊预约就诊系统;③集团区域 LIS;④统一的远程医疗与分级诊疗协同服务平台;⑤区域医疗协同系统,包括区域云 PACS、区域云心电系统、区域云病理系统、区域云 B 超诊断系统;⑥集团区域消毒供应系统等。

上述业务系统的建立,是紧密型医共体建设和运转的基础,是支撑医共体相互协同的保障。

📝 **参考资料：**

［1］国家统计局,国务院第七次全国人口普查领导小组办公室.第七次全国人口普查公报(第三号):地区人口情况［EB/OL］.(2021-05-11)［2022-08-20］.http://www.gov.cn/xinwen/2021-05/11/content_5605779.htm.

［2］王雪云,姚峥嵘,田侃.基于供给侧视角的我国分级诊疗相关问题［J］.中国医院管理,2017,37(3):21-23.

［3］国务院办公厅关于推进分级诊疗制度建设的指导意见(国办发〔2015〕70号)［EB/OL］.(2015-09-08)［2022-09-09］.http://www.gov.cn/zhengce/content/2015-09/11/content_10158.htm.

［4］李克强:不断提高医疗卫生水平,满足人民群众健康需求［EB/OL］.(2015-04-29)［2022-09-10］.http://www.xinhuanet.com//politics/2015-04/29/c_1115136021.htm?from=timeline&isappinstalled=0.

［5］汉业旭,姚峥,赵国光,等.分级诊疗背景下医联体发展的探讨与建议［J］.中国医院,2018,22(1):47-48.

［6］何维."三医联动"下的中国医改:解读"三医联动"的三种模式［EB/OL］.(2016-05-04)［2022-09-11］.http://news.youth.cn/jsxw/201605/t20160504_7948458.htm.

# 第 五 章

# 松散型医联体

过去三十多年,我国远程医疗协作网建设有效地提升了西部地区医疗技术水平,如新疆医科大学第一附属医院与新疆维吾尔自治区人民医院的两个远程医学网络服务中心,在全疆基层医疗机构疑难病例诊治过程中发挥了重要作用。除此之外,贵州省的远程医疗网络,以及中日友好医院建设的国家远程医学中心(其中包括中日友好医院的呼吸专科联盟),都在提升西藏、新疆、内蒙古等边远地区的诊疗技术水平方面发挥了作用。这些松散型医联体建设,是将国家和省级医院的优质医疗资源向其他省份和地区辐射的重要手段。

## 一、松散型医联体的两种主要形式

松散型医联体建设不受地域和行政关系等因素的限制,只要"两相情愿"即可结盟加入。目前,国内组建形式最多的是各种类型的临床专科联盟,如北京市儿童医院儿科联盟、中日友好医院呼吸专科医联体等。除此之外,还有以远程医疗协作网为基础的松散型医联体建设,如中国人民解放军总医院开展的全国远程医疗网络,已加盟医院上千家。除此之外,在其他地域,利用区域 PACS、区域心电诊断系统、区域病理诊断系统等,建立起来的影像联盟、心电联盟、病理联盟等,都属于松散型医联体的形式。

随着人工智能(artificial intelligence,AI)技术的应用,新型的医联体将呈现出更多的形式。

### (一)区域专科联盟概念

区域专科联盟是指分布在不同地区、不同医疗机构的同一医疗专业学科或专科医院,建立的一种医疗松散型合作组织联盟,以医疗技术交流为宗旨,开展以技术指导、教学培训为主要业务类型的一种松散型医疗联合体组织形式。

为发挥国家(省)级医院或医学中心、专科医院等医疗机构优质专科资源优势,组建跨区域的特色专科联盟,以学科建设和业务协作为纽带,带动专业学科共同进步发展,提升其疾病救治与服务能力。组建专科联盟,是国家医改政策的重要举措,也是四种医联体形式中比较常见的一种。

### (二)远程医疗协作网概念

以远程医疗服务网络为纽带,以远程医疗业务技术为协作服务模式形成的远程医疗网络,称为远程医疗协作网。通常是由一家技术实力较强的医院(三级综合型医院或专科医院)牵头,搭建一个远程医疗专用网络和一个远程医疗业务服务平台,不受地域与医院等级限制,签署加盟协议,利用互联网或专线接入远程医疗服务平台,形成一个覆盖面广和跨区域的远程医疗协作网络。其协同业务模式,通常为加盟医院开展以远程病例会诊、远程诊断、远程培训、向上转诊业务为主的医疗业务,是一种典型的 B2B2C(远程医疗业务接受医院 - 申请远程医疗医院 - 患者)业务类型模式。

加盟远程医疗协作网的医院以自愿的方式,不受行政和地域约束,也不改变加盟医院原有的人事、财务、经营管理权,仅在医疗技术与业务层面开展交流帮扶活动。加盟可以是本地区的医院,也可以是跨区域的医院,加盟医院的辐射半径越大,说明远程医疗协作网的影响力越大。

从技术和服务的角度,这种医联体主要是牵头医院利用自己的医疗技术资源优势,为基层医疗机构开展相应的帮扶工作,帮助基层医院缩小在疑难病例诊断和治疗过程中存在的技术差距,同时为基层医疗机构开展专题技术培训等业务。当基层医疗机构因技术条件限制无法实施有效治疗时,可以通过远程医疗协作平台办理转院手续。

从牵头医院的角度分析,一方面医联体建设对促进医联体学科进步发挥了积极作用,增强了牵头医院在区域内的影响力和知名度。另一方面,充分体现了公立医院的社会公益属性,帮助下级医院和基层医疗机构提高医疗技术诊治能力,更广泛地为人民群众服务。同时,对提高牵头医院解决疑难杂症的能力也有较好的促进作用,并对扩大病种来源,培养"忠实客户"也有较好的"笼络"作用。

## 二、区域专科联盟的类型

不同级别医院之间的相同专科或相同专科医院结成的联盟,称为纵向专科医疗联盟。这种联盟又区分为区域内纵向专科医疗联盟、跨区域的纵向专科医疗联盟。本节着重介绍专科联盟划分形式、纵向专科医疗联盟、横向专科医疗联盟。

### (一)专科联盟划分形式

1. 按照地域划分

按照地域划分为区域内和跨区域两种专科联盟类型。区域内一般指在同一个省(自治区、直辖市)或地区内结成的专科联盟,如山西省眼科医院牵头组建的山西省眼科专科联盟。跨区域联盟一般指在覆盖两个以上省(自治区、直辖市)或地区的专科联盟,如北京儿童医院牵头组建的覆盖全国各地的儿科专科联盟。

2. 按照专科类别划分

按照医疗机构专科类别划分,如儿科专科联盟、呼吸专科联盟、肿瘤专科联盟、眼科专科联盟、口腔专科联盟、风湿免疫专科联盟、精神医学专科联盟等。

3. 按照结盟医院级别划分

加盟专科的医院不分区域内和区域外,都是三级医院或二级医院加盟,称为三级医院专科联盟或二级医院专科联盟。

### (二)横向专科医疗联盟

同级别医院之间的相同专科或跨区域相同专科医院结成的联盟,称为横向专科医疗联盟,这种联盟又分为区域内横向专科医疗联盟和跨区域的横向专科医疗联盟。

如结盟的专业学科都来自国家级、省级或地市级医院,分别称为国家级医院专科联盟、省级医院专科联盟或地市级医院专科联盟。2016 年,新疆克拉玛依市中心医院牵头组建的新疆维吾尔自治区地市三级医院影像专科联盟,全疆 40 多家地市三级医院加盟,每月轮流担任主持全疆的影像疑难病例讨论。

跨区域横向专科联盟,是同级别医院之间联合形成的一种技术资源优势,这种联盟从学术角度相互交流和学习,取长补短,促进学科的快速发展,共同承担科研课题和学术研究,共同为下级医院开展技术指导帮助。

这种专科联盟之间的业务,借助于远程医疗与分级诊疗协同服务平台,开展远程医疗业务,不属于分级诊疗业务的范畴,其模式主要如下。

1. 远程疑难病例讨论

同级别医院之间开展疑难病例讨论,每家医院轮流主持疑难病例讨论会,主持医院要准备若干份疑难病例,轮流邀请同级别医院一块儿参与讨论,丰富视野,提高诊断与救治能力。

2. 远程联合会诊

建立定期联合会诊制度,当出现疑难病例时,将疑难病例发到服务平台上,邀请联盟医院一同参与会诊,出具诊断与治疗意见。

3. 远程联合教学查房

建立定期联合教学查房制度,每家医院轮流主持教学查房,主持方邀请同级别医院一同参与教学查房,对低年资医生有很大的促进作用。

4. 学术讲座

建立定期联合学术讲座,邀请同级别医院医务人员参加学习,对年轻医务人员成长有较大的帮助作用。

**(三)纵向专科医疗联盟**

1. 纵向专科联盟结构

前面阐述了跨区域专科联盟的组建形式,从专科联盟成员级别角度分析,跨区域专科联盟大多数以省级三级综合性医院或专科医院牵头,地市级二、三级医院与县级医院按照分级诊疗秩序加盟,形成一种三角形的树状结构,业务开展由上至下覆盖,技术和培训由上而下辐射,见图 5-1。

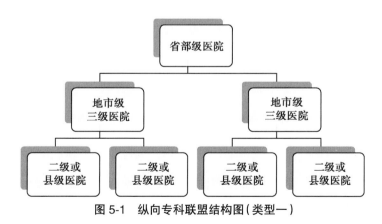

图 5-1 纵向专科联盟结构图(类型一)

上述专科联盟组织结构符合国家分级诊疗政策,省部级医院带动地市级三级医院,地市级三级医院带动二级或县级医院,形成一个阶梯状的联合体系。充分发挥地市级三级医院承上启下的作用。

如果加盟医院不考虑分级诊疗因素,不经过地市级三级医院,直接加盟省部级医院,则形成一个两层状的树状结构,见图5-2。

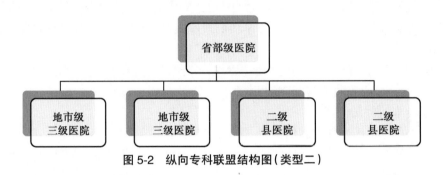

图 5-2　纵向专科联盟结构图(类型二)

按照行政区划和国家管理秩序,一般不建议采取两层树状结构,三层结构比较符合我国的国情。

2. 跨区域纵向专科联盟业务模式

以图5-1纵向专科联盟组织结构图为例,阐述联盟医院之间的业务模式。用以下三种常见的远程医疗业务类型,描述专科联盟之间业务开展模式。

(1)临床专科技术规范化培训

开展远程专科临床技术培训工作,一般为省部级牵头,地市级三级和二级医院开展针对性的专题技术培训或临床教学培训等。地市级医院也可以牵头为二级医院开展专科技术培训。

(2)远程疑难病例会诊

远程疑难病例会诊是二级医院首先向地市级三级医院申请会诊,地市级三级医院如果不能解决二级医院病例会诊,会向省部级医院申请多方会诊,地市级医院观摩疑难病例会诊。

(3)远程疑难病例讨论

远程疑难病例业务,专科联盟成员中任何一家医院都可以发起,并邀请其他医院参与讨论。如果是省部级医院组织发起,其他二、三级联盟医院均可参加,目的是通过讨论相互学习,增加疑难病例处理经验。

(4)双向转诊

双向转诊按照分级诊疗的原则逐级转诊,当地市级三级医院医疗技术能力达不到要求时,可向省部级医院转诊治疗。

## 三、远程医疗协作网类型

远程医疗协作网比较简单,没有进一步的细分。某种意义上讲国内大型三甲医院大都为省部级医院,在国内或省内具有较大的影响力,以它们为核心牵头建立的远程协作网,为基层医疗机构提供疑难病例会诊和远程培训等远程医疗业务服务。

从组建难易程度看,松散型医联体与紧密型医联体相对比较为容易。组建松散型医联体所受约束因素较少,也不受地域、行政隶属关系等因素限制,在国内已经存在二十多年了。

其合作仅限于业务与技术层面,包括技术支持、教育培训、共同开展科研项目等内容,如跨区域的各种专科联盟和跨区域的远程医疗协作网络等。我们从松散型医联体的组织形式、规模、合作目标、合作模式、运行机制等方面入手,探讨松散型医联体的特点。

## 第二节　松散型医联体的组织形式和规模

松散型医联体的组织形式,如国内的各种类型的专科联盟,大多由一家国内知名的三级甲等医院牵头,冠名为某某专科联盟,经当地医疗卫生行政管理机构批准,在当地医学会等社会医疗团体、学会机构注册备案,制订联盟章程和加盟协议书,即可完成组建过程。加盟医疗机构的条件一般是二级以上医院(含二级医院),且加盟医院一般与牵头医院之间发生业务关系,属于两级组织形式,松散型医联体组织形式示意图见图5-3。

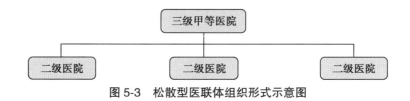

**图 5-3　松散型医联体组织形式示意图**

松散型医联体的规模,一般指医联体内部成员的加盟数量、覆盖的区域大小。其中包括三级医院和二级医院数量,包括覆盖的省份和地区以及加盟者地域分布情况。从服务的人口和面积讲,还包括服务覆盖的区域面积、人口数量等指标。

松散型医联体组建规模取决于牵头三级医院的规模体量以及帮扶能力等因素。如果加盟医院太多,超出三级医院所能承受的服务能力,将失去成立医联体的意义。一般情况下,松散型医联体的规模取决于牵头医院的服务能力和加盟医院业务的帮助诉求等因素。因此,松散型医联体的规模大小,主要由牵头三级医院的技术实力、人员规模、影响力、对外帮扶能力等因素决定。其对下级医院的支持和帮助力度与规模大小成反比。规模越大,成员内部医疗机构所能享受三级医院的帮助力度就越小,反之就越大。

因此,建议松散型医联体的规模不宜过大,量力而行。不要一味地追求加盟医院的数量,要保证医联体运行的质量。如果规模过大,指导业务质量达不到加盟医院的期望,久而久之医联体将名存实亡。

## 第三节　松散型医联体机构之间的关系

加盟松散型医联体的成员,有国家级医院、省级医院、地市级医院和县级医院等,成员之间虽然存在级别之差,但相互之间不存在领导与管理关系,纯粹是一种业务之间的合作与指导关系,是一种专业知识能力建设与帮扶关系。当下级医院遇到无法处理的疾病时,能够给予技术指导与帮助;当下级医院受各种技术条件的限制无法医治患者时,也可以将患者转到上级医院接受治疗。

这种帮扶和指导关系,是目前国内公立医院的社会属性所决定的,是体现公立医院公益性为社会服务的一种表现形式,也是国家所倡导的一种有益社会行为。

松散型医联体完全是在自愿合作的基础之上成立的,大部分是省部级医院牵头,成立各种类型的专科联盟,或者建立远程协作网络,其他三级医院、二级医院等医疗机构纷纷加入专科联盟或远程协作网络。合作模式由省部级医院起草拟定,加盟医院按照事先拟定好的协议加盟。省部级医院利用学科及医疗技术优势,帮助加盟医院开展医疗业务指导和线上培训等。也有部分医院,为了达到上级医院指导帮助的目的,常常通过与牵头医院协商,以有偿服务的模式,达成某种帮扶指导协议。合作模式多种多样,主要取决于合作双方的意愿。

松散型医联体之间的业务协同模式,一般是依据牵头医院的服务能力,对加盟医联体的成员,提供有限的医疗业务与技术帮助及指导,缺少行政约束力,完全是一种自愿行为。

各种类型的松散型医联体应当有其适合的业务合作模式,根据目前国内的实际情况,大多借助于远程医疗平台开展相关的远程医疗协同业务,包括远程病例会诊、远程诊断、远程教育培训、远程疑难病例讨论、远程教学查房、远程重症监护等业务。实质上是上级医院和下级医院之间的一种业务指导协同模式,下级医院之间偶尔也有相互协同业务合作。但是加盟医院不能对松散型医联体的帮扶期望过高,有所依赖和帮助即可。

## 第四节 专科联盟与远程医疗协作网建设

### 一、专科联盟建设方式

组建专科联盟一般分为三种形式,第一种是同级别医院之间横向合作联盟,重点是开展横向之间的交流与合作,相互学习促进共同发展;第二种是以国家级和省级医院或医学中心、国家临床医学研究中心牵头,组建全国或省域范围内纵向特色专科联盟,目的是将优势专科资源向下辐射,带动全国或省域内医疗机构专科技术水平的快速发展;第三种是若干家国家级或省级医院共同发起,形成特色优质专科资源,目的是联合向下辐射更多的医疗机构,形成跨区域的专科联盟。

组建的跨区域松散型专科联盟,其特点如下。

1. 不受地域限制

组建区域专科联盟,不受地域限制。可以是全国范围,也可以是某一省或某一地区,也可以是横跨若干省份,覆盖范围大小以及加盟医院的数量,取决于牵头组建专科联盟医院的服务能力和影响力。

2. 加入专科联盟至少是二级医院

参与专科联盟建设的医疗机构一般为同类专科医院,如二级、三级专科医院。除此之外,非专科医院也可以利用其优势学科组建专科联盟,包括二、三级医院和县级医院等。

3. 专科联盟医院的业务形式以远程协作为主

跨区域松散型医疗联合体,其业务主要借助于远程医疗服务平台开展远程指导与培训业务。由于加入专科联盟的成员众多,作为牵头专科联盟医院的国家或省部级医院的优质资源有限,不可能安排专科技术人员进驻加盟医院长期开展临床技术指导与培训服务,只能借助于互联网与信息化平台的优势,把有限的技术力量覆盖到所有加入专科联盟的医院。

4. 建立区域专科联盟,需要搭建跨区域专科联盟服务平台

专科联盟之间的协同业务,需要借助信息化手段开展业务协同。上文所述的第一种横向合作专科联盟,不属于分级诊疗范畴,但也可以借助于联盟服务平台,实现其横向之间交流的业务功能。

## 二、远程医疗协作网建设方式

这种类型的医联体,已经在国内发展十多年了。国内的省部级医院利用自己的人才资源和专家资源优势,牵头建设覆盖一定区域的远程医疗协作网,利用自身的影响力吸引地市级和县级医院加盟。国家和省以及直辖市利用该网络对中西部地区实施对口支援和帮扶建设,为加盟医院开展远程医疗业务。此类型医联体是借助于远程医疗协同服务平台,签约加盟医院,形成的一个远程医疗协作服务网络。

## 第五节　松散型医联体医疗机构之间的合作关系与协同业务模式

### 一、合作关系

医联体的运行,需要有一个管理运营机构,一般牵头医院成立后,会指定专人负责业务联络和沟通协商等工作。所有加盟医院,在加盟医联体之前,会与牵头医院签署一个协议书,明确合作关系、业务类型以及具体的收费价格。加盟医院按照这个价格接受医疗业务指导与帮扶,如果一方认为不合适,可以终止医联体之间的合作业务。

这种合作是建立在不过度追求商业利益的前提下,开展社会公益和有偿医疗服务的活动,业务收入部分主要用于激励开展远程医疗业务的专家,这也体现了国家公立医院的社会担当和责任。

### 二、协同业务模式

建设松散型医联体是医疗机构之间的一种业务行为,分为国家和地方政策指导型和自愿发起型,是一种纯粹的医疗业务行为,不涉及过多其他因素,相对比较简单,且容易实现。作为松散型医联体,需要借助于"互联网+"医疗技术或远程医疗技术支撑其内部医疗机构之间协同业务的开展,具体实现的方式有很多种,常见的是利用远程医疗协同服务平台支撑其业务开展。松散型医联体内部之间主要协同业务模式类型如下:门诊预约系统、远程病例会诊、远程诊断、远程重症监护、远程应急抢救、远程疑难病例讨论、远程手术示教、远程手术指导、远程教学查房、远程医疗查房、远程教学培训、远程转院、远程门诊预约、远程检查预约、远程治疗预约、远程门诊手术预约等。上述这些医疗业务,大都在国内医疗机构内部不同程度开展着,形式也多种多样,但实质上一种医疗协同帮扶行为,在此不过多赘述。

### 三、建立双向转诊制度

松散型医联体,也必须具备双向转诊的业务属性。为此,在签署松散型医联体合作协议

书中,需要明确牵头医院有义务接受下级医院的转诊申请。同时,下级医院也有义务和责任接受下转的患者。一般情况下,大都是向上转院的较多,下转的较少。上、下级医院建立双向转诊制度是必需的,特别是上级医院需要建立清晰的转诊绿色通道,确保下级医院的患者能够快速入院接受治疗。

# 第 六 章

# 医联体的"变异"与"防患"

## 第一节 谨防医联体建设筑起一道"篱笆围墙"

### 一、"篱笆围墙"不能成为限制自主发展的障碍

医联体建设为实现分级诊疗奠定了组织基础,通过内部医疗资源重组整合,完善了医疗卫生服务体系建设,使基层医疗机构的医疗服务能力可以得到充实和提高,促使各级医疗机构按照国家赋予的社会服务功能有效、协调地开展各项业务工作。我们站在另外一个角度俯视医联体建设,发现它是一把双刃剑,如果没有辩证地对待医联体建设这个新事物,可能产生不利的一面,在原来充满竞争活力的医疗机构之间筑起一道"篱笆围墙"。如对外交流合作及自主发展的权利需要通过医联体批准方可执行,或者按照医联体集团统一安排开展,限制了医联体内部各个成员创新发展的权利。在市场经济高度发展的今天,如果医联体将各种权利限制得过紧,势必影响发展的积极性。建设医联体过程中筑起的这道"篱笆围墙",不能成为一道绝缘孤立的屏障,应当一分为二地灵活对待,采取开放的政策,既要统一医联体的发展步伐,也要发挥各医疗机构的自主性和创新发展的积极性。

### 二、"篱笆围墙"不能成为限制对外交流合作的屏障

医疗机构技术进步与发展,都需要与国、内外的同行开展交流与合作。只有通过交流才能掌握医疗技术发展的趋势和方向,才能明鉴自己的落后与进步,才能帮助制订比较客观的发展目标。医疗机构之间的学术交流与合作,对医院的发展发挥着重要的作用。医联体筑起的一道"篱笆围墙",不能成为对外交流合作的绊脚石,应鼓励各医疗机构做好对外交流与合作工作。

### 三、患者资源高度集中与垄断

医联体的高度发展,使服务区域人口相对固定,会带来患者资源高度集中垄断的后果。医疗是一门实践医学,需要开放的病源和比较复杂的疑难病例为支撑。否则,医疗技术很难取得较大突破,从而延缓发展步伐。这些都是不利因素,应当趋其利、避其害。医联体的发展也需要引入市场竞争机制,应在医联体内部建立有序且充满活力的竞争发展机制,采取独立经营的考核机制,不能限制其发展的权利。同时也需要建立医联体之间的考核竞争机制,

只有市场竞争,市场才充满活力,才能从源头激发发展的动力。

## 第二节 谨防医联体变异发展

医联体快速发展,促进了医疗体制的改革与发展。我们的改革目标是满足广大人民群众日益增长的健康需求,不能偏离了方向,更不能顾此失彼,需要全盘考虑统揽大局,防止极端现象的发生。在形形色色的医联体快速发展的今天,政府监管部门应密切关注医联体的发展趋势和方向,引导其向正确有利的方向发展,同时避免医联体的变异发展。下面列出几个可能出现的偏离方向。

### 一、谨防成为"跑马圈地"的工具

医联体建设中的牵头三级医院必须考虑其本身技术服务能力的大小和服务人口数量的上限,避免一味地扩张医联体规模,以防出现"小马拉大车"的现象,被接纳到医联体内的医疗机构得不到足够技术支持,牵头医院也无法较好地赋能基层医疗机构,只是为了影响力进行"跑马圈地"。容易发生这种情形的往往是一些国内声望较高的医院,没有很好地评估本院师资力量所能承载的负荷量,也未考虑加盟医院的具体诉求,只是一味地扩张。还有一些省级医院为了扩张笼络地市级和县级医院加盟其医联体,导致省级医院之间竞争激烈,人为地划分"地盘"与"领地"。作为主管行政部门,应当从人民群众的利益出发,避免出现这种不合理的竞争现象。

### 二、谨防权力高度集中,限制医院发展

紧密型医联体的发展导致了权力高度集中,可能发生垄断现象,药品市场垄断、医疗器械市场垄断、医用耗材垄断等,这些权力的垄断往往构成腐败高发区。还有就是自主发展权力的垄断,如果不能正确处理权力集中与自主发展权利的关系,将导致医联体成为一潭死水。因此,成立医联体应该把医疗机构自主发展的权利下放,不能集中与垄断。

### 三、谨防利益分配缺少公平机制

医联体包括三级医院、二级医院和一级医院,各级医疗机构在分级诊疗体系中发挥不同的作用。它们之间是一个大的利益共同体,在总体利益上是一致的,但不能因为是利益共同体,在绩效考核分配时采取"大锅饭"的形式。三级医院的技术复杂程度与工作难度要高于二级医院和一级医院,二级医院自然高于一级医院。三级医院接收的疑难病例、危重症患者远高于其他一、二级医院。应当在医疗机构之间和医疗机构内部建立比较公平的绩效考核与利益分配机制,充分考虑技术含量、工作量、劳动强度和风险等级几个重要的关键绩效指标,体现出多劳多得的思路。

## 第三节 克服分级诊疗机制带来的 诊治效率低下问题

分级诊疗制度是合理配置医疗卫生资源、促进基本医疗卫生服务均等化的重要举措。

目前,分级诊疗在全国各地稳步推行,各地因地制宜采取不同的方式进行探索和实践,一些地区在家庭医生签约、医联体建设等方面取得了一些成绩。在实践中,一定要建立医疗机构之间高效率的转诊机制,切实解决人民群众比较关心住院难问题。各级地方政府和卫生行政管理部门,一定要建立有效快速的转诊分级诊疗考核机制,促进分级诊疗转诊工作有序开展。

## 第四节　促进医联体建设与发展的措施

作为分级诊疗制度建设的有力抓手,尤其是以县域医共体建设为代表的紧密型医共体建设,得到了各级政府及医疗卫生领域相关部门的高度重视。各地在探索和尝试建立紧密型医共体的过程中遇到了一些共性的难题。这些难题主要是:①群众到基层医疗机构就诊意愿较低,基层医疗机构技术水平较差,用药范围过窄,医保政策的引导作用不足;②缺乏严格统一的转诊规范,利益共同体难以形成;③医疗机构间分工协作机制不明确,联动机制难以形成,出现了一定的"虹吸"现象;④公共卫生部门以及各地卫生健康委职能被弱化;⑤支撑医共体机制运转的信息化保障手段建设滞后、信息壁垒问题突出等。这些问题都在不同程度上对医共体乃至分级诊疗制度的建设和发展产生了较为严重的影响。为了使医联体建设和发展朝着健康的方向前行,需要在建设初期和建设应用过程中不断地纠正暴露出来的问题,采取必要的措施和政策引导,从以下几个方面给予必要的建议。

### 一、建立一套科学管理组织架构

城市医疗集团和县域医共体大多是紧密型医联体,实行人、财、物统一集中管理。这些医联体都需要制订发展的具体措施和目标方向,为实现这些目标需要在医联体成立之初设计一套科学管理组织架构,对医联体内部的医疗业务、人力资源、运营、财务、物资装备等实行科学化管理。

### 二、建立一套符合现代企业运营管理的体制

有了科学管理组织架构,必然要建立一套符合现代企业运营管理的科学体制,适应当代科学化管理的规范要求。这套体制包括人才引进与竞争机制、技术创新机制、医疗服务模式创新机制、绩效考核奖惩分配机制、医联体内部人才流动机制等。

### 三、建立一套科学的绩效考核奖惩分配制度

人是生产力第一要素,激发人的主观能动性是企业的首要任务,需要建立一套能够充分体现大多数人意愿的科学的绩效考核奖惩分配制度,体现"多劳多得、质量效率优先、公平合理"的原则。

### 四、采取开放交流合作政策促发展

医联体的建设与发展,要采取开放的姿态,广泛与其他医联体和机构进行交流合作。通过交流,才能发现自己的不足和短板、才能开阔视野增长知识、才能明辨是非、才能更好地发展。人才培养也要采取开放的姿态,引进来走出去,给人才创造一个自我发展和实现理想抱

负的空间,促进医联体内部人才合理流动。

## 五、建立"三医"联动改革机制,为紧密型医共体建设保驾护航

建立"医疗、医药、医保"三医联动机制,对医共体建设至关重要。由县级政府牵头组织成立领导小组,研究和制订政策,围绕县域医共体建设和提升人民群众医疗服务水平来制订切实可行的政策。国内很多县域医共体建设都在推广学习的福建"三明医改"模式,其实质是把控制医疗费用不合理增长的责任转移到医务人员身上,变被动为主动。将医疗费用增长与控制医疗费用增长角色互换。这种互换的实质必须有潜在的动力自觉地驱动医务人员认可并能够较好地贯彻执行。要有一套激励措施,调动广大医务人员的积极性,在这方面医保要释放更大的权力来保障这项改革有效落地。

在实际的"三医联动"和探索"总额预算管理,建立结余留用、合理超支分担机制"的过程中,由于医疗费用总额的不确定性与医保可支出的确定性,导致这种"三医联动"改革还不能完全激励医务人员合理地控制不合理费用增长。医疗费用预算总额有可能远低于实际发生的费用(假设服务项目、服务数量、服务价格、服务的提供方式都比较合理),从而给这种付费方式的激励强度和效果带来不确定性。

为了不断探索有效的改革与发展保障手段及措施,需要建立"三医联动"之外的补充激励机制和补偿政策,为紧密型医共体建设与分级诊疗制度落地运行保驾护航。

## 六、加强信息化建设,确保医联体有效高质量运转

信息化建设是实现县域医共体内互联互通的基础和信息链接的纽带。实践表明,依托于现代信息技术的信息系统、影像中心、检验中心、心电中心、病理中心以及消毒供应中心等信息平台,能够推进优质医疗卫生资源共享,医共体内部信息互通,医学检查结果互认。信息化作为医疗服务体系建设的"强劲引擎",利用信息化技术手段促进医保机构、医共体和政府部门之间的信息共享,提高医联体建设与运行的监督管理手段,利用科学手段确保其科学高效运转。同时要看到医共体内部信息化基础建设相对滞后,区域内各单位间的信息化水平差别较大,医共体内的数据难以整合和共享等突出问题,要积极利用信息化手段化解这种矛盾和短板。充分发挥信息技术在医疗卫生行业的创新服务作用,大胆尝试"互联网＋医疗健康"服务模式,将围墙内的服务延伸到家庭,利用移动互联网服务的便捷性提升服务效率和质量。

# 第 七 章

# 医联体信息化系统建设

## 第一节  医联体信息化是实现分级诊疗的手段

信息化已渗透到社会的各行各业,医疗卫生行业也是如此。在当今社会,没有医疗卫生信息化,就不可能有今天的各项医疗体制改革,信息化是实现医疗卫生体制改革的重要手段,起到支柱作用。现阶段我国实行分级诊疗制度,推行县域医共体、城市医疗集团和专科联盟建设,都需要信息化作为支撑,否则,实行分级诊疗就是一句空话。

云计算、大数据、人工智能、物联网、区块链等技术,在医疗卫生领域都有广泛的应用。医联体由各层级的医疗卫生机构组成,松散型医联体的各级医疗机构内部的信息化系统与原来相比没有太大的变化,只是增加一些相互协同业务的信息系统,实现相互之间协同医疗业务。组成紧密型医联体的各级医疗机构与组成之前的信息化业务模式发生了根本性的变化,紧密型医联体实现的是人、财、物和业务一体化管理,除满足医疗机构内部业务管理信息化之外,还要兼顾医疗机构之间的相互协同业务以及数据信息资源统一管理和共享,强调的是医疗机构之间信息的交互与共享。基于区块链的可追溯诚信信息交易、医院系统之间的数据信息网络安全传输技术应用、物联网可穿戴设备的生命体征等实时监护、医疗机构医务人员视频交流应用、云模式的教学直播互动、人工智能诊断与辅助决策、互联网线上的协同与智能分析等所有当今的前瞻性技术,将在医联体内部信息化建设与应用中发挥重要的作用,促进信息化业务模式的变革与发展。

## 第二节  信息化建设促进医联体各项业务顺利开展

紧密型医联体和松散型医联体内部之间的业务类型还是有较大的区别,但其医疗卫生机构之间相互开展的医疗协同业务基本是相同的,利用信息化技术和平台,促进医联体各项业务的正常运转和运营管理能力提升。紧密型医联体和松散型医联体主要协同业务类型分为以下六大类。

1. 远程医疗协同业务  远程会诊、远程诊断、远程疑难病历讨论、远程重症监护、远程手术指导、远程应急抢救、远程视频会议等服务业务。

2. 分级诊疗业务  上下级医院之间转院、门诊预约转诊、检查预约、治疗预约、门诊手术预约、床位预约等协同服务业务。

3. 互联网医疗业务　在医联体内部实现线上专科门诊、专家门诊业务,也可以线上预约专业护理服务,实现上级医院检查、检验、治疗等线上预约、缴费以及药品处方流转配送等业务。

4. 医疗健康管理与服务业务　在医联体内部,二、三级医院与基层医疗卫生机构协同开展健康管理、居家养老等服务。

5. 区域医疗协同业务　上级医院托管或半托管下级医院影像诊断、心电诊断、各种临床检验、病理诊断等业务。包括区域 PACS 分级诊断与报告审核功能、区域心电分级诊断与报告审核功能、区域病理分级诊断与报告审核功能,区域 LIS 检验业务协同与质量控制等。

6. 远程教育培训业务　在医联体内部开展实践技能的培训,如远程教学查房、远程手术示教、远程医疗教育培训、学术会议等。

对于紧密型县域医共体,除医疗业务协同之外,还需管理类业务的协同以及基于人、财、物的统一管理。如药品采购与物流供应、统一医用物品消毒供应、设备资产管理、统一的人力资源管理、统一财务管理、统一的医疗质量管理、医用物资采购与物流供应等信息化系统。

为实现医联体内部医疗机构之间业务的协同工作,首先要搭建医联体内部的数据信息交换平台,在此基础上建设有多种业务协同服务功能的软件信息化系统平台,满足医联体内部有效协同工作的需要。医联体内部上级医院对下级医院开展技术业务指导服务,帮助下级医院提升医疗技术服务能力,如远程医疗业务、区域医疗(区域影像、区域心电、区域病理、区域检验)业务、互联网医院业务、双向转诊业务、健康管理、远程教育培训等。

## 第三节　医联体信息化发展方向和趋势

松散型医联体业务类型主要集中在医疗业务与技术之间的交流合作,比较简单容易实现。支撑它们运行的信息系统主要是相对独立的远程医疗系统、分级诊疗系统、区域云影像系统、区域云病理系统、区域云心电系统、区域云 LIS、远程继续教育系统、业务监管系统等。部分专科联盟等松散型医联体也融入了互联网医院门诊预约、远程专家门诊、慢性病健康管理等业务。

紧密型医联体的业务类型不单纯是医疗业务与技术之间的协同与交流,它是一种社会分工集团化组织形式下的运营管理模式,除保留原有组织形态下的业务功能外,还需要在医联体内部统一组织管理下再分工与协作,实行高度集约化的分工组织管理方式。原来单一个体组织形式的医疗机构工作模式被打破,实行纵向联合形成一个崭新不同级别的统一服务组织集合体,无论是组织管理架构还是形态都发生了根本性的变化,这就需要一种新的信息化服务形式来满足紧密型医联体建设与运转的需要,原来单体医院信息化模式必然要向多级集团化方向发展,才能适应未来发展的需要。

就目前两种主流的县域医共体和城市医疗集团来讲,支撑它们的运行需要有统一的各类信息化系统,如远程医疗系统、分级诊疗系统、区域云影像系统、区域云病理系统、区域云心电系统、区域云 LIS、远程继续教育系统、业务监管系统、运营管理系统、人力资源管理系统、财务管理系统、物资采购与物流供应系统、药品采购与物流供应系统、消毒供应物流系统、院前应急抢救系统、互联网医院、医疗健康管理与服务系统、健康养老服务系统等。目前,国内没有紧密型医联体建设的统一标准规范,各省市具体建设要求也各不相同,因此需要根据各地的特点,建设符合业务与管理需求的信息系统。

从四个医联体建设模式看,过去单一管理和运行机制下的单体医院模式,正逐步向多级集团化方向发展。医疗机构之间必须走联合发展或者集团化的模式,才能适应当前这种医疗机构运行体制改革。

## 第四节　医联体信息化改扩建建设策略

在医共体建设的过程中,将遇到形形色色的问题。有一个比较现实的问题,就是医共体建设所涉及的医疗机构,在成立医共体之前,信息化方面都存在不同程度的建设与应用,经济发达地区的建设与应用更好些,经济欠发达地区的建设与应用相对弱一些。过去三十多年的医疗信息化建设与应用大多是围绕单体医疗机构内部展开的。医共体建设是医疗机构之间打破现有的组织体系框架,重新组合成一种紧密型类似于集团式的管理架构模式,是医疗机构之间的一种新型合作组织形式,原来服务于单体医疗机构的信息化系统已无法适应这种新型医共体组织模式。

目前,在医共体建设过程中正面临着一个非常现实的选择问题,是在原来信息化建设基础上,开发一种新型的医共体信息化服务平台,打通各医疗机构之间信息互联互通与路径,实现信息在医疗机构之间的交互与共享;还是采取另外一种方式,将原来的信息化系统推倒,重新开发出满足新型组织架构的信息化应用需要的信息化系统。

依据我们的经验,对于紧密型医共体而言,如果原有的各医疗机构信息化建设与应用比较成熟,我们建议在原来信息化建设的基础上实施改造式的开发应用,不管如何改造开发,都应尽可能保留原有信息化建设投资,且必须开发建设原来没有而且是医共体需要的信息系统,以满足多个医疗机构之间信息共享的需要。如果各医疗机构原有的信息化建设比较落后,且没有相对比较成熟的应用系统,建议按照区域信息化开发模式规划医共体内部之间的信息化建设方案。

对于松散型的医联体,鉴于仅是机构之间业务层面的合作,在保留各自原有的信息化建设的基础上,建设一套能够满足医疗机构之间相互业务合作的医联体综合服务平台即可,实现转诊、转院、远程会诊、培训等远程医疗业务。

## 第五节　以互联互通和数据共享为核心的医联体信息化建设策略

建设紧密型医联体如县域医共体和城市医疗集团,都需要一个数据共享、信息资源统一管理、各机构之间互联互通的统一化信息系统。借鉴“十二五”期间原卫生部规划的区域医疗卫生信息化平台建设经验,在紧密型医共体内部建设统一的区域医疗卫生信息化平台,以统一的区域电子病历数据库、区域健康档案数据库、区域人口数据库三个数据库为核心,实现紧密型医共体内部各医疗卫生机构数据共享和互联互通。下面分别以县域医共体和城市医疗集团建设为例详细阐述。

## 一、县域医共体信息化建设规划设计

县域医共体可以借鉴区域医疗卫生信息化平台建设思路,原卫生部规划的医疗卫生信息化平台也是按照国家、省、市、县四级架构规划设计的,以县为单位建设全县统一的医疗卫生信息化平台,实现上述三大数据库建设,实现该平台与县域医共体内各级医疗卫生机构互联互通,实现以三大数据库为核心的数据交换与共享。这种建设策略的优点是:一方面,保持了与国家医疗卫生信息平台规划的一致性,沿用规范成熟的数据标准体系;另一方面,同时确立了紧密型医共体内部各个医疗卫生机构的数据交互与共享。

### (一)实现统一规范化的业务管理

县域医共体是一个覆盖全县统一的组织,包括各个县医院、乡镇卫生院和村卫生室,他们是在统一领导下的组织。从医疗业务统一管理的维度讲,对于县域医共体来说,建立统一管理机制是首要任务。原来满足医疗机构独立运行机制的各种业务管理系统无法满足集团化的管理要求,要推倒重来统一建设。这就需要有统一的医疗护理业务管理系统、人力资源管理系统、统一的财务管理系统、统一的设备器械管理系统、统一的药品物流供应系统、统一的120急救指挥调度系统、统一的消毒供应配送等管理系统。同时,也需要有统一的云HIS、云EMR系统等,实现对全县乡镇卫生院和村卫生室的覆盖,实现医疗业务统一管理与维护。除此之外,也需要有统一的慢病管理、妇幼保健管理、儿童保健管理等公共卫生应用软件系统。

站在经济的角度分析,医疗机构中原有支撑医疗业务运转的信息系统也可以采取保留或者改造的方式以适应集团化协同管理的需要。如果原来的医疗业务信息系统,无法从技术架构角度进行改造,或者改造成本太大,建议统一重新开发基于区域医疗一体化的信息系统的模式建设,充分利用云计算技术实现医联体内部之间业务的高效运转,满足医共体各级医疗机构内部业务运转的需要,同时满足医共体各级医疗机构之间业务协同以及数据信息交互共享的需要。建设统一的云PACS、云LIS、云心电、云病理系统、互联网医院等,满足各级医疗机构内部业务需要。

### (二)医疗业务协同

对于县域医共体内部协同业务维度分析,医疗业务协同部分相对比较独立,支撑医疗业务协同的信息系统有远程会诊、分级诊疗、远程继续教育、区域影像系统、区域心电系统、区域临床检验系统、区域病理系统。

## 二、区域城市医疗集团信息化建设规划设计

我国很多央企和国企的财务、资产、人力资源、业务板块等采取集团化管理模式,其中,信息化是支撑集团化管理的重要手段。央企和国企的各分公司及其下属企业,原则上采用相对统一的信息垂直化系统进行管理,这种信息化系统也必须符合集团化模式。区域城市医疗集团内部的医疗机构,原则上都在同一城市,很少出现跨区域的现象,建设方法也可以借鉴大型央企和国企的管理信息化系统建设方法。

城市医疗集团建设与县域医共体有相似之处,也有不同点。县域医共体建设是对全县统一建设和覆盖,在一个城市内部有可能建立多家城市医疗集团,城市人口规模越大城市医疗集团数量越多。按照辖区制分片建设,并非一个城市只有一家城市医疗集团,因此建设方

式上与县域医共体有所不同。

### （一）利用城市已有医疗卫生信息化平台实现数据的交互与共享

每个城市内部大多数都建设了统一的区域医疗卫生信息化平台,为了实现区域城市集团内部机构之间数据的交互与共享,按照要求接入到城市统一的医疗卫生信息化平台上,不需要单独建设利用该平台。如果城市没有区域医疗卫生信息化平台,可借鉴该平台方法,建设区域城市医疗集团数据交互共享平台,实现健康档案、电子病历等数据共享。

### （二）建设与县域医共体统一的管理信息系统

为了实现区域城市医疗集团内部统一的管理需要,参照县域医共体建设思路,建设统一的医疗护理业务管理系统人力资源管理系统、统一的财务管理系统、统一的设备器械管理系统、统一的药品物流供应系统、统一的120急救指挥调度系统、统一的消毒供应配送等管理系统。建设统一的云 HIS、云 EMR 等系统,实现对集团内部基层医疗卫生机构覆盖,实现医疗业务统一管理。建设统一的慢病管理、妇幼保健管理、儿童保健管理等公共卫生应用软件系统,实现公共卫生业务统一管理。

## 第六节　支撑医联体建设与运行的信息系统

支撑松散型医联体建设与运行的业务信息系统,常见的有远程医疗系统、分级诊疗系统、区域医疗系统（区域 PACS、区域 LIS、区域病理、区域心电等）、互联网医院、远程继续教育系统、医疗健康管理系统、养老管理系统、基于物联网健康实时监测系统、医疗卫生监管系统等。

支撑紧密型医联体信息化系统,除具备松散型医疗协同业务外,还需要建设与运行管理的信息系统有统一的人力资源管理系统、财务管理系统、"互联网＋医药供应物流信息系统""互联网＋物资供应物流信息系统""互联网＋医疗设备器械管理信息系统""互联网＋消毒供应信息系统"、120急救指挥调度管理系统等。本书重点介绍远程医疗、分级诊疗、区域医疗、互联网医院、医疗健康管理、心理健康管理、养老管理系统等;除此之外,重点介绍部分用于紧密型医联体建设的统一的人、财、物等信息管理系统。

# 第 八 章

# 打造以临床应用为核心的远程医疗系统

## 第一节 远程医疗市场调查分析

截至目前,远程医疗已经走过了30多年的发展历程,市场需要什么样的远程医疗系统?为了能够比较全面了解各级医疗机构远程医疗业务开展情况,2021年6月,中国医学装备协会远程医疗与信息技术分会,针对国内各级医疗卫生机构,组织业内专家学者开展了一次全国性的问卷抽样调查。此次调查目的是全面了解远程医疗在用户需求、应用、政策支持、系统平台建设的状况及最新发展,在总结分析基础上提出专家共识,使学会对当前我国远程医疗事业的现状有一个清醒的认识。现将调查结果介绍如下。

### 一、调查对象基本情况分析

参与调查的医院、企事业单位以及科研院所等分布情况 64.48% 为公立医院;13.10% 为民营医院;16.55% 为其他类别机构;3.79% 为医疗企业;2.08% 为科研院所/卫生健康委主管的机构。

### 二、调查对象国内分布情况

调查范围覆盖国内 29 个省(自治区、直辖市),其中按医院所在省区市分布情况,排名前三的地区分别是辽宁省、北京市、山东省。具体分布情况见图 8-1。

### 三、医院已经开展远程医疗等领域的服务情况

从抽样调查结果来看,被调查的医疗机构中超过 65.86% 的医疗机构,已经建设和应用了远程医疗系统,并与省内和国内其他医院开展了远程医疗业务工作。34.14% 的医疗机构尚未建设和应用远程医疗系统。

### 四、医院对远程医疗业务的需求程度

从抽样调查结果来看,44.48% 的医疗机构对开展远程医疗业务有强烈需求,40.69% 的医疗机构对远程医疗需求程度一般,其余 14.83% 为可有可无或没有需求。如图 8-2 所示。

从上述调查结果可以看出,医疗机构对远程医疗的需求程度是有差异的。建议卫生行政机构应针对不同需求程度提供对应的政策支持。

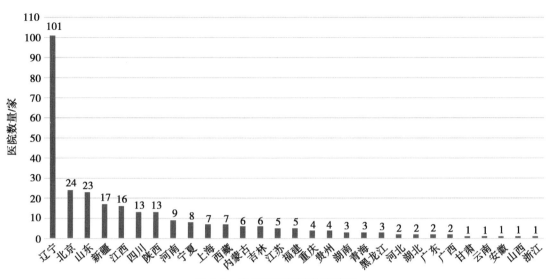

图 8-1　抽样调查医院分布情况

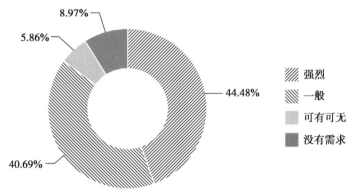

图 8-2　医疗机构对远程医疗业务需求程度分布

### 五、医院远程医疗开展的业务内容关注重视程度排序

从抽样调查结果来看,各级医疗机构对远程医疗业务需求与关注程度,详见图 8-3。

### 六、医院建设"远程医疗业务"的关键驱动因素分析

从抽样调查结果来看,关键驱动因素占比最高的是"政策驱动",其次是"医疗机构定位与发展需要",再次是患者需求驱动、疫情驱动等。"其他因素"主要包括医生对外交流和避免医疗纠纷两种因素,见图 8-4。

从关键驱动因素分析看,还有相当一部分医院没有把"远程医疗"作为医院发展的需要。从国家近年来所提倡的医联体建设等分级诊疗政策,未来的"远程医疗"一定是医院需具备的基本常态化业务。

### 七、医院远程医疗业务中的绩效评价指标情况

从抽样调查结果来看,医疗机构对远程医疗绩效评价指标中,选择最多的绩效评价指标

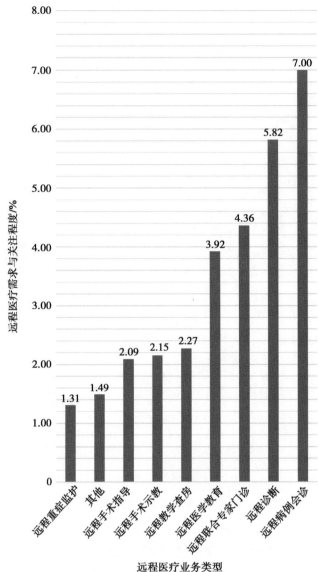

图 8-3　远程医疗业务需求与关注程度排序

是"远程医疗效果"占比为 82.41%,其余依次是"患者体验""远程医疗效率""信息系统支撑良好性""远程医疗费用管理""远程医疗响应效率""医师服务态度"占比。通过抽样调查分析,说明各级医疗机构对上述指标的前六项比较重视,见图 8-5。

## 八、远程医疗在技术支持与保障方面需要解决的主要问题

从抽样调查结果来看,远程业务的开展在技术支持与保障方面,排在第一位最需要解决的主要问题是"远程医疗系统与医院系统的对接",确保患者的病史资料能够实现自动上传,关注度占比 86.55%,其余依次为"电子病历对接"占比 74.14%,遵守国家远程医疗技术规范的占比 73.79%,"技术人员现场保障"仅为 6.55%,见图 8-6。

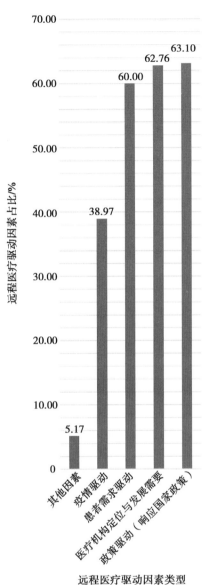

图 8-4 远程医疗业务建设驱动因素结果

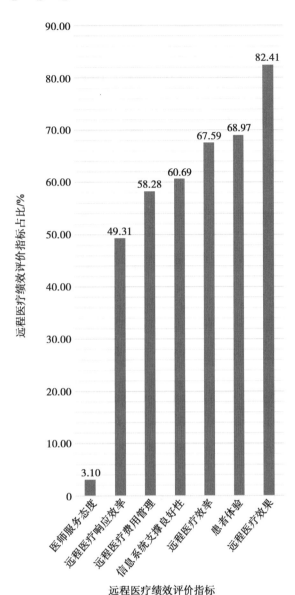

图 8-5 远程医疗业务绩效评价指标

## 九、远程医疗纳入医保调查

从抽样调查结果来看,有 78.97% 的医疗机构尚未将远程医疗业务纳入医保报销范畴中,医保不予支付,仅有 21.03% 的被调查医院将远程医疗业务纳入医保报销范畴。

## 十、影响患者选择远程医疗的重要因素

从抽样调查结果来看,有 62.07% 的被调查患者在选择远程医疗时受医疗机构的"医师推广"影响,有 61.72% 的被调查患者认为"医保不能报销"影响了选择,有 58.62% 的被调查患者认为"远程医疗价格"太高影响了选择,有 57.24% 的被调查患者认为"远程医疗信任问题"影响了选择。有 6.21% 的被调查患者,认为服务质量影响了选择。如图 8-7 所示,可以

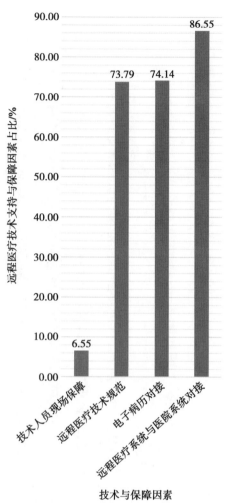

图 8-6　远程医疗技术保障与支撑情况

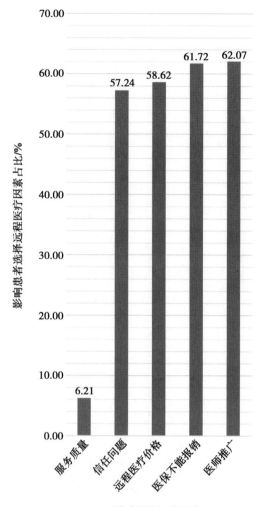

图 8-7　影响患者选择远程医疗因素分析

看出影响患者选择远程医疗的四个重要因素。

从以上几个角度的调查分析结果,不难看出远程医疗的市场推广与宣传工作任重而道远。从国家目前推行的分级诊疗政策看,远程医疗业务是各级医疗机构之间开展技术交流与沟通必不可少的工具。对临床工作者而言,远程医疗是他们对外交流与沟通的一个重要工具,也是提升他们技能和开阔视野的一个重要窗口。从这个角度而言,远程医疗的发展趋势是去中心化,在每个临床医生的桌面电脑工作站上安装一套便捷的远程医疗系统,想预约哪个医院的科室医生进行交流就可以随时随地开展,打开电脑开启系统就可以面对面地沟通交流,而不再需要去会诊中心开展远程医疗业务。

通过上述调查与分析,未来一个时期内市场所需要的远程系统具有以下几个特点。

1. 去中心化　让远程医疗走进医生办公室,与临床信息系统融为一体。

2. 操作便捷化　临床医生预约远程医疗与开展远程会诊操作便捷化。

3. 业务功能多样化　远程医疗业务功能多样化,满足不同层级医疗机构的需要。

4. 视频应用两极化　开展常规远程医疗业务普通云视频即可满足要求,对于开展远程影像诊断业务和手术示教与指导等业务,需要利用高质量的硬视频系统技术保障。

5. 病史数据自动化获取 开展远程医疗业务实现患者病史资料自动化收集与共享。

6. 数据信息隐私与安全 确保涉及患者隐私数据信息以及患者病史数据信息的安全。

## 第二节 云视频和硬件视频会议系统在远程医疗系统的作用

远程医疗系统平台由两大系统部分,一是数据信息平台,实现医疗机构之间患者电子病历以及预约等数据信息交互与共享;二是视频系统,提供远程医疗服务双方多画面的视频服务,利用视频辅流方式把患者的电子病历等监护数据信息实时同步给远程参与方,有助于实时了解患者病史情况等。

远程医疗中有两种常用的视频系统,一是高品质的硬件视频会议系统,二是软件视频会议系统(通常为云视频),根据质量要求分别应用在不同的场景中。硬件视频会议系统一般由视频会议服务器多点控制单元(multipoint control unit,MCU)、流媒体服务器、网络录播服务器、公私网穿越设备、视讯管理平台等硬件设备系统组成。要求硬件视频系统符合国际标准和具备良好的兼容性,遵循国际通信标准和 H.323、会话起始协议(session initition protocol,SIP),满足与不同厂家、不同网络的设备之间的互联互通。通过视频业务管理平台,实现统一、集中的设备管理和业务调度,并提供第三方应用程序接口(application program interface,API),实现了与远程医疗服务层的对接,从而实现远程医疗各项业务开展。

### 一、硬件视频会议系统

硬件视频会议,主要是指基于嵌入式架构的视频会议通信方式,主要采取 H.320 和 H.323 协议标准,通过数字信号处理器(digital signal processor,DSP)+嵌入式软件等实现视音频处理、网络通信和各项会议功能,并且依托专用的硬件设备终端来实现远程视频会议的一种形式。

硬件视频会议主要包括嵌入式 MCU、会议室终端、桌面终端等设备。其中 MCU 部署在网络中心,负责码流的处理和转发;会议室终端部署在会议室,与摄像头、话筒、电视机、投影幕布等外围设备互联。硬件视频会议系统视频流媒体图像一般满足标清 720P、高清 1 080P、超高清 4×1 080P。硬视频会议系统要求网络传输低、延迟高、带宽满足实时通信的需要。硬视频系统主要用于带辅流的影像高保真诊断、手术示教和多学科疑难病例讨论等场景,如果视频的分辨率等技术参数无法满足医学影像和手术级别要求,将对远程医疗效果产生一定的影响。

### 二、云视频会议系统

云视频会议,是以云计算为核心,服务提供商建设云计算中心,企业无须购买 MCU,无须大规模改造网络,无须配备专业 IT 人员,通过租用服务的形式,即可实现在会议室、个人电脑、移动状态下进行多方视频沟通。

云视频会议系统支持多服务器动态集群部署,并提供多台高性能服务器,大大提升了视频会议的稳定性、安全性、可用性。视频会议因能大幅提高沟通效率,持续降低沟通成本,带来内部管理水平升级,从而获得众多用户欢迎,在医疗卫生领域,广泛应用在医生与医生、医生与患者之间"面对面"交流沟通层面。

云视频会议产品基于互联网运行,所以产品形态更加多样化,应用场景更为复杂,从视频应用场景可以分为以下几类。

1. 会议室硬件视频会议终端　集成一体式硬件视频会议终端,部署在企业会议室,只需要连接上互联网,就能召开视频会议,相对于传统专网视频会议,部署更为简单,而且成本更低,相较于软件视频会议,由于集成化设计,系统更稳定,专业性更强。

2. 视频会议软件　安装在台式机或者笔记本电脑上,适合出差在外或者个人办公使用,具备视频会议和办公协同功能,与云视频会议其他终端形成有效配合。

3. 移动视频会议终端　随着移动互联网,智能手机,平板电脑的普及,会议终端更加多样化,云视频会议模式支持安卓智能手机,平板电脑视频会议接入,让会议无处不在。

## 第三节　打造视数一体化的远程医疗系统

开展远程医疗业务,按照常规要求,须具备数据业务平台,实现患者病史资料的上传与共享。缺少完整病史资料的远程会诊业务,是不符合规范和要求的,存在潜在的医疗隐患。如果服务方对要会诊患者的病史资料和病情缺少足够的了解,单凭简单的病情介绍就提供诊断和治疗意见,显然是草率且不负责任的。因此,在开展远程医疗业务之前,必须把患者的病史资料上传到系统平台,供远程专家浏览。

完整的远程医疗系统应当包括数据和视频两个子系统,并且要求两个子系统做融合设计,将视频和数据融合在一起,使用起来方便快捷,有利于业务的开展和使用。仅有视频会议系统的还不能称为远程医疗系统,单有传输患者病史数据的系统,也不能叫作远程医疗系统。

在远程医疗系统实际应用的过程中,需要服务双方操作简便,把视频会议功能嵌入远程医疗数据系统中,在需要视频交流时一键启动实时视频会诊业务,当多方需要视频时,启动多个视频场景选择和视频会议图像排列组合,或者利用会议系统模板快速组会。要求视频会议系统与远程医疗数据信息系统合二为一,实现一体化管理与应用。避免视频会议系统与远程医疗数据相互独立的状态。

## 第四节　远程医疗系统成为临床医生对外交流的便捷工具

门诊医生主要开展远程专家门诊业务,临床医生开展远程病例会诊、远程手术示教业务、远程重症监护业务、远程教学查房业务。为了给广大临床医生提供一种便利的开展远程业务的工具,需要将远程医疗系统业务延伸到临床科室,让临床医生不出科室就可以开展远程医疗业务。

为了进一步方便临床医生开展业务,将远程医疗系统嵌入医生工作站中,临床医生利用一台电脑就可以开展远程医疗业务申请和受理其他医疗机构发出的远程医疗业务申请,能够方便快捷地浏览其他机构发送的患者病史资料,也可以利用临床工作站系统"一键申请"

业务,实现自动上传患者病史资料功能。如果临床医生工作站系统可直接访问互联网,点击"视频通话"就可以便捷地与其他医疗机构医师视频通话交流沟通。

过去的 20 多年,大多数医院的远程医疗工作都是围绕远程医疗中心进行,医生与患者都要在约定好的时间到各自医院的远程医疗中心开展远程业务。随着远程医疗业务的普及,远程医疗去中心化的发展趋势,远程医疗将逐步走进临床科室,医生将在自己的科室和 PC 端上完成远程医疗业务。同时,利用 5G 技术移动终端设备开展远程医疗业务,可不受空间和时间的限制,极大地方便了医生的工作。远程医疗系统成为临床医生对外交流的一个重要工具,为医疗卫生机构打开了一扇对外交流合作的窗口。

## 第五节　远程医疗系统业务功能

远程医疗系统平台是医疗机构之间开展远程医疗业务服务的桥梁,规划设计远程医疗系统平台业务功能,应满足远程协作常见的业务要求,如远程专家门诊、远程病例会诊、远程诊断(影像、心电、病理等)、远程手术示教、远程疑难病例讨论、远程重症监护、远程教学查房、远程教育培训业务等。会诊方式支持离线式会诊和交互式会诊,离线式会诊主要特指影像诊断、病理诊断、心电诊断、超声诊断。

### 一、远程专家门诊

远程专家门诊系统是患者在下级医院预约上级医院专家门诊和远程问诊的一种业务活动。提供远程预约和在下级医院医生参与下的一种远程视频诊疗服务。提供远程专家门诊的医院或科室,需要将出诊医生的排班表在平台上公布,供其他医院的就诊患者提前预约。同时支持触摸屏、手机和 PC 网站预约专家门诊业务功能。

开展远程专家门诊需要在预约方所在的医院配备必要的远程检查设备,并将其与远程移动专家门诊设备连接,如远程皮肤镜、远程口腔镜、远程耳道内窥镜、电子温度计、电子血压计、电子心率测量仪、电子血氧饱和度测量仪等远程测量检查设备,实时采集患者的相关图像、数据信息,利用远程移动专家门诊设备上传至远程协同服务平台,实时传送到远程专家桌面,通过望、闻、问等交流,达到远程诊疗目的。远程专家出具诊断治疗检查报告,是一种典型的 B2B2C(B 代表医疗机构,C 代表患者,是指两个医疗机构联合为患者提供服务)业务模式。

实时专家门诊业务对通信链路、视频传输质量、影像片传输质量与再现都有较高的要求,包括:①保证视频图像清晰,影像还原再现不失真,确保原来的色彩和灰阶度等一系列要求;②皮肤观测要符合医疗级的要求;③远程移动专家门诊设备具有多路视频和数据采集数据接口,确保外接医疗检查设备图像和数据信息采集和传输。

### 二、远程病例会诊

远程病例会诊,也称为在线交互式会诊。一般是指申请方提前将患者的病史资料(包括各种检查检验电子报告、影像资料、患者住院病史资料等),以电子文本的形式采用自动(接口模式)或手工模式(收集患者病史资料)按照特定的格式上传到远程医疗平台。目前比较科学的做法是远程医疗协同服务平台与申请医院的信息系统做融合互联互通设计,由申请会诊的医生直接发起,自动上传患者住院期间所有的电子病历或门诊近一段时间的病历资料,以结构化电子病历的形式上传至远程医疗协同服务平台。

根据申请与受邀双方约定的会诊时间,会诊专家提前通过计算机(或手机、平板电脑等设备)登录平台,远程浏览患者的病史资料,通过视频系统双方面对面地开展远程咨询,专家根据病史资料和询问情况,为患者提供诊断或治疗的书面意见。

申请这种病例会诊,一般是申请方医院对患者的病因无法明确诊断、治疗效果不好或者遇到了并发症和综合征不清楚无法采取下一步医疗行为等原因。在开展病例会诊前,双方医务人员应先进行交流沟通。病例会诊开始后,受邀方专家与患者及家属进行交流来询问病情和病因等,解答患者或家属的各种疑问。

这种业务类型一般称为交互式会诊业务,是一种典型的B2B2C业务模式,基本要求同上。

### 三、远程诊断

远程诊断包括远程PACS诊断(包括DR:Digit Radiography数字射线、CR:Computed Radiography计算机X射线、CT:Computed Tomography计算机断层扫描、MR:Nuclear Magnetic Resonance Imaging核磁共振等)、电子病理切片诊断、心电诊断(包括常规心电、24小时动态心电、动态心压、电生理等)。申请方将原始采集DICOM(医学数字成像和通信digital imaging and communication in medicine,DICOM)格式的图像、电子病理切片图像及患者的病史资料通过诊断系统上传至远程医疗平台。受邀方接受申请,开展远程影像诊断并出具诊断报告。该过程一般采取离线方式完成,特殊情况可申请实时讨论诊断。

远程诊断除上述三种常见的诊断业务形式外,还有一种线上实时超声诊断。开展这种业务,除将患者在申请方超声诊断仪上的实时超声多普勒图像通过实时采集设备同步到远程专家桌面显示器外,还需要将医生具体操作超声诊断仪探头的过程实时同步到远程医疗平台上,专家可以登录远程医疗平台实时在线观看指导操作。

基本要求:①受邀方的终端具有图像浏览、增强与分析功能,能够对原始图像进行浏览、对比度增强、边缘增强、病理特征提取、病理特征量化分析;②能够进行计算机辅助诊断、基于图像特征的图像检索等;③对于远程超声实时诊断的要求是受邀方观看的远程超声多普勒图像所用的显示器必须满足专业级要求。

远程诊断分为离线诊断和实时线上诊断两种业务类型。远程诊断一般是申请方医生遇到了疑难病例无法明确诊断,需要上级医院的医生给予协助。未来的发展趋势是利用人工智能,先对原始影像进行逐个筛查,将没问题的影像筛查出,有问题的影像结合人工智能诊断进一步核对作出最终诊断,节约医生大量的时间。

### 四、远程多学科会诊

远程多学科会诊,一般分为主持方和参与方,主持方需要事先约定好。申请方提前将患者的病史资料(包括各种检查检验的电子报告、影像资料、患者住院病史资料等),以电子文本的形式自动(接口模式)或手工模式(收集患者病史资料)按照特定格式上传到远程医疗平台。同时,利用平台邀请参与方医院的学科医生参与本次多学科会诊。提前阅读电子病历资料,利用远程医疗协作平台视频会议系统展开视频讨论,提出各自的观点,由主持方主持讨论会诊过程,最终给出书面会诊意见。

基本要求:①申请方汇报病史,参与方轮流发言提出各自的会诊意见;②无论是申请方还是参与方,都可以在自己的会诊场所对病史资料进行标注,可以同步文字显示。

## 五、远程疑难病例讨论

根据病例的疑难复杂程度一般划分为多学科联合讨论、院际间联合讨论、单学科讨论。疑难病例讨论分为主持方和参与方,主持方一般为发起方,参与方既可以是单个医院或科室也可以是多个医院或科室。一般由主持方准备典型疑难病例资料,提前上传到平台上,参与方提前浏览病史资料。

在讨论现场,主持方汇报病史,参与各方同步浏览主持方远程展示的患者病史资料,双方都可以在同步展示的画面上进行标识标记,也可以同步文字显示,发表自己的观点。最终,由主持方明确讨论结果,在疑难病例诊治过程中强调需要关注的问题,实质是一种教学过程。

基本要求:①申请方汇报病史,参与方轮流发言提出各自的会诊意见;②无论是申请方还是参与方,都可以在自己的会诊场所对病史资料进行标注,可以同步文字显示。

## 六、远程重症监护

远程重症监护是利用远程医疗平台,通过远程实时监护类设备,将重症监护病房中患者的生命体征监护图形以及患者病史数据实时传输给远方的重症监护系统,实现远程重症监护专家对异地重症患者的实时监护,并能够与异地患者和医疗护理人员进行实时视频交流,开展远程会诊、抢救、治疗以及护理指导等。

远程重症监护业务是委托方重症医疗科室与合作方医院重症医疗科室,开展远程重症监护与医疗服务,实现呼吸机、监护仪等患者生命体征数据的实时同步传输,会诊方实时接收监控数据,及时分析患者病情,及时响应治疗抢救措施。与远程会诊系统的区别:①实现远程会诊重症监护患者在托管期内电子病历资料实时同步;②要求患者的心电监测生命体征参数与呼吸监护仪检测的生命体征参数等实时同步,并纳入异地重症监护系统中,能够实现自动报警;③受邀方医护人员浏览患者病史资料和实时监护生命体征参数,能够任意时间打开视频系统与邀请方医护人员进行沟通交流,了解患者病情,双方探讨救治方案;④受邀方医生与护理人员,通过重症监护系统,根据监护病情实时下医嘱,指导邀请方救治工作;⑤邀请方根据受邀方医嘱,开展相应的医疗护理工作,同时将远程医嘱记录到患者电子病历系统中。

在远程重症监护期间,远程重症监护系统每隔 1 小时自动更新一次电子病历系统,确保受邀方医护观察的患者病史资料实时同步;如患者的生命体征参数出现报警,受邀方监护系统中同步发生自动报警,提示受邀方及时采取抢救措施,指导救治工作;受邀方与邀请方对远程重症监护患者开展远程查房工作。

当患者病情稳定脱离危险后,远程重症监护告一段落。受邀方医护人员撰写业务评价报告和后续治疗护理方案,通过医嘱发给邀请方。

基本要求:①远程重症监护生命体征采集设备,具备多路音视频采集接口和输出接口,确保呼吸机、心电监护仪监测设备同时接入采集和实时传输;②要求患者的病史资料在重症监护期间不断地更新传输,具备远程实时文字、语音、视频交互功能,满足远程医护专家之间的交流。

## 七、远程手术示教

远程手术示教是利用远程手术示教系统,开展现场手术实时教学和示范。手术示教种类有内窥镜手术、介入造影手术、创伤外科手术等。手术医生在手术过程中一边操作手术一边实时讲解手术要点和注意事项;手术过程示教老师与学生可以互动,学生可以向手术示教老师提问,老师及时作出回答。手术示教要求多路画面和场景,一是高清的手术术野场景画面;二是手术场景画面,主要是主刀示教老师场景画面;三是观摩手术学员画面,如果收看观摩学员为多个地方,可以轮播收看学员画面场景。

基本要求:①远程手术示教系统具备多路高清视频采集和实时转播功能,至少具备四路高清音视频输入和输出,术野摄像机必须具备高清和超高清;②手术场景摄像机至少两部,确保多角度实时画面;③手术示教老师配备微型无线高质量的耳麦,具备音视频实时交互功能,手术示教系统能够采集患者生命体征参数并实时转播。

## 八、远程手术指导

远程手术指导是邀请外地专家,通过远程手术指导系统开展异地手术过程的及时指导。术前受邀专家与手术实施者讨论手术方案;术中通过专线链路远程观看手术视野过程,实时指导手术过程中的各种关键注意事项;术后根据患者手术实施情况指导后续治疗方案。

基本要求:①远程手术指导系统具备多路高清视频采集和实时转播功能,至少具备四路高清音视频输入和输出,术野摄像机必须具备高清和超高清;②手术场景摄像机至少两部,确保多角度实时画面;③手术操作者配备微型无线高质量的耳麦,能够及时收听远程手术专家指导操作意见,具备音视频实时交互功能;④手术指导系统能够采集患者生命体征参数并实时转播,远程手术指导专家能够清楚地观看手术术野画面。

## 九、远程教学查房

远程教学查房系统事先把被查房患者的电子病历资料上传至远程医疗平台,让参与学习查房的学生提前熟悉患者的病史资料。在查房过程中,利用无线移动推车直接在患者床边,查房专家与患者进行面对面交流询问病史,同时将患者的生命体征监测参数通过查房推车实时转播给观摩学员,教学查房专家针对患者目前病情状况,进行详细的病情分析,针对以前治疗手段和措施,提出下一步相应的治疗方案和应注意的治疗事项,与大家分享查房经验。

基本要求:①远程教学查房系统具备两路高清视频采集和实时转播功能;②至少具备两路高清音视频输入和输出,一路视频实时传输患者生命体征参数或电子病历资料,一路为教学查房场景画面。

## 十、远程医疗查房

远程医疗查房需要申请方把被查房患者的电子病历资料上传至远程医疗平台,远程查房专家提前熟悉患者的病史资料。在查房过程中,利用无线移动推车直接在患者床边,远程受邀专家与患者进行交流询问病史,同时实时浏览患者的生命体征监测参数,远程受邀专家针对患者目前病情状况,详细地分析病情,针对之前的治疗手段和措施,提出下一步相应的治疗方案和应注意的治疗事项。

基本要求:①远程医疗查房系统具备两路高清视频采集和实时转播功能;②至少具备两路高清音视频输入和输出,一路视频实时传输患者生命体征参数,一路视频为双方合成画面。

## 十一、远程随访

远程随访是远程医疗业务中提供的一项服务,是远程医疗服务方为患者服务后进行的一次随访服务,来了解远程医疗对患者诊疗所发挥的作用以及评价等,随访过程可以是语音也可以是视频服务。

# 第六节　远程医疗系统管理业务功能

远程医疗服务系统平台支持和管理所有远程医疗业务活动。通过系统平台提供的一系列管理业务功能,满足各方管理业务需要。下面介绍在远程医疗业务活动中经常出现的几个概念。

1. **邀请方**　是指需要远程专家帮助其开展远程医疗业务的医疗机构或个人,其申请种类包括平台上所有的远程业务,如远程病例会诊、远程诊断、远程咨询、远程问诊、远程疑难病例讨论、远程教学查房、远程重症监护、远程手术示教、远程培训等。

2. **受邀方**　是指提供各类远程医疗业务服务的医疗机构或个人,所提供的服务包括上述平台中所有的远程医疗业务。

3. **管理中心**　是指远程医疗平台维护和管理运营机构,该中心配备一定数量的远程医疗业务管理人员和技术人员。其职责包括管理远程医疗与分级诊疗业务医疗机构信息、专家资源、业务调度、远程医疗业务管理、资料审核、时间安排、业务统计及财务管理、会诊资料存档等。负责远程医疗平台日常维护和技术支持等。除此之外,对各种类型的专科联盟、城市医疗集团、县域医共体等进行管理。

远程医疗平台管理功能,为管理者提供远程医疗机构之间开展业务的一些业务管理服务,如远程业务申请、远程呼叫、远程会议调度、远程医疗业务统计与分析、远程医疗业务财务统计与分析、远程医疗门户网站管理、远程教育在线培训、远程医疗辅助功能等管理服务内容。除此之外,还为管理中心人员提供管理服务功能,如医疗机构注册管理、专家资源库管理、医疗机构资源维护与管理、远程医疗平台维护管理。

## 一、系统权限

远程医疗系统平台权限管理,是对平台上各类业务角色赋予不同的权限,利用系统平台开展相应的工作,对各类医疗机构、科室、专家、患者等系统平台使用权限进行严格多级设置管理。

其基本功能包括:①对不同用户的权限进行授权分配;②对不同报告诊断与浏览等权限的分配;③对病历资料的书写、审核、修订及浏览等权限的分配;④所有密码应加密保存和传输。

## 二、医疗机构与科室信息维护

医疗机构数据管理,是指通过建立远程医疗机构信息库,使用医疗机构的注册功能,医疗机构的信息浏览功能,对医疗机构及其各类属性信息进行增、删、改。

医疗机构科室数据管理,是指通过建立远程医疗科室信息库,使用科室的注册功能、信息浏览与多属性查询功能、关联功能,对科室及其各类属性信息进行增、删、改管理。

### 三、医疗机构专家库

医疗机构专家库管理,是指通过建立远程医疗专家信息库,使用专家信息的采集、审核、注册等功能,专家的信息列表浏览与多属性查询功能,对远程医疗专家及其技术职务、学历、医疗资质等各类属性信息进行增、删、改功能。

### 四、各种类型的医联体及成员管理

该平台是为各类医联体提供远程医疗业务协同服务,为某一类型的医联体提供内部成员管理服务。如呼吸专科联盟,平台赋予呼吸专科联盟发起者拥有平台业务的所有管理和开展业务权限,这种权限仅限于对联盟内成员行使,超出联盟以外权限,原则上不授予。

### 五、医疗机构视频终端信息维护

远程医疗终端设备常常在医院内部有很多套,分布在不同的临床业务科室,为了便于远程医疗业务开展,将视频会议系统管理也纳入远程医疗系统服务平台之中,实行统一的数据和视频资源调度管理。因此,将每个医院的硬视频设备终端号、IP 地址、会场号、所在科室和医院在后台数据库中统一管理。

### 六、病历等数据采集与存储管理

病历数据采集与存储的基本管理要求如下。

1. 模拟信号处理　患者的胶片及纸质病历、化验单、图文报告等通过扫描方式实现数字化,支持扫描文件的传输、存储和阅读,扫描文件符合国家和行业统一的信息标准格式,支持病历文本、数据资料的手工录入。

2. 数字信号处理　支持借助 DICOM 网关从具有 DICOM 3.0 接口的影像设备获取患者的影像资料,支持从 PACS 图文工作站导入 DICOM 3.0 影像,支持与电子健康档案、电子病历、数据中心等系统间实现互联互通。

3. 实时生命体征信号的处理　支持生命体征数据的实时采集与传输,实现对患者进行24 小时不间断的连续、动态观察。

4. 集中存储　所有接入医院的患者检查信息、检查申请单信息、相应的检查证据文本等能够集中存储到远程医疗信息系统,进行统一调阅、统一管理,实现远程医疗数据共享。

### 七、收费标准数据维护

由于医院等级、技术能力和地区直接差异,每家医院的远程医疗收费标准各不相同,为了使工作透明化,将各家提高远程服务医院的收费价格收集后建立一个数据库,为申请医院提供一个透明的服务标准,方便后台管理人员对收费标准数据库进行维护管理。

### 八、业务统计与分析

对远程医疗各项业务与管理信息进行报表统计和查询,其基本功能包括远程医疗各类业务量的统计功能、财务收入与支出统计、医疗机构数量及各种类型专家统计等。可按任意时间区间、单位、专家、业务类别进行综合或分类统计与查询。

### 九、财务数据统计分析

财务管理是对远程医疗各项业务的财务情况进行管理,其基本功能包括:①收款通知与确认管理功能;②医院对账单管理功能;③专家费用支出签收单据管理功能;④根据不同省市级别设置收费标准功能;⑤费用结算清单管理功能,包括医院费用、申请医生费用、会诊专家费用等总计功能;⑥申请医生、专家费用和运营费用比例设置功能;⑦制作费用统计报表功能,包括省份、地级市、县区级和医院级别的总计功能;⑧制作收款和支付费用月、季、年度报表功能,包括省份、地级市、县区级和医院级别的年度总计功能。

### 十、随访管理

根据远程医疗业务要求设定,定期进行随访以提高会诊质量,其基本功能包括随访类型、方式等管理功能,以及随访按时间预先自动提醒功能。

### 十一、数据信息监管接口功能

该平台是为各类医联体提供远程医疗业务协同服务,医联体从业务角度又隶属于医疗卫生行政机构管理,因此为了满足不同机构数据信息监管需要,开发设计面向不同部门数据监管业务平台。

## 第七节　当前困扰远程医疗安全和资源共享的问题

### 一、当前困扰远程医疗的安全问题

远程医疗在全国二级以上医疗机构广泛开展和应用,通过加入国家和省市级医院搭建的各种各样的远程医疗系统平台,授权开展远程医疗业务。绝大多数加盟医院会购买一套远程医疗设备,装修一间远程会诊室,配上必要的办公设施,通过互联网或者互联网专线(医疗机构到当地运营商链路)开展视频通话和传输患者资料,开展远程医疗业务。然而这种方式的弊端是把远程医疗业务与医疗机构内部的业务系统割裂开,各自保持相互独立。加上国家要求医疗机构的信息系统实行等级保护,不允许将医院内部的业务信息系统暴露在互联网上,防止黑客攻击勒索和数据信息泄密,致使很多医疗机构无法将远程医疗系统与医疗机构互联互通。这项安全规定,成为当前困扰远程医疗进入临床广泛推广应用的一个重要的安全问题。

为解决远程医疗外网与医院内部局域网之间的数据信息安全交换的问题,采取内外网相互隔离和 Web Service 中间件交换方式,实现内外网之间数据交换与共享。具体解决方案如下。

在申请会诊医院和受理会诊医院内网出口侧各安装部署一台前置服务器,在各自的前置服务器上部署 Web Service 中间件交换软件。当医院临床科室医师通过临床工作站向其他医院发出远程医疗业务申请时,安装在医院内部的远程会诊系统自动将患者的电子病历数据信息和远程医疗业务申请表一同传送至医院的前置服务器上;此时的远程医疗系统平台接收到来自医院的远程医疗业务申请,平台自动通过互联网将申请医院前置服务器上的患者电子病历数据信息和申请表读取到远程医疗平台的前置服务器上,同时存储在远程医疗系统平台数据库中;此时向受理远程医疗业务的医院发出远程医疗会诊请求,会诊医院的前置服务器接收到业务请求后,便将存储到远程医疗系统平台中前置服务器上的远程医疗业务申请单和患者电子病历数据信息读取到本院的前置服务器上,同时经过安全监测后读取到医院的远程医疗数据库中,相应的临床科室医师受理远程医疗业务申请,并及时向申请方医院反馈受理信息,包括预约会诊时间等。通过上述一系列自动申请和受理等过程,完成了一次远程医疗业务申请和受理业务服务。

当申请方和受邀方完成申请和受理之后,受理医院科室的医师在会诊业务开始之前,通过安装在医院远程医疗系统中的电子病历浏览器,事先浏览患者的病历资料。

这种通过前置服务器 Web Service 中间件数据信息交换方式,保证了医院各自内网系统的安全防护,见图 8-8。

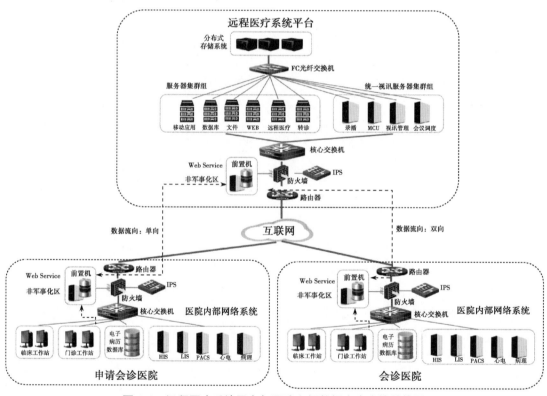

图 8-8 远程医疗系统平台与医院之间数据安全交换结构图

## 二、当前困扰远程医疗的资源共享问题

目前,我国的远程医疗产业还处于群雄争霸阶段,没有一家公司成为这个行业的领头羊。传统的远程医疗业务开展模式是双方医院建立远程合作关系,签署合作协议约定双方的责任、权利和义务,才能为其提供远程医疗服务;其次,还需要购置必要的设备和软件,建

设互联网专线链路,这些都是一笔不菲的开支,这些条件具备后方可开展业务。

医疗资源属于稀缺资源,也属于垄断资源。很多医疗机构为了打通与稀缺医疗资源之间的关系,需要通过各种关系和手段,即便如此,也不一定能够获得。造成这种现状的一个重要因素是医院优质医疗资源总量有限,能够服务的人群数量有限,还没有足够数量的优质医疗资源承担更多的基层医疗机构医疗业务诉求;其次,受医院本位主义的利益限制,除非有医疗卫生行政机关给予的援助和帮扶任务,否则他们更不愿意帮扶与自己不相关的医疗机构。由于种种原因导致地市和县级医疗机构在寻找合作帮扶医院的过程比较困难。远程医疗业务的目的是希望更多的优质医疗资源能够开放其资源为更多地域患者服务,这种服务诉求与其所能承受的服务能力相矛盾。因此如何解决这些深层次的问题,需要我们认真思考与研究。

当前困扰远程医疗的核心问题是资源开放与共享问题。如何解决全国范围内优质医疗资源共享,特别是如何在遇到罕见疾病时可以迅速得到解决。即便是在一个省或一个地区,也有必要实现区域内资源共享,优质医疗资源不能被完全垄断,要打破区域内之间的封锁。因此要实现这种资源共享,需要克服很多条条框框的限制。医师多点执业政策打破了这种资源垄断限制,但在现实开展过程中,各级医疗机构之间要建立一种相互合作的关系是相当困难的,需要两两之间签署合作协议等。

## 第八节　创新开发基于 5G 的 SaaS 远程医疗云平台

### 一、基于 5G 的 SaaS 远程医疗云平台开发思路

为了解决优质资源垄断等问题,克服投入和服务资源两大障碍,我们借鉴互联网思维,以及淘宝和滴滴打车的商业运营模式,利用云平台技术,解决医生与医生之间、患者与医生之间连接沟通障碍,提供 SaaS 远程医疗业务云服务,为全国广大医疗机构提供一种能够快速找到一家适合自己的医院和医生,而建立一种远程医疗业务关系和有偿服务模式,来有效地解决疾病救治问题。

视频部分采用目前比较成熟的云视频技术,在 SaaS 远程医疗云平台中嵌入云视频 SDK模块,当需要远程会诊、疑难病例讨论等业务时调用该云视频,实现双方或多方视频业务。该云视频支撑 PC 对 PC、PC 对手机、手机对手机等多种应用环境。

在全国范围内部署一个远程医疗云平台,各级医疗机构通过下载 app 和登录远程医疗云平台 web 方式,即可开展远程医疗业务。医疗机构以及所属医生入驻平台须遵守平台业务运营规则,借鉴淘宝、滴滴打车的商业运营模式,建立一种零成本加入即可提供服务或享受服务的业务模式。这种思路的特点是尽管不能做大医疗服务资源,但可以把禁锢在医疗机构内部的医疗资源活力充分释放出来,利用其休息或闲暇时间发挥其作用,为更多的医疗资源欠发达地区提供服务。

### 二、基于 5G 远程医疗云平台系统建设

随着数字经济到来,移动 5G 技术将广泛应用于医疗卫生行业,未来基于 5G 移动端的远程医疗业务将逐步普及,我们将重点介绍移动远程医疗系统。

**（一）基于移动端软件系统业务**

实现移动端远程医疗业务功能,需要开发移动端远程医疗 app,或者是基于微信公众号的小程序。今天重点介绍移动端远程医疗 app,它是一款集远程会诊预约、视频会诊、影像诊断、支付、随访、培训直播等多种业务功能服务一体化的移动服务应用软件系统。它为医院医务工作者(申请方与服务方)、远程医疗中心业务管理人员、患者提供多角色的业务服务功能。支持目前安卓和苹果两个移动操作系统,通过移动终端可以开展远程医疗服务业务申请、受理、会诊、转诊、评价、随访等业务。同时提供远程医疗全流程业务各个进程的短信息提醒,方便医务人员及时跟进业务。

提供移动端之间、移动终端与 PC 端、移动终端与硬视频会议终端多种业务场景的解决方案。移动端 app 涵盖了远程会诊、远程诊断、疑难病历讨论、手术直播、转院、门诊预约、专家门诊等业务功能,方便广大医务人员随时随地开展远程医疗业务。

**（二）基于 PC 端软件系统业务**

基于移动端所有的业务功能,在 PC 端全部支持并实现数据信息同步共享。授权用户账号和密码,登录 web 端即可开展远程会诊预约、视频会诊、影像诊断、支付、随访、培训直播等多种业务。PC 端业务主要为临床医生提供了一种便捷的远程医疗业务工具,在临床医生工作站开展远程医疗业务,极大地方便了临床医生的对外交流工作,改变了传统的远程医疗中心化的服务模式。对于重要的疑难病例讨论和手术示教,可以利用医生办公室的硬视频会议系统开展高质量的多画面视频会诊业务。

**（三）各角色工作场景描述**

1. 申请方医院医生角色　申请方医生利用移动端 app(支持安卓与苹果)开展远程医疗业务申请、专家门诊预约、上传患者病史资料、浏览患者病史资料、查询远程医疗报告等功能。同时,具有查询个人订单、业务进展状态、随访、评价等业务管理功能。

2. 服务方医院医生角色　服务方医生利用移动端 app(支持安卓与苹果)可以查阅医疗业务订单、预约时间、浏览患者病史资料、填写会诊报告等功能。同时,具有查询个人订单、业务进展状态、随访、评价等业务管理功能。

3. 医院管理者角色　医院管理者角色就是利用 app,响应其他医院发自本院的远程医疗业务申请,发挥协调资源作用,安排远程医疗服务科室、医生、线上时间,浏览并审核上传至云平台上患者病史资料。同时,具有查询本院业务订单、业务进展状态,也可以开展随访、评价等业务管理功能。

4. 患者角色　患者利用 app,可以及时了解本人远程医疗业务进展状态、查询远程会诊报告、接收随访和评价等业务功能,见图 8-9。

## 三、业务功能

**（一）远程病例会诊**

利用移动端 app 嵌入的软视频业务功能,申请方预约申请会诊、上传病例资料、缴费;受邀方响应会诊、出具会诊报告等。会诊双方任何一方发起视频呼叫进行会诊或诊断业务。

**（二）远程影像类诊断**

利用移动端 app,申请方预约申请诊断、上传影像病例资料、缴费;受邀方浏览影像资料后,出具诊断报告等,并上传诊断报告,完成本次诊断业务。

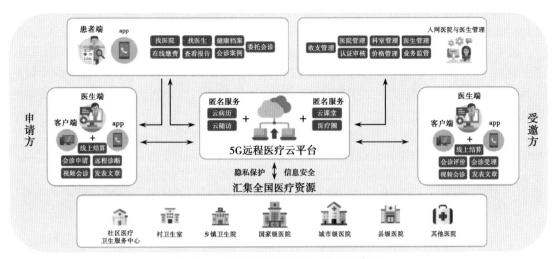

**图 8-9　5G 远程医疗云平台应用示意图**

**（三）远程专家门诊**

平台上的医院可以开设自己医院的远程专家联合门诊,为其他医院提供预约和线上专家门诊服务。

**（四）远程教育培训**

借助于直播平台,提前把直播通知发布在 app,凡是参与收看手术直播的人,均可通过扫码报名参加,接受移动直播。

**（五）在线支付**

支持业务申请方在线支付申请业务费用到平台。

**（六）远程随访业务**

每位医生可以管理服务过的患者,支持远程随访业务。

**（七）朋友圈功能**

医务人员可以利用平台提供的业务功能建立属于自己的朋友圈,开展学术交流与沟通。

**（八）患者 app 端**

建立私人健康档案,向熟悉的医生发起远程会诊委托申请,浏览典型会诊案例等。

## 四、将系统平台服务延伸到患者端

为广泛推广 5G 远程医疗云平台,让更多人民群众了解远程医疗的作用,不出家门就可以邀请国内知名专家为其远程会诊服务,解决其找名医难得的困境。推出的 app 移动端,增加一个患者端口,患者下载 app 并注册,可以查阅平台上所有的注册医院和医生,可以浏览典型的远程会诊案例,可以建立自己的病史档案,可以向当地熟悉的注册医生发起远程医疗会诊申请,委托当地熟悉医生向国内知名医院申请远程会诊服务。

## 五、远程医疗云平台系统特点

app 的业务流程和 PC 端所有的远程医疗业务流程完全一致,并且业务状态同步互认,在 PC 端申请的业务可以在手机端查看业务所处状态。和 PC 端一样,app 也可以申请开展各种类型的远程医疗业务,可以快速浏览申请订单的基本信息,查看患者的电子病历。专家端 app 也可以在手机端受理远程会诊申请,在手机端直接书写报告。

医生通过移动 app 查看患者电子病历信息、处方信息、检验检查信息、PACS 检查信息等,远程专家可以通过移动 app 的影像编辑功能,在 DICOM 影像上直接标注出可疑的值得讨论的区域,编辑后的图像保存在远程医疗大数据中心,远端的医院访问大数据中心查看编辑的需要讨论的患者信息。

支持两台 PC 或多台 PC 端医生之间开展视频与疑难病例讨论,支持移动端手机与 PC 之间视频,支持 PC 与硬视频会议系统视频通信。

## 第九节 创新模式打破现有的政策市场壁垒限制

目前医疗机构之间开展远程医疗业务需要建立合作关系签署合作协议,5G 远程医疗云平台有一份通用协议,凡是加盟医疗机构或个人医生必须遵守之协议规定。加入系统平台的任何医疗机构与个人必须承诺为系统平台上的其他加盟医疗机构提供远程医疗有偿服务,同时也可以向其他医疗机构的医生发起远程医疗请求业务服务。受邀方根据自己工作情况可以接受,也可以有条件地拒绝,但必须做到及时响应服务。这条规则打破了现有医疗机构之间人为设置的市场壁垒限制。

加盟系统平台的医疗机构,需要指定一名管理人员负责管理本院的远程医疗业务,包括符合条件的医生注册、审核、远程医疗服务内容、服务定价、结算等管理业务。负责将符合条件的医生注册到平台上,提供医院简介和每个注册医生特长资料,有助于在系统平台上推广宣传服务。同时负责制订本院对外所提供的远程医疗服务内容和服务价格,根据医生级别不同服务价格不同。

系统平台支持逐笔业务结算,预约业务成功后,按照每位医生远程医疗服务费明码标价,通过平台端支付远程医疗服务费用,云平台按照事先约定的服务标准,完成约定的服务后给提供服务方支付服务费用,同时要求服务方给申请方提供电子服务发票。系统也支持医疗机构提前向云平台提前支付一定额度的费用,用于扣减发生的远程医疗业务费用。

## 第十节 让 SaaS 远程医疗云服务成为临床医生对外交流重要窗口

在"十三五"期间,国家卫生健康委实施的分级诊疗政策,促进了医疗机构之间协同业务的发展,医疗机构医务人员之间交流沟通日益频繁,需要为广大医务工作者提供一个便捷的对外交流沟通工具,就像移动手机一样,和手机通讯录中任何一个人都可以建立联系,预约时间进行交流沟通或者预约远程医疗业务。

21 世纪是数字化经济时代,每位医务人员也都希望在自己的职业生涯中多与外界同行广泛交流、开阔视野、促进技术业务能力的提高,SaaS 远程医疗云服务为广大医务工作者提供了"朋友圈"功能。每位临床工作人员可以建立属于自己的"朋友圈",开展内部学术交流与沟通,成为对外业务学术交流的重要的窗口,为每位医生开启了一扇知识与经验之窗。

# 第 九 章

# 打造上下分工协同的分级诊疗系统

## 第一节　建设一套全新的分级诊疗系统

分级诊疗系统是依托医联体内部开发建设的信息系统,是为医联体提供分级诊疗业务管理的系统。目前,国内还没有建设分级诊疗系统的统一标准。根据紧密型医共体内部业务分工与协同的需要,按照分级诊疗工作要求,该系统应该提供以下几项管理和监督服务。

一是医联体内部各级医疗机构具备疾病就诊规范数据库,各级医疗机构按照分级诊疗原则,拟定诊治疾病的范畴,建立一个明确的诊疗疾病名称规范数据库,超出医院诊疗范围的患者则进行逐级转诊。分级诊疗规范数据库包括疾病名称诊疗规范数据库和医疗服务项目数据库。

二是医联体内部各级医疗机构开放其医疗资源,向社会开放预约服务,包括转院、线下和线上门诊预约、检查预约、治疗预约、门诊手术预约、床位预约、体检预约等。

三是医联体内部医疗机构之间开展医疗协同业务,上级医院帮助指导下级开展医疗业务工作,包括远程会诊、远程诊断、线上专家门诊、手术示教与指导、远程教学查房、远程教育培训等业务。

四是医联体内部开展的各类协同业务要接受上级医疗卫生行政管理部门的监督、考核、管理,包括上下级医院之间转院监督管理、远程会诊和诊断、线上门诊等各种协同业务监督与执行管理。

五是利用信息系统能够对医联体内部协同业务数据进行统计管理。

## 第二节　建立转诊规范与管理制度

分级诊疗是一项系统工程,实现分级诊疗的前提是明确各级医疗机构的医疗业务功能划分,明确各级医疗机构之间病种的收治范围。只有界限清晰明确,分级诊疗才能顺利实施。但是,收治病种的范围与医生的诊治能力有关,同样级别的医院因医生能力差别,收治病种的范围也会大大不同。不能因为收治范围的界定限制医生技术进步的积极性,因此在实施分级诊疗的过程中,也需要建立一种上下顺畅的医务人员流通机制。为了发挥医联体内部龙头医院的作用,需要制订医联体内部的转诊规范与标准,制订医联体内部的具体转诊管理规定,包括转诊申请、受理、监督等规定。与此同时,需要制订转向医联体之外的外转规范与标准,包括外转申请、受理、监督等。

## 一、内转规范与制度

### (一) 转诊申请管理

下级医院临床科室因技术条件限制,需要将本科室住院患者转诊到上级医院接受治疗。医生利用该分级诊疗转院系统,申请转院并填报申请科室、申请医生、申请时间、患者姓名、性别、年龄、入院诊断、转院目的、转往医院、转往科室等信息。系统将该申请推送到上级医院临床科室医生工作站。

### (二) 转诊受理管理

转往医院的科室负责人收到短信息提醒后,在规定时间内及时受理该转院申请,受理后反馈一条受理信息,若拒绝接收转院申请,则必须说明原因;若同意接收转院申请,需要明确告知下级医院具体转院入住科室时间、具体入院联系人姓名和联系方式,同时交代入院注意事项。

### (三) 转诊档案管理

不管是上转还是下转患者,系统都必须将患者在患者住院期间的电子病历档案归档结算,同时通过分级诊疗系统平台推送到转往的医院和临床科室,以便上级医院掌握患者病史。

### (四) 转诊监督管理

在申请转院的同时,系统同时向申请医院的管理部门(具体负责人)、转往医院的临床科室负责人、转往科室的医院管理部门(具体负责人)推送三条信息,明确地告诉他们"某某医院某某科室申请向某某医院某某科室转院一人等信息,希望贵院及时受理"。信息推送给两院医院管理部门负责人,目的是监督转院管理。

## 二、外转规范与制度

对于超出医联体医治能力范围的患者,可以申请外转至更高级别的医院诊治。需要医联体牵头医院拟定以病种为核心的外转规范,明确规定哪些疾病的患者可以外转,哪些限制外转。指定外转受理医院,承担起外转患者的受理、审核、控制等管理工作。

## 第三节 建立医联体内部之间转诊与 外转协同管理机制

实施分级诊疗的一个重要措施是医疗机构之间建立通畅的转诊机制,转诊分为下级医院向更高一级的医院转院和上级医院向下级医院转院两种类型。转院时一般患者的病历资料要跟患者一起转院。在医联体内部,建立一套流畅的双轨转诊机制。一是患者在上下级医院之间的流畅转诊,二是患者的住院病历资料也要跟着患者在上下级医院之间流转。除了建立一套转诊管理制度,还要建立转诊患者电子病历流转制度,保持上下级医院对患者病史的充分了解,有利于患者的康复和医治工作。

## 一、建立医联体内部之间转诊管理机制

### （一）上转机制与业务流程

当患者在接受诊断和治疗的过程中,出现这几种情况,主管医生应启动转诊工作。

1. 就诊患者不属于本级医院收治的病种范围,启动转诊业务。

2. 住院患者的诊断不明确,无法找出疾病诱因和明确诊断,启动远程病例会诊或多学科会诊,经过上级医院专家远程会诊后,明确需要上转的患者,启动上转绿色通道。下级医院通过远程医疗协同平台上传电子转院申请单,上级医院科室接收通知单并安排床位,下载电子转院通知单。下级医院在规定的时间内将患者的病史资料和转院医嘱及时上传至上级医院科室,同时安排车辆将患者安全地运送到上级医院科室。如果是门诊患者,则直接启动门诊转诊程序。当患者入院治疗效果不佳或没有明显的效果,可启动远程病例会诊或多学科会诊,经上级医院专家远程会诊后,明确需要上转的患者,启动上转通道。转院业务流程同上。

当患者在治疗期间病情加重或恶化,下级医院缺少救治经验,经过转院申请和病史资料上传,上级医生确认同意后,启动上转通道,转院业务流程同上。如果是急、危重症患者,下级医院缺少救治经验和 ICU 监护条件,经过转院申请和病史资料上传,上级医生确认同意后,启动上转通道,转院业务流程同上。

### （二）下转机制与业务流程

当患者经过一段时间治疗或手术后,处于平稳和康复阶段,上级医院通过远程医疗协同平台向下级医院开具转院申请单,下级医院接收转院申请单并安排床位。开启下转通道,同时下级医院向上级医院反馈入院通知单。上级医院医生通过远程医疗协同平台将患者住院期间的病史资料和转院医嘱一并下传给下级医院,在规定的时间内,上级医院医生通知家属或陪护人员,将患者转至指定的下级医院临床科室,下级医院安排床位接收患者和病史资料。

### （三）转院监督业务流程

为了实现流畅的转诊,避免人为和其他因素的干预,建立一套转院监督业务流程,确保转院工作的顺利进行。当上、下级医院向对方发出转院申请时,平台自动将申请转院信息通过短信或微信公众号分别发给申请方和接收方所在医院的转院管理监督负责人,以便于监督考核,同时必须根据转院管理制度在规定的时间内作出响应。

## 二、建立医联体之外转诊管理机制

前面已经叙述了向医联体以外更高级别的医院转诊,需要批准和建立备案制度,根据转诊患者的病情,在医联体建立的定点转诊医院中指定转诊医院;也需要转诊系统与上级医院建立数据信息转诊通道,将患者的客观电子病历部分随同患者转至接收医院,有利于上级医院了解患者病情。

## 三、建立分级诊疗考核管理指标体系

目前国家还没有建立全国统一的分级诊疗考核标准。全国各地针对当地分级诊疗业务开展情况制订适合本地区的考核标准。根据国内分级诊疗业务开展以及考核情况,部分指

标比较常见,具体如下。

1. 基层医疗卫生机构诊疗量占全市门诊总诊疗量比例≥××%。

2. 居民2周患病首选基层医疗卫生机构的比例≥××%。

3. 基层医疗机构远程医疗服务覆盖××%以上的县(区、市)。

4. 整合现有医疗卫生信息系统,完善分级诊疗信息管理功能,基本覆盖全部二、三级医院和××%以上的乡镇卫生院和社区卫生服务中心。

5. 由二、三级医院向基层医疗卫生机构、慢性病医疗机构转诊的人数年增长率在××%以上。

6. 基层医疗卫生机构与二、三级医院建立稳定的技术帮扶和分工协作关系。

## 第四节　开放医联体内部资源,实行线上线下预约

为了给人民群众提供便捷的就诊通道,二、三级医院需要向本地区或其他地区开放门诊预约资源。开发基于互联网的全门诊预约服务系统,通过医院网站、手机app或微信公众号进入互联网门诊预约系统,方便本地区和外地患者就诊。

### 一、预约资源管理

三级和二级医院需要对开放的专科门诊、专家门诊、普通门诊、门诊手术、门诊检查和治疗实行统一的预约管理。明确开放时间和门诊专家、医生的姓名以及简历等。一旦对外预约后,医院必须履行门诊义务,对于因故不能按时出诊的医生必须找同级别医生顶替按时出诊,确保预约门诊按时开诊。医院根据预约情况,可以定期调整预约资源和出诊时间,每次调整后需要及时更新维护,确保预约信息准确。

### 二、门诊预约

门诊一般分为普通门诊、专科门诊、专家门诊、特需门诊等等。每种门诊的资源实行统一预约。每种门诊的诊疗费用按照国家或地区制订的标准收取,对于特需门诊,属于特殊消费,医院内部制订诊疗费用价格。每种门诊需要每周进行排班维护出诊时间表和专家简历等,可以新增或删减门诊类别。

远程专家门诊,是一种适应当前市场需要开展的新型门诊类别。需要进行统一管理;需要按照远程专家门诊的特点进行排班和对外公布;需要配备必要的远程门诊设备;下级医院需要配备必要的实时检查设备,以便远程专家问诊时使用;上级医院需要配备多屏会议系统;远程专家门诊一般为20分钟一例,一般根据出诊专家的职称确定收取的诊疗费用,价格往往高于线下的诊疗费用标准。

### 三、检查预约

检查预约是直接预约检查项目,需要患者在医院就诊后,由医生根据病情直接预约上级医院的检查项目。检查预约管理需要上级医院开放其所有的医疗技术检查科室的检查资源,具体管理思路是根据每台检查设备能够开展的医疗检查项目以及每个项目的平均时间(需要统计近几年的检查项目种类以及平均时间),向社会开放其检查资源,提供其他医院的患

者检查预约服务。为了保障急诊患者应急检查,需预留绿色通道。

## 四、治疗预约

治疗预约是直接预约治疗项目,需要患者在医院就诊后,由医生根据病情明确治疗项目后,直接预约上级医院的治疗项目。治疗预约管理需要上级医院开放其所有的治疗项目资源,具体管理思路是根据每个治疗项目(住院手术除外)平均耗费时间,向社会开放其治疗资源,提供其他医院的患者治疗预约服务。同时,对于特殊治疗项目需要提供治疗项目的医师简历。为了保障急诊患者应急治疗,需预留绿色通道。

## 五、床位预约

床位预约是直接预约住院床位,需要患者在医院就诊后,由医生根据病情明确入住科室后,直接预约上级医院的临床科室床位。床位预约管理需要上级医院开放其所有临床科室的住院床位资源,具体管理思路是根据每个临床科室固定的床位数量,向社会开放其空闲床位资源,提供其他医院的患者入院预约服务。同时,对于特殊应急患者,为了保障急诊患者应急治疗,预留绿色住院通道。

## 六、门诊手术预约

门诊手术预约需要患者在医院就诊后,由医生根据病情明确需要门诊实施手术后,直接预约上级医院的门诊手术。门诊手术预约管理需要上级医院开放其所有的门诊手术资源。具体管理思路是根据医院能够开展的门诊手术种类以及每日提供手术患者数量,向社会开放其手术资源,提供其他医院的患者门诊手术预约服务。

## 七、体检预约

体检预约需要提供能够预约的体检项目种类,如妇科体检、乳腺体检、口腔体检、职业病体检、健康体检等。应当向社会开放其体检种类和服务,以便个体根据自身情况选择性项目体检,或者由医生根据体检人的身体状况,提出针对性的项目体检。将这些体检项目向社会开放,提供预约服务。

结合人工智能技术,采取智能化的个性化的体检检查管理。体检患者输入自己的年龄、职业、疾病既往史、症状等,由系统给出个性化的具体检查项目并预约服务,开展针对性的体检。

## 第五节　分级诊疗系统实现的业务功能

### 一、分级诊疗系统实现的业务功能

分级诊疗业务的实质包括三个方面的内容:①医联体内部各级医疗机构按照分级诊疗体系建设与分工有序地开展医疗卫生业务工作,充分发挥各级医疗机构的作用,为人民群众做好医疗健康保障工作;②开展上、下级医疗机构相互协同业务,包括上级医院指导帮助下级医院,上、下级医院之间转诊工作;③上、下级医院联合起来共同应对医疗和健康管理等方面的工作,如上下级医务人员协同联合为慢性病患者提供长期持续的医疗健康管理服务,上级医院为下级医院提供专家门诊资源预约、治疗和检查以及手术预约等,这些都属于分级诊疗协同业务的范畴,分级诊疗系统更多的是强调一种相互协同服务机制。

为了医联体内部之间以及与外部之间的转诊工作顺利开展,需要建立一套协同转诊管理机制和转诊监督管理机制,开发基于浏览器-服务器(browser/server,B/S)架构的分级诊疗系统,医院端提供基于 PC、web 端的业务服务,同时为医务人员和患者端提供分级诊疗 app服务。转诊管理部门利用该系统实时监管医联体内部之间的转诊业务执行力度情况,对申请方的监督业务包括转诊申请医院、科室、时间;对受理方转诊受理情况的监督包括医院科室受理时间、接收情况、床位安排情况、具体转诊时间、转诊联系人、拒绝情况、拒绝原因等。各级医疗机构转诊管理人员通过 app,可以及时了解转诊情况,建立一系列转诊管理机制,在信息系统中体现出来。分级诊疗系统所具备的业务功能如下。

**(一)医联体管理机构协同转诊管理子系统**

利用 PC、web 端转诊协同管理系统,医务人员可以申请向外转诊业务,同时也可以受理转诊业务,对分级诊疗各项业务与管理信息进行报表统计和查询,其基本功能包括转诊申请、转诊受理、内转诊统计、外转诊统计、受理情况统计、拒绝转诊统计等。

**(二)专家门诊预约子系统**

患者利用分级诊疗 app,预约医疗机构提供的线上和线下专家门诊。

**(三)专科门诊预约子系统**

患者利用分级诊疗 app,预约医疗机构提供的线上和线下专科门诊。

**(四)检查治疗预约子系统**

患者利用分级诊疗 app,预约医疗机构提供的检查和治疗服务项目。

**(五)住院预约子系统**

患者利用分级诊疗 app,预约医疗机构住院床位。

**(六)门诊手术预约子系统**

患者利用分级诊疗 app,预约医疗机构提供的门诊手术。

## 二、分级诊疗系统管理业务功能

分级诊疗系统平台支持和管理所有分级诊疗业务活动。通过系统平台提供的一系列管理业务功能,满足各方管理业务需要。

**(一)系统权限**

分级诊疗系统权限管理,是对系统中各类业务角色赋予不同的权限,利用平台开展相应的工作。包括对不同用户的权限进行授权分配,对转院申请业务受理、预约服务、监督等角色权限的分配,对门诊专家资源、治疗检查检验、门诊手术等预约资源权限分配。

**(二)医疗机构与科室信息维护**

1. 医疗机构数据管理

建立远程医疗机构信息库,医疗机构的注册功能,医疗机构的信息浏览功能,对医疗机构及其各类属性信息进行增、删、改。

2. 医疗机构科室数据管理

建立远程医疗科室信息库,科室的注册功能,科室的信息浏览与多属性查询功能,科室关联功能,对科室及其各类属性信息进行增、删、改管理。

**（三）医疗机构医务人员数据库**

医疗机构医务人员数据库管理是建立和维护远程门诊专家信息库、医疗项目数据库、医务人员数据库、监督人员数据库等。

**（四）各种类型的医联体及成员管理**

该系统是为各类医联体提供远程医疗业务协同服务,为某一类型的医联体提供内部成员管理服务。如呼吸专科联盟,平台赋予呼吸专科联盟发起者拥有系统业务的所有管理和开展的权限,这种权限仅限于对联盟内成员行使,超出联盟以外的权限,原则上不授予。

**（五）疾病与手术诊疗数据库**

为方便转院操作,建立一个各级医疗机构收治病种范围和手术数据库,指导各级医疗机构转诊操作。

**（六）预约订单管理**

患者预约了某科室某医生号源后,被预约的医院全门诊预约系统便生成一条预约订单。在就诊当天,通过本院的预约报到系统确定大致的就诊时间。如果被预约的科室医生因故不能按时出席门诊,医院门诊管理部门应当安排同级别医生代替出诊。

**（七）价格与付费管理**

全门诊预约系统中需要明确专科门诊、普通门诊、专家门诊、特需门诊的诊疗价格,还应当对外公布符合国家各级别医院诊疗费用收取标准,对于特需门诊属于医院自定价模式。患者预约时通过自助缴费机、收费窗口、微信或支付宝支付诊疗费用。

**（八）就诊管理**

患者预约后,在就诊时间内赴医院通过自助报到机或移动手机微信扫描二维码报到,系统获取报到信息后安排本次就诊的大致时间,通过叫号系统到指定门诊就诊。

## 三、分级诊疗医疗卫生行政部门监管职能

该系统平台是为各类医联体提供的分级诊疗业务协同服务,医联体从业务角度又隶属于医疗卫生行政机构,为了满足不同机构数据信息监管的需要,应开发设计面向不同部门数据监管业务的平台,与上级监管部门系统平台实施对接,实时上传分级诊疗相关业务数据。

# 第 十 章

# 建设区域医疗卫生信息化系统

## 第一节 区域医疗卫生概念

区域医疗卫生,是指一定区域范围内各级医疗卫生机构之间开展的相互协同医疗卫生业务行为,也泛指区域医疗卫生行政区划范围内所有医疗卫生机构的业务行为。

区域医疗卫生信息化系统是指支撑区域医疗卫生机构之间发生相互交互的业务信息化系统。区域医疗卫生信息化平台是实现区域内医疗卫生机构之间数据共享和数据交换的重要平台,该平台连接区域内各医疗卫生等机构(医疗卫生机构、行政业务管理单位及各相关卫生机构)基本业务信息系统的数据交换共享平台,让区域内各级医疗机构、公共卫生机构的信息化系统之间,进行有效的信息整合与交互,将多个分布在不同医疗卫生部门的信息系统数据信息资源整合的一个综合业务平台,以实现医疗数据信息共享为目的。

2010年,国家卫生部组织制定了"十二五"卫生信息化发展规划,提出了"3521工程"总体设计方案,而后更新发展为"35212工程",在信息平台、业务应用、数据库等多维度发力,我国医院信息化建设的重点逐渐开始从医院信息化转移到区域医疗信息化。

"十二五"期间,我国区域医疗信息平台在国家政策的支持下迅速发展。基于居民健康档案的区域卫生信息平台建设,是"十二五"期间国家医疗卫生信息化重点工作之一。在原国家卫生部信息化工作领导小组的统一领导下,强化医疗卫生信息化顶层设计,加强统筹规划和管理,建设国家、省、地市、县4级医疗卫生信息化平台,依托电子健康档案、电子病历、人口信息3大基础数据库建设,支撑公共卫生、医疗服务、医疗保障、药品管理、计划生育、综合管理等6项业务应用。

建设国家、省、市、县4级区域医疗卫生信息化平台意义重大,这是一项改善民生和提升人民群众医疗健康服务能力的重大工程,体现党和政府关注民生、改善民生、服务民生的重要举措。在区域医疗卫生信息化平台总体规划中,国家、省两级平台主要建立数据主索引,实际的三大数据库资源分布式存储在市、县两级平台中,即区域健康档案数据库、区域电子病历数据库、区域人口数据库。

除上面阐述重要的区域医疗卫生信息化平台外,区域医疗信息化还包括区域PACS、区域病理系统、区域心电系统、区域LIS、区域药品供应物流系统、区域消毒供应系统等等。上述系统是区域城市医疗集团、县域医共体、区域医疗中心建设的重要基础信息化系统。

## 第二节 区域医疗中心概述

2019 年 10 月 23 日,经国务院同意,国家发展改革委联合国家卫生健康委、国家中医药管理局、国务院医改领导小组秘书处下发了《关于印发〈区域医疗中心建设试点工作方案〉的通知》(发改社会〔2019〕1670 号),为贯彻落实党中央、国务院决策部署,深入实施健康中国战略,推进卫生健康领域供给侧结构性改革,着力解决群众看病难问题,推动区域医疗中心建设,要求各试点省市按照《区域医疗中心建设试点工作方案》认真贯彻执行。区域医疗中心建设的目的是在优质医疗资源短缺地区建成一批高水平的临床诊疗中心、高层次的人才培养基地和高水准的科研创新与转化平台,培育一批品牌优势明显、跨区域提供高水平服务的医疗集团,打造一批以高水平医院为依托的"互联网 + 医疗健康"协作平台,形成一批以区域医疗中心为核心的专科联盟或者紧密型的医疗联合体,相关地区重点病种治疗技术水平与京、沪、粤、苏等地的差距大幅度缩小,逐步实现医疗同质化,使跨省、跨区域就医大幅减少,推动分级诊疗制度建设取得突破性进展。

为做好区域医疗中心业务建设工作,将区域医疗中心的业务技术辐射到所在地区,需要借助信息化技术手段开展长久持续的辐射和服务,可以有效地克服技术骨干不足,利用互联网不受空间限制的作用,惠及区域范围内更多的医疗机构。需要利用远程医疗、分级诊疗、远程教育、区域 PACS、区域病理、区域 LIS、区域心电等业务系统,有效地支撑区域医疗中心的业务协同工作,强化分级诊疗和技术的辐射作用。本章重点介绍四大区域医疗系统的建设和部署以及应用。

## 第三节 区域医疗信息化系统

### 一、区域医疗信息化系统

我们常说的区域医疗信息化系统,是指区域医疗机构之间相互协同业务的信息化系统,通常是指区域 PACS、区域病理系统、区域心电系统、区域 LIS 这四大系统。区域医疗信息化系统一般独立于医院信息系统之外而又与医院内部信息系统紧密联系,区域医疗信息系统与医院内部的信息系统之间有数据信息交互接口。如区域 PACS,与接入区域 PACS 的医院内部 PACS 或单体影像设备之间互联互通,实现影像数据信息的交互与共享。

区域医疗一体化系统,是指区域医疗系统与医院内部互联互通的信息系统实施一体化开发,形成一个既满足区域医疗系统的业务功能,同时又兼顾实现医院内部医疗业务的信息系统功能。如区域影像一体化系统,既具备区域影像诊断业务等功能,同时又满足医院内部 PACS 业务功能的需要,实现区域医疗信息化与所有接入医院与之相对应信息系统一体化应用。

### 二、区域医疗信息化系统与医疗机构之间信息化系统关系

区域医疗信息化系统是医疗机构信息化系统的延伸和拓展,特别是跨机构之间的协同业务,往往这些业务信息化系统与医疗机构内部信息化系统有着紧密的联系,需要实现患者

电子病历数据、业务质量管理数据、绩效考核等数据的交互与共享。医疗机构内部信息化系统是数据的来源,区域医疗信息化系统是在医疗机构信息化系统的基础之上运行的。

目前,国内医疗机构内部的信息化系统大都不具备区域医疗信息化的业务功能,所以有很多IT厂商开发了医疗机构之间协同业务的区域医疗信息化系统,预留数据接口,实现与医院内部信息系统对接和数据交互共享。但目前很多传统的IT医疗信息化厂商,为了发挥医院信息化基础支撑作用,进一步完善了原有信息系统的架构和业务功能,增加了区域医疗业务功能,很好地实现了区域医疗一体化信息的业务功能。

## 第四节　区域医疗系统在分级诊疗中的作用

传统的医院内部PACS、病理系统、心电系统、临床LIS,都是围绕医院内部检查、检验业务开展的。对于区域医疗中心或医联体内部各医疗机构之间,需要上级医院为下级医院开展影像诊断和诊断报告的二次审核工作;为下级医院开展电子病理切片诊断和诊断报告的二次审核工作;甚至为下级医院开展病理标本加工、切片、染色等系列技术工作;为下级医院开展心电的诊断和二次审核工作;上级医院临床检验中心为下级医院提供标本检验和质控工作等。

对于医疗技术水平相对欠发达的西部地区的基层医疗机构,缺乏影像、心电、病理诊断医师,委托上级医院托管下级医院的影像、病理、心电诊断业务。对于临床LIS业务也是如此,基层医院能够开展的检查检验项目相对较少,无法满足基层就诊患者的需要,为了满足患者检验项目的需求,与上级医院临床实验室达成协议,基层医院负责采集检验标本并在规定的时间内送到上级医院临床实验室,上级医院检验完毕后,利用区域LIS上传检验报告,基层医院获取上级医院检验报告。

为了实现上述业务协同,需要建立区域云PACS、区域云病理系统、区域云心电系统、区域云LIS,该区域内的各级医疗机构对应的PACS、病理系统、心电系统等接入该相应的区域系统中,实现区域协同业务统一管理和服务,将上述四块区域协同业务系统集中到一个大的区域系统平台中,构建了区域医疗协同业务系统平台,建设统一的数据中心和网络服务系统等。

## 第五节　区域影像诊断中心建设

区域影像诊断中心,一般是在城市内部一个行政区划内建设,覆盖行政区划内所有的医疗机构,汇聚影像诊断技术力量,为二级医院、一级医院提供影像诊断或报告审核服务,帮助他们解决影像诊断疑难病例,也可以托管影像诊断和报告审核业务。通常是指区域范围内影像诊断技术水平较高的医院牵头成立区域影像诊断中心,把区域范围内医疗机构能够提供影像诊断服务的专业影像医师注册到区域影像系统平台上。区域影像诊断中心成立,有助于提升区域影像诊断技术水平,有助于影像检查报告互认,减少过度检查行为的发生。特别是当前紧密型医联体建设,须建立医联体内部区域影像诊断中心,服务医联体内部所有医疗机构。

## 一、区域云 PACS

区域云影像 PACS,是基于云计算技术,向接入云 PACS 平台的医疗机构提供的云端 PACS 诊断服务应用。如果是区域云影像 PACS 一体化系统,可兼顾实现医院内部 PACS 功能,满足医院放射影像科室全业务流程工作的需要。如从来自门急诊医生检查处方、临床医生检查医嘱,到患者预约登记、候诊检查、阅片诊断、书写诊断报告、上级医院医师审核报告、归档等全业务流程的应用,以及影像的后处理和管理功能。同时,将影像业务延伸到院外,实现影像的云端共享,满足远程会诊、远程诊断、报告审核、电子云胶片分享等功能。

## 二、区域云 PACS 架构

区域云 PACS,一方面可用于未部署 PACS 的医院,另一方面用于替换或融合已有 PACS 的医院。其优点是解决医院业务功能拓展外延满足医院发展的需要,解决日积月累的影像大数据带来的 PACS 新应用的需求,包括影像数据每年增量存储带来的存储设备扩容及维护费用压力,见图 10-1。

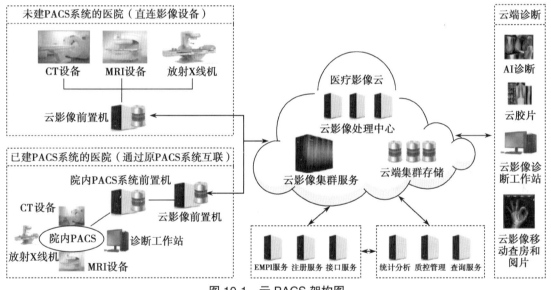

图 10-1　云 PACS 架构图

### (一)未建医院 PACS 医院接入服务

1. 影像接入　医学影像数据来源于 DR 机、CT 机、核磁共振等影像设备。为满足各种影像设备接入云 PACS 和上传的需求,在影像接入端设置云影像 DICOM 网关前置机,通过 DICOM 协议接收影像数据信息并上传至云影像系统平台。

2. 云 PACS 影像存储服务　在云影像集群存储端,提供两大服务,一是医学影像的存储,二是为调阅提供经过预处理后的影像,以便提供快速的传输,并保证在浏览器中调阅、处理影像时的高效率。

3. 院内诊断服务　本院医师通过支持 HTML 5 技术的 PC 端影像工作站、手机、平板等设备上访问原始影像,开展阅片诊断工作。不仅提供传统的二维影像调阅服务,还能提供医学影像多平面重建的业务功能,支持同屏会诊操作。

4. 远程分享和诊断　当本院医师无法确诊或全部托管时,云影像系统支持影像分享和远程诊断申请。

5. 云胶片功能　患者通过移动终端查看电子胶片和检查报告,也可以通过微信公众号、网页登录等方式查看自己的影像检查结果。

6. 电子病历集成　在电子病历系统中调取、查看影像。

**(二) 已建医院 PACS 医院接入服务**

1. 影像接入　为满足医院内部 PACS 接入云 PACS 和上传的需求,在医院 PACS 中,设置云影像 DICOM 网关前置机,用于通过 DICOM 协议接收影像。

2. 云 PACS 影像存储　在云影像集群存储端,提供两大服务,一是医学影像的存储,二是为调阅提供经过预处理后的影像,提供快速的传输,并保证在浏览器中调阅、处理影像时的高效率。

3. 云 PACS 诊断服务　本院医师也可以借助于支持 HTML 5 技术的 PC 端影像工作站、手机、平板等设备访问原始影像,开展阅片诊断工作。不仅提供传统的二维影像调阅服务,还提供 MPR 三维影像重建的操作。

4. 远程分享和诊断　当本院医师无法确诊或全部托管时,云影像系统支持影像分享和申请远程诊断。

5. 云胶片功能　患者通过移动终端查看电子胶片和检查报告,也可以通过微信公众号、网页登录等方式查看自己的影像检查结果。

6. 电子病历集成　在电子病历系统中调取、查看影像。

## 三、区域云 PACS 的业务功能

1. 影像云端阅片

影像存储在云端,在云端对图像进行处理和分析和阅片,如图像缩放、窗宽窗位调整、标记、测量等。对图像辅助处理,如图像对比、图像融合显示、三维重建等。提供临床应用功能,如影像智能分析、三维重建、高密度投影、虚拟手术等。方便医师对影像数据进行分析,准确地发现病灶点,准确诊断。

2. 院内影像阅片 / 报告审核

院内医师使用桌面 PC 工作站,调取患者的影像资料,利用云端阅片辅助工具软件给出诊断报告,或审核其他医师的影像诊断报告,并签发诊断报告。

3. 云胶片功能

云胶片是对电子胶片的云化存储,通过将患者的影像电子胶片和诊断报告存储在云端,由医疗机构通过微信、短信等方式向患者提供电子链接或二维码信息,患者通过移动终端查看影像胶片和诊断报告。医师或患者利用移动终端对云胶片进行分享其他医师,进行远程咨询和会诊等。

4. 移动云影像功能

基于移动云影像系统功能,医师在院内病房、手术室、急救室等场所,或在院外(家中、出差地),可随时随地通过移动终端手机或 IPD 调阅影像资料,作出诊断或报告二次审核。

利用移动云影像系统功能,方便医师开展移动查房、移动影像报告、远程应急抢救等业务。移动云影像系统可以方便连接医院、医师、患者,简化影像管理流程和提升医疗服务效率。

5. 医疗协同业务功能

（1）实现基层医疗机构的影像应用。

（2）实现"基层拍片、专家诊断"业务协同功能。

（3）疑难影像会诊功能。

医联体医疗影像协同业务示意图见图 10-2。

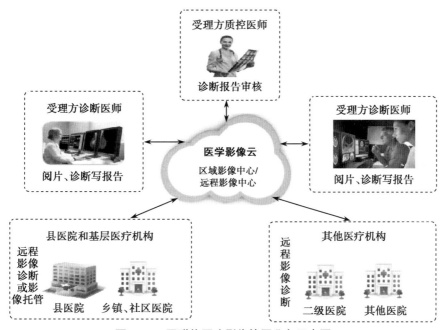

图 10-2　医联体医疗影像协同业务示意图

## 四、区域云 PACS 的作用

1. 实现医学影像数据共享

区域影像云平台将碎片化散落在区域内各个影像信息系统中的患者信息进行整合,实现区域内影像数据的统一存储,为平台内的医疗机构提供医学影像数据的实时共享服务,便于医师进行资料调阅、医患沟通、病案讨论、区域会诊,更高效地实现医疗协作,助力分级诊疗,提升基层医疗机构的诊断水平。

2. 实现医疗资源整合,提高诊断质量和服务水平

通过区域影像云平台为基层医疗机构提供影像协作服务,以区域内的权威医疗机构为影像中心构建集成化的影像会诊中心,实现区域内各医疗机构的影像设备及医疗资源整合。实现对下级特别是基层社区医院影像检查的集中诊断和集中审核,实现区域内影像设备和专家人才资源的全面共享,从而全面提高区域范围的影像诊断质量和服务水平。

3. 助力分级诊疗,优化资源配置

通过影像会诊中心建设,实现疑难检查病例的远程会诊支持、移动会诊支持,很大程度

上把小病留在本地、大病转诊到协作医院,可以提升下一级医疗机构的积极性和医疗服务能力,降低全县的医疗保险总负担,提升医疗服务效率,缓解医疗资源分布不均衡的矛盾,提升社区医院和乡镇低端医院的影像诊疗水平,缓解大医院的影像就诊压力。

4. 降低患者就医成本,改善就医体验

区域内各医疗机构的医疗的影像协作及资源整合,使患者能够在区域范围内任何一家医疗机构获得相同质量的影像诊断服务,从而方便患者就近就诊,避免了重复检查,同时降低患者的就医成本,并让患者在本地享受到专家级的诊断服务,缓解大医院的就诊压力,改善看病贵、看病难的问题。

5. 为影像大数据智能分析应用奠定了基础

通过云 PACS,将医联体或分布在其他医院的原始影像资料通过云影像集群存储,积累更多有价值的数据资料,为开展影像大数据的分析利用奠定了基础。

# 第六节　区域心电诊断中心建设

建设区域心电诊断中心,一般是在县人民医院建设一个区域心电诊断中心,覆盖全县所有的乡镇卫生院和村卫生室,汇聚县级医院心电诊断技术力量,为乡镇卫生院和村卫生室提供心电诊断或报告审核服务,帮助他们解决心电诊断疑难病例,也可以托管心电诊断和报告审核业务。特别是当前县域医共体建设,均须建立服务于医共体内部所有医疗机构的心电诊断中心。

## 一、区域云心电系统

区域云心电系统是基于云计算技术,向医疗机构提供的云端心电服务应用。对于已有心电网络系统的医院,可实现与医院内部心电网络系统对接,接收来自医院内部的心电图形资料。对于社区卫生服务中心、乡镇卫生院或私人诊所等没有安装心电网络系统的医疗机构,直接将心电盒子(采集仪)与心电数据采集工作站连接,通过互联网或移动网络直接上传至云心电系统,开展远程诊断工作。

区域心电信息系统实现对各种心电、电生理设备(能接心电图机、心电采集盒、动态心电、动态血压、运动心电、耳声、肌电、脑电、胎监、肺功能等)的信息采集、存储、管理,同时提供智能报告生成系统,通过医院 HIS 网络,可以接受临床的电子申请单,临床医生工作站可以调阅心电图报告。改变了传统心电图检查流程,有效地提高了心电图室的工作效率和管理水平,为构建具有完整患者诊疗信息的电子病历奠定了良好的基础。

区域云心电系统支持常规心电设备的接入,常规心电是指由心电图机、心电记录仪、心电监护仪等心电采集设备采集或截取的患者静止状态下的 10 秒钟心电图数据,数据一般伴有检测指标及分析结论。系统中的常规心电图仅支持市面上最常见的 12 导联心电图。

区域云心电系统支持动态心电设备接入,动态心电设备是指由动态 24 小时心电图机、心电记录仪、心电监护仪等心电采集设备,采集的患者日常生活状态下的 24 小时心电图数据。

区域云心电系统要支持众多厂商的心电设备接入,能够支持各个医院不同厂商的心电设备或采集的数据接入,具有广泛的兼容性。

## 二、区域云心电系统技术架构

医院内部的心电系统接入区域云心电系统后,可以将院内的心电业务延伸到院外,实现心电的云端共享,满足远程会诊、远程诊断、报告审核、电子云心电分享等功能,见图10-3。

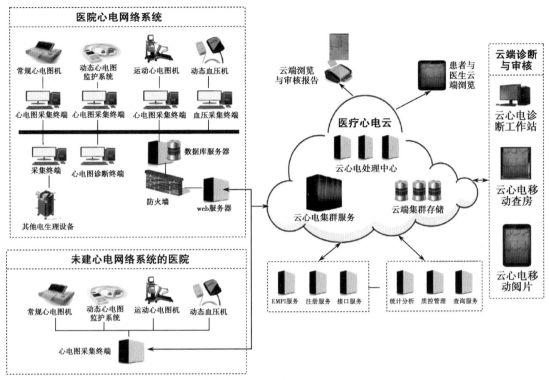

**图 10-3　云心电系统架构图**

1. 未建医院心电网络系统医院接入服务

(1)心电接入:医学心电图像采集的数据来源于各种心电设备、12 导联常规心电设备、24 小时动态心电设备等。为满足各种心电设备接入云心电系统和上传的需求,在心电设备接入端设置心电采集终端,通过不同心电设备接口协议类型,采用对应的心电数据采集接口方案,将采集心电图形数据信息并上传至区域云心电系统平台。

(2)云心电系统存储服务:在云心电中心部署有心电数据群存储设备,提供两大服务,一是原始的心电数据存储,二是提供处理后的心电数据。

(3)院内诊断服务:本院医师通过 PC 心电诊断工作站、手机、平板等设备上访问原始心电数据图形,开展诊断工作。

(4)远程分享和诊断:当本院医师无法确诊或全部托管时,云心电系统可心电分享和申请远程诊断。

2. 已建医院心电网络系统医院接入服务

(1)心电接入:为满足医院内部心电网络系统接入区域云心电系统和上传的需求,在医院心电网络系统中,设置心电采集网关前置机,内置不同厂家不同协议的心电数据接口服务。

(2)云心电系统存储服务:在云心电中心部署心电数据群存储设备,提供两大服务,一是原始的心电数据存储,二是提供处理后的心电数据。

（3）院内诊断服务:本院医师通过 PC 心电诊断工作站、手机、平板等设备上访问原始心电数据图形,开展诊断工作。

（4）远程分享和诊断:当本院医师无法确诊或全部托管时,云心电系统可心电分享和申请远程诊断。

### 三、区域云心电的业务功能

1. 心电云端阅片

心电图形资料存储在云端,在云端对心电资料处理和分析,进行操作。通过智能分析系统把没问题的过滤掉,把有问题的提交给医师对心电数据进行分析,准确地发现问题点,准确诊断。

2. 院内心电诊断 / 报告审核

院内医师可以使用本院原有的心电网络诊断系统开展诊断,也可以使用云桌面心电诊断 PC 工作站,调取患者的心电资料,给出诊断报告,或审核其他医师的心电诊断报告,并签发诊断报告。

3. 云心电分享功能

云心电分享功能是对心电图形资料的云化存储,通过将患者的心电图形资料和诊断报告存储在云端,由医疗机构通过微信、短信等方式向患者提供电子链接或二维码信息,患者通过移动终端查看诊断报告。医师或患者利用移动终端对云心电资料分享其他医师,进行远程咨询和会诊等。

4. 移动云心电功能

基于移动云影像系统功能,医师在院内病房、手术室、急救室等场所,或在院外(家中、出差外地),随时随地通过移动终端调阅心电资料,作出诊断或报告二次审核。

利用移动云心电系统功能,医师可方便地开展移动查房、移动心电报告、远程应急抢救等业务。移动云心电可以方便地连接医院、医师、患者,简化心电管理流程、提升医疗服务效率。

5. 医疗协同业务功能

（1）实现基层医疗机构的心电应用

为基层医疗机构建设统一的云心电系统,提高基层医院医疗心电信息化应用水平,助力提升基层医疗机构的心电诊断质量。

（2）实现"基层采集、专家诊断"业务协同功能

基层医疗机构心电医师本地利用心电设备为患者检查收集心电资料,若本地医师有能力诊断,则自己出诊断报告,若不具备诊断能力,则全部托管给上级医院,利用云心电系统直接上传至云端,实现远程专家心电阅读和诊断,为基层医疗机构提供心电诊断、托管、审核服务。

（3）疑难心电会诊功能

基层医疗机构具有一定的诊断能力,遇到疑难心电图形无法确诊时,利用云心电系统直接上传至云端,实现远程专家阅读解析和诊断,为基层医疗机构提供疑难心电诊断服务。见图 10-4。

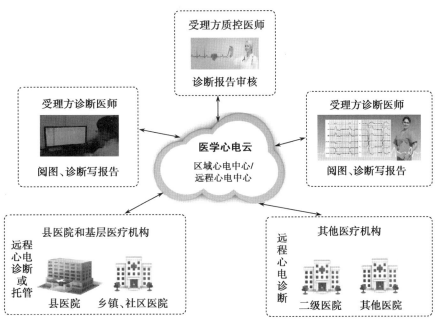

图 10-4 医联体医疗心电协同业务示意图

有关区域云心电系统的作用与区域云 PACS 类似,在此不再赘述。

# 第七节 区域病理诊断中心建设

我国的病理诊断医师相对于西方发达国家比较薄弱,很多地市级和县级医院缺少技术实力较强的病理诊断医师和病理技师。建设区域病理诊断中心,一般是在病理诊断技术力量比较强的省级医院建设,该中心覆盖地市级和县级医院,为这些医院提供病理诊断服务。

## 一、区域云病理系统

区域病理系统是基于云计算技术,向医疗机构提供的云端病理诊断服务。对于已有配备电子病理切片和诊断系统的医院,可实现与区域云病理系统对接,接收来自医院的电子病理数字切片。如果医院没有配置相关的电子病理切片和诊断系统,无法接入该区域云病理系统,只能采取病理标本邮送的方式送到区域病理诊断中心来处理。

区域云病理系统一般具备离线上传和诊断业务功能,同时具有术中活检实时病理诊断服务。

目前,我国的电子病理切片和诊断系统,尚未采取统一的数据标准。每个厂家的电子病理切片,只能本厂家的软件系统解析。因此,区域病理系统必须具备国内支持众多电子病理切片厂商解析协议。

各医疗机构已有的电子病理诊断系统,通过互联网链路接入区域云病理平台数据中心,实现患者病理申请数据信息与电子病理切片图像及区域病理数据中心无缝上传,本院病理医师可以利用电子病理诊断系统诊断,也可以利用云病理系统浏览患者电子病理图片进行诊断或浏览诊断图文报告。

## 二、区域云病理系统技术架构

区域云病理系统技术架构,各医疗机构已有的电子病理系统,通过互联网链路接入区域云病理平台数据中心,实现患者病理申请数据信息与电子病理切片图像及区域病理数据中心无缝上传,本院病理医师可以利用电子病理诊断系统诊断,也可以利用云病理系统浏览患者电子病理图片进行诊断或浏览诊断图文报告,见图10-5。

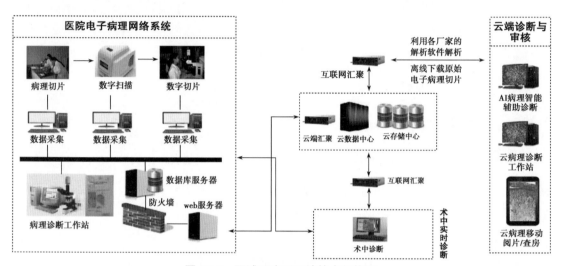

图 10-5　区域云病理系统技术架构图

## 三、区域云病理系统的业务功能

创建区域化云病理诊断平台后,从此相关重要病理切片等资料可通过先进的数字化切片扫描系统处理后,以可视数据的形式传输到区域化云病理诊断平台,而后由专家进行会诊,上传诊断图文报告。目前,数字化切片扫描系统的扫描精度已达到20~40倍,完全可以取代光学扫描仪。

云病理系统不仅融入了数字化病理信息,还通过与区域医疗信息化系统的信息交换,整合了患者的病史信息和医学影像资料等。它不仅提供远程诊断服务,还为医院及各地医务人员提供线上线下病理基础知识和高级培训、远程病理读片会和在线病例讨论等高端服务。

### (一)术中实时诊断业务

目前,虽然国际上规定了电子病理切片存储格式参照 PACS 的 DICOM 3.0 标准执行,但由于各个电子病理切片扫描生产厂家,为了建立技术壁垒,都建立各自的电子病理切片私有存储和解析标准,未遵循国际标准,造成了互不兼容,只有对外开放其解析标准,才能广泛应用。对于术中病理诊断,要求在 30 分钟内完成,为了解决诊断及时性问题,采用远程病理切片实时同步呈现方式,解决不兼容和专家诊断等问题。

在医院病理科设置一台接入服务器,安装厂家的电子病理切片解析软件,实时同步播放电子病理切片,通过区域云电子病理系统,在接入专家端实时同步浏览远程播放的切片图像

（可以实时视频开展交流），及时作出诊断。

### （二）病理云端阅片诊断

电子病理切片存储在网络云端，如果是通用的 DICOM 3.0 存储标准，在云端对图像处理和分析，专家端可以离线远程操作浏览病理切片，如图像缩放、窗宽窗位调整、标记、测量等，以及对图像辅助处理，如图像对比、图像融合显示等，作出诊断报告。

如果存储在云端的电子病理切片是私有标准格式，诊断方可以离线下载该电子病理切片，利用安装在本地的私有解析软件本地操作浏览电子病理切片，作出诊断报告。

## 第八节 区域临床检验中心建设

### 一、区域云 LIS 技术架构

区域云 LIS，依托区域内实力雄厚的三级医院临床检验中心或第三方临床检验中心，利用第三方物流中心，为其他医疗机构提供的云端临床检验服务，满足医院临床检验工作的需要。云 LIS，一方面可用于未部署临床 LIS 的医院，另一方面融合已有 LIS 的医院。其优点是解决医院业务拓展，满足临床医疗工作的需要，见图 10-6。

区域 LIS 平台包括：检验数据中心、临床检验中心信息系统、检验信息交互平台、临床实验室信息系统、LIS 应用中心服务、LIS 应用终端六大部分。

区域云 LIS 技术架构，普通的社区保健站、村卫生室和私人诊所直接部署云 LIS 标本采集和条码打印终端设备和 LIS 软件应用系统，将张贴条码后的标本利用物流系统快速交给区域云 LIS 临床检验中心，接受标本和检验工作。检验结果出来后，利用本地 LIS 工作站打印报告或移动设备查询报告。对于乡镇卫生院和社区卫生服务中心以上医疗机构，大都配备了院内 LIS 网络系统，将该系统与区域云 LIS 融合对接，接受该医疗机构无法开展的临床检验业务标本，为其开展临床检验业务。

### 二、区域云 LIS 业务功能

区域云 LIS 应具备丰富的业务与管理功能。

1. 区域临床检验数据中心

具有分中心代码管理、医疗机构临床检验代码分配管理、实验室机构临床检验代码分配管理、检验申请项目管理、检验申请组合管理、一般检验报告项目管理、微生物标准数据库管理、药敏试验药物标准库管理、标本种类标准库管理、试验方法标准库管理、检验仪器标准代码库管理、检验试剂标准代码库管理、检验审核规则数据库管理。

2. 区域临床检验数据交换平台

具有检验申请项目、检验申请组合、检验报告项目、微生物标准数据库、药敏试验药物标准库、标本种类标准库、试验方法标准库、检验仪器标准代码、检验试剂标准代码的上传与下载、检验审核规则的上传与下载、检验标本电子申请的上传与下载、检验结果的上传与下载、临床实验室室内质量控制结果的上传与下载、临床实验室室间质量控制结果的上传与下载。

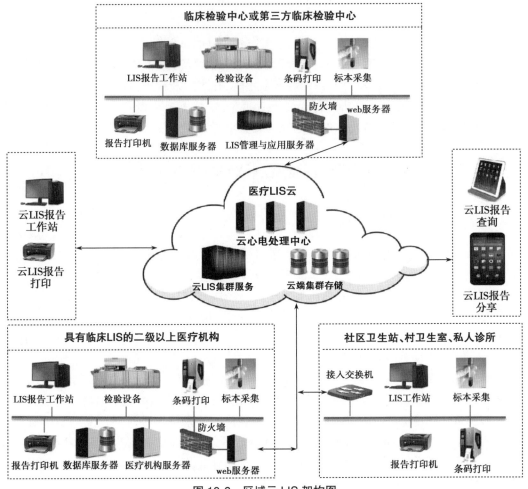

**图 10-6 区域云 LIS 架构图**

3. 区域检验数据统计分析

具有区域检验标本类别统计、区域检验项目统计、区域检验项目均值分析、区域微生物数据统计功能。

4. 区域检验质量控制数据管理

具有实验室室间质控数据管理、实验室室内质控数据管理、室内质控数据室间比对、实验室方法学评价、微生物室内质控数据管理、血库室内质控数据管理功能。

5. 区域检验数据挖掘

具有区域检验标本周转时间统计分析、临床检验项目参考值验证、检验数据统计分析、区域细菌耐药监测、院内感染监测、传染病报警功能。

6. 商业临床实验室数据交换管理

具有商业临床实验室检验申请信息下载管理、商业临床实验室检验结果上传管理、区域检验商业信息交换服务费用结算功能。

7. 区域临床检验标本流转管理

具有区域检验标本流转监控、区域检验标本流转统计、区域检验标本流转费用结算功能。

8. 医疗机构中 LIS 功能

具有临床检验业务总流程,如临床检验申请、医嘱执行、标本采集及确认、标本实验室外部流转、实验室标本接收、实验室标本上机及分析、实验室检验结果采集、检验报告审核、检验报告回报临床、检验标本存储、检验标本销毁功能。

# 第九节　区域医疗系统管理业务功能

区域医疗系统一般指区域 PACS、区域 LIS、区域心电、区域病理四个系统。区域医疗系统技术架构基于 B/S 设计开发,提供云服务。采用 B/S 模式部署在区域医疗中心或医联体牵头医院等数据中心,系统提供超级管理员角色,授权管理员可以分配、编辑、管理各区域云系统。在区域部署模式下区域管理员也可以登录该管理平台编辑、管理本区域内所有医疗机构、医师、患者的信息,同时区域中心支持与总中心进行数据同步。

## 一、系统权限

区域医疗系统可根据各子系统的需要,分别授权管理。对每个区域子系统中各类业务角色赋予不同的权限,利用子系统平台开展相应的工作。包括对不同用户的权限进行授权分配,包括诊断权限、审核权限、浏览报告权限、打印报告权限等。

## 二、医疗机构与科室信息维护

1. 医疗机构数据管理　建立远程医疗机构信息库,医疗机构的注册功能,医疗机构的信息浏览功能,对医疗机构及其各类属性信息进行增、删、改功能。

2. 医疗机构科室数据管理　建立远程医疗科室信息库,科室的注册功能,科室的信息浏览与多属性查询功能,科室关联功能,对科室及其各类属性信息进行增、删、改管理功能。

## 三、医疗机构医务人员数据库

医疗机构医务人员数据库管理是建立和维护远程门诊专家信息库、医疗项目数据库、医务人员数据库、监督人员数据库等。

## 四、各种类型的医联体及成员管理

该系统是为各类医联体提供远程医疗业务协同服务,为某一类型的医联体提供内部成员管理服务。如呼吸专科联盟,平台赋予呼吸专科联盟发起者拥有系统业务的所有管理和开展业务权限,这种权限仅限于对联盟内成员行使,超出联盟以外权限,原则上不授予。

## 五、诊断模板数据库

各个区域子系统建立各自的诊断模板数据库。

## 六、业务统计与分析

对分级诊疗各项业务与管理信息进行报表统计和查询,其基本功能包括区域云影像、区域云心电、区域云病理、区域云检验类业务量的统计功能、财务收入与支出统计、医疗机构数量等。可按任意时间区间、单位、业务类别进行综合或分类统计与查询。

## 七、区域医疗业务监管接口功能

该区域医疗系统平台是为各类医联体、上级行政管理机构提供业务数据监管服务,为了满足不同机构数据信息监管需要,需要开发设计面向不同部门数据监管业务数据上传接口系统。

# 第十节　区域医疗数据中心建设

为发挥区域医疗中心四个协同区域医疗系统的作用,赋能接入各级医疗机构开展专科医联体内部医疗机构之间协同业务,需要建设区域医疗数据中心,配置服务器、数据存储设备、网络交换设备、安全监测设备等,构建一个安全可靠网络运行环境。

## 一、数据中心建设

区域医疗数据中心担负着区域医疗机构之间数据交换、共享及处理等核心工作,具体建设方式本节不再赘述,重点介绍区域协同医疗系统服务器部署方式。

1. 区域云影像 PACS 服务器

云影像 PACS 需要数台服务器,一般配备有患者主索引(enterprise master patient index,EMPI)服务器、医疗机构注册服务器、与医院 PACS 接口服务器、报告管理查询服务器、影像处理服务器、三维重建服务器、统计分析服务器、web 服务器、应用管理服务器等。建议一般采用刀片机架式服务器,扩充方便灵活,采取统一集中光纤存储方式。

2. 区域云心电系统服务器

云心电系统与云影像 PACS 类似,需要数台服务器,一般有患者主索引 EMPI 服务器、医疗机构注册服务器、与医院心电系统接口服务器、心电解析服务器、报告管理查询服务器、统计分析服务器、web 服务器、应用管理服务器等。建议与云影像系统一样采用刀片机架式服务器,采取统一集中光纤存储方式。

3. 区域云病理系统服务器

云病理系统也需要数台服务器,一般有患者主索引 EMPI 服务器、医疗机构注册服务器、与医院病理系统接口服务器、影像处理服务器、报告管理查询服务器、统计分析服务器、web 服务器、应用管理服务器等。建议采用刀片机架式服务器,采取统一集中光纤存储方式。

4. 区域云 LIS 服务器系统

云 LIS 也需要多台服务器,一般有患者主索引 EMPI 服务器、医疗机构注册服务器、与医院 LIS 接口服务器、标本接收处理服务器、报告管理查询服务器、统计分析服务器、web 服务器、应用管理服务器等。建议采用刀片机架式服务器,采取统一集中光纤存储方式。

上述每个系统中,都有患者主索引 EMPI 服务器、医疗机构注册服务器,这两个服务器,可以考虑统一建设,四个系统或其他系统统一使用。除此之外,还有 web 服务器,也可以考虑共建共用。

## 二、数据库系统部署

区域医疗四个系统一般都是独立运行,每个系统所采用的数据库系统可能相同也可能不同,根据各自选择的数据库管理系统各自独立部署,数据库均要支持云服务,根据用户量多少能够做到自由扩展,具体部署方式不再赘述。

## 三、四个区域医疗软件系统部署

根据区域医疗软件系统部署设备要求,分别将区域 PACS、区域心电系统、区域 LIS、区域病理系统分别部署到各自要求的服务器上,按照对应数据系统要求安装部署数据系统,建立软件系统运行的各种字典数据库。

## 四、统一网络系统建设

区域医疗信息系统,如区域云 PACS、区域云心电、区域云病理、区域云 LIS 等,需要与区域医疗内部各医院的网络系统实现互联互通,实现与医院内部核心业务数据 HIS、PACS、心电网络系统、病理系统、LIS 检验系统进行数据信息交换与共享。

为了实现四个区域医疗系统与医院内部对应的系统数据交换与共享,需要建立数据交换接口,同时为了确保医院内部网络系统安全,需要采取安全策略。区域医疗数据中心一般采取互联网接入方式应用 B/S 架构,各级医疗机构内部局域网络需具备互联网访问出口,通过在医院内部互联网访问出口建立数据交换共享前置服务器,实现与区域数据中心应用服务器数据交互与共享。

只要实现医院内部业务数据骨干网与区域医疗数据中心网络互联互通即可,但是网络安全设计需要严格控制,确保医院内部核心数据局域网络系统的安全,见图 10-7。具体网络安全策略描述如下。

1. 在医院内部核心数据局域网络内部数据中心机房,在对外出口防火墙设备上,开辟一个非军事化数据交换共享区域,布置一台数据交换前置服务器,并设置路由和访问权限。

2. 医院内部对外共享数据信息,由医院信息系统将共享数据信息统一存储到前置服务器上,供外部网络访问前置服务器。

3. 云数据中心通过医疗专网访问前置服务器,一是取走所需要的共享数据信息,二是将向医院内部反馈的数据信息存储到前置服务器上。

如果是医疗卫生保健站、村卫生室或个体私人诊所,只有单一的放射、检验、心电设备,也没有组建网络。以配备云 PACS 系统工作站、云 LIS 工作站、云心电工作站方式组建一个小型网络,通过医疗专网直接与云数据中心进行数据交换。

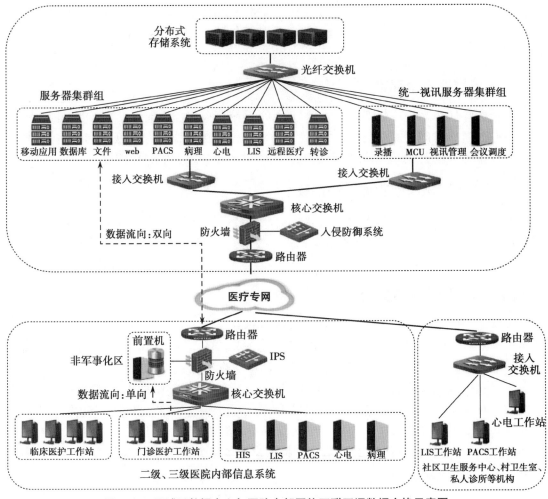

图 10-7　区域云数据中心与医院内部网络互联互通数据交换示意图

# 第十一节　医疗机构接入与应用

## 一、各级医疗机构终端设备的安装部署

各级医疗机构区域协同医疗终端设备的部署与其他系统部署不同,一般由区域医疗中心牵头三级医院原有临床影像诊断中心、临床病理诊断中心、临床心电诊断中心、临床检验中心基础上,相应地部署区域云系统相关终端设备,实现接入各级医疗机构医院内部业务数据与区域云系统之间数据交换和共享。

### (一)三级医院终端设备部署

1. 三级医院临床影像诊断中心

为了实现医院内部数据上传到云影像系统平台上,需要部署两系统之间的数据交换前置服务器,通过 web 中间件服务器模式实现数据交换。三级医院一般都建设有临床影像诊断中心,也可以将疑难影像原始资料通过前置服务器发到区域云影像系统上,寻求上级医院的诊断和确诊。

云影像系统基于 B/S 业务模式,只需将云影像浏览器嵌入到医院内部 PACS 工作站上,三级医院诊断医师在医院内部 PACS 上,就可以登录区域影像 PACS(以下简称"云影像"),开展影像后处理、三维重建、报告诊断和审核等工作,也可以查阅区域影像 PACS 开展的诊断报告情况,包括每位医师的诊断报告数量、审核报告数量、在哪些医院开展的业务数量。

2. 三级医院临床病理诊断中心

为了实现医院内部数据上传到区域病理系统平台(以下简称"云病理")上,需要部署两系统之间的数据交换前置服务器,通过 web 中间件服务器模式实现数据交换。三级医院一般都建设有临床病理诊断中心,也可以将疑难病理图像通过前置服务器发到区域云病理系统上,寻求上级医院的诊断和确诊。

云病理系统基于 B/S 业务模式,只需将云病理浏览器嵌入医院内部病理系统工作站,三级医院诊断医师在医院内部病理系统上,就可以登录云病理系统,开展病理报告诊断和审核工作,也可以查阅区域云病理系统开展的病理诊断报告情况,包括每位医师的诊断报告数量、审核报告数量、在哪些医院开展的业务数量。

3. 三级医院临床心电诊断中心

为了实现医院内部数据上传到区域心电系统(以下简称"云心电")平台上,需要部署两系统之间的数据交换前置服务器,通过 web 中间件服务器模式实现数据交换。三级医院一般都建设有门诊、临床心电诊断中心,也可以将疑难心电图像通过前置服务器发到区域心电系统上,寻求上级医院的诊断和确诊。

云心电系统基于 B/S 业务模式,只需将云心电浏览器嵌入医院内部心电系统工作站,三级医院诊断医师在医院内部心电系统上,就可以登录云心电系统,开展心电报告诊断和审核工作,也可以查阅利用区域云心电系统开展的各种业务量和统计。

4. 三级医院临床检验中心

为了实现医院内部临床检验标本和数据上传到区域 LIS(以下简称"云 LIS")平台,需要部署两系统之间的数据交换前置服务器,通过 web 中间件服务器模式实现数据交换。

云 LIS 基于 B/S 业务模式,只需将云 LIS 浏览器嵌入医院内部 LIS 工作站,三级医院检验医师在医院 LIS 上,就可以登录云 LIS,查阅打印利用区云 LIS 开展的各种检验报告等。

**(二)二级医院终端设备部署**

1. 二级医院临床影像诊断分中心

二级医院一般情况下,都建设有临床影像诊断分中心,为下级医院提供部分影像诊断业务,同时也请求上级医院开展影像诊断和报告审核工作。为了实现二级医院需要上级医院诊断和审核的影像内部数据上传到云影像系统平台上,需要部署两系统之间的数据交换前置服务器,通过 web 中间件服务器模式实现数据交换。

云影像系统基于 B/S 业务模式,只需将云影像浏览器嵌入二级医院内部 PACS 工作站,二级医院诊断医师在医院内部 PACS 上,就可以登录云影像 PACS,开展影像后处理、三维重建、报告诊断和审核等工作,也可以查阅为区云影像 PACS 开展的诊断报告情况,包括每位医师的诊断报告数量、审核报告数量、在哪些医院开展的业务数量。

2. 二级医院临床病理诊断分中心

二级医院临床病理诊断分中心相关设备部署与临床影像诊断中心方法类似,在此不再赘述。

3. 二级医院临床心电诊断分中心

二级医院临床心电诊断分中心相关设备部署与临床影像诊断中心方法类似,在此不再赘述。

4. 二级医院临床检验分中心

二级医院临床 LIS 检验分中心相关设备部署与三级医院临床 LIS 检验中心方法类似,在此不再赘述。

**(三)社区服务站与村卫生室等一级医院区域终端部署**

这一级的医疗机构,其放射设备、检验设备、心电设备比较单一,一般不配备 PACS、LIS 和心电系统。直接在这级医疗机构配备一台多口交换机和多台前置机,在放射设备旁安装一台 DICOM 网关前置机,直接采集影像数据,通过网关上传到云影像 PACS 中;在心电设备旁配备一台心电 ECG 采集终端,将采集到心电图像资料直接上传到云心电系统中;在检验设备旁安装一台云 LIS 标本采集和条码打印机,将采集到的标本数据信息直接上传到云 LIS 中。

## 二、各级医疗机构软件系统接入和应用

有关区域数据中心软件的安装部署,前面已经叙述。本节重点介绍有关区域应用软件的部署,在各级医疗机构相关科室需要部署终端软件和云浏览器,这些软件的功能一方面完成患者的检查检验资料上传到区域云数据中心,另一方面完成诊断报告和业务数据查询统计等。

**(一)二级、三级医院区域应用软件系统部署**

1. 影像科室

无论是二级医院还是三级医院影像科室,均要部署云影像工作站软件系统和云影像浏览器软件,嵌入到医院内部 PACS 中,实现影像资料上传和诊断报告下载、调阅。

2. 心电诊断科室

在二级医院和三级医院心电诊断科室,部署云心电工作站软件系统和云心电浏览器软件,嵌入医院内部心电网络系统中,实现心电像资料上传和诊断报告下载、调阅。

3. 病理科

在二级医院病理科和三级医院病理诊断中心,部署云病理工作站软件系统和云病理浏览器软件,嵌入医院内部病理系统中,实现病理资料上传和诊断报告下载、调阅。

4. 检验科室

在二级医院检验科和三级医院检验科室,部署云 LIS 工作站软件系统和云 LIS 浏览器软件,嵌入医院内部检验系统中,实现检验标本资料上传和诊断报告下载、调阅。

**(二)社区服务站与村卫生室等一级医院软件系统部署**

在社区服务站、村卫生室等医疗场所,根据影像设备、检验设备、心电设备数量,搭建微型局域网络,在影像设备旁部署云 PACS 影像采集网关、在检验设备旁部署云 LIS 标本采集条码打印工作站软件,在心电设备旁部署云心电 ECG 采集工作站,将直接获得的原始数据通过医疗专网直接上传至区域数据中心,由区域云影像诊断中心、云心电诊断中心、云 LIS 检验中心分别给出检查检验报告,并上传至平台中,通过云浏览器软件下载、阅读报告。

# 第 十 一 章

# 建设互联网医院基础信息平台系统

## 第一节 国内互联网医院的商业模式

目前,互联网医疗形式多种多样,业界广泛称呼的互联网医院、虚拟医院、网络医院、云医院等,都是互联网医疗的具体应用形式。目前互联网医院有三种形式,一种是实体医疗机构依靠本身的技术服务资源独立开展医疗服务的互联网医院,如四川大学华西医院等医疗机构;第二种是医疗机构与互联网医院平台厂商合作,医疗机构提供医疗技术内容服务与运营服务,第三方机构提供互联网医院平台技术,如中日友好医院、中国医学科学院北京协和医院等医疗机构;第三种是第三方机构利用互联网医院平台汇聚具有医师资格证的各类医疗资源,利用国家注册医师开放的异地注册备案行医政策,为患者提供的一种问诊咨询服务,这种商业模式的前提条件是第三方机构(一般指非医疗机构)必须收购或兼并一家医疗机构,具备互联网医院所具备的资质,作为提供医疗业务服务的资格,如京东医疗健康、淘宝等电商平台。

### 一、依托实体医疗机构的互联网医院商业模式

目前,国内大多数三级医院,依托自身医疗机构的技术实力申请开办互联网医院,这是主流互联网医院的存在形式,也比较符合我国的国情。这种互联网医院的特点是实现线下与线上有机结合,为复诊患者提供一种便捷的服务模式。

1. 实体医疗机构主导的商业服务模式

一方面,以实体医疗机构为主导的互联网医院业务运营模式,不以商业盈利为目的,以延伸服务半径和扩大医院知名度为核心,运用互联网技术为本院复诊患者提供便捷的就诊服务流程,提供网上预约、在线疾病咨询、在线问诊、在线报告查询、药品配送等服务,以提升患者的就医体验。

另一方面,围绕核心优势学科和知名专家,打造医院核心技术优势和服务品牌,让更多的患者享受优质医疗资源的服务。

从维系客户关系的商业角度分析,互联网医院商业模式增加了患者的黏性,在城市内部医疗市场竞争的环境下,利用提升服务质量,获得患者对医院服务的信赖,是一种增加患者黏性服务数量的商业服务模式。这种商业模式下,互联网医院的收入主要来自诊疗费用,第三方技术服务机构,主要采取技术服务模式获取商业收入。但是,从商业竞争的角

度，"吸引顾客、保留顾客"，通过互联网医院为患者（顾客）创造了更多的客户价值，患者黏性增加，对该医院提供的医疗服务依赖性增加，后期的复诊以及住院都将为医院带来可观的医疗收入。

这种商业模式的核心是利用"互联网＋服务"模式和效率，赢得更多患者的信赖，增加医院患者就诊数量，提升医疗服务效率，间接地获得医疗收入。

2. "实体医疗机构＋药品物流"的商业模式

实体医疗机构与具有药品物流配送服务体系的第三方机构合作，利用互联网医院网络系统平台与第三方药品物流平台实现无缝对接，建立无缝的处方审核与流转机制。由实体医疗机构安排本院医师在线坐诊，对外提供线上就诊服务，第三方药品物流系统负责药品配送服务。其中，诊疗费和药品销售收入，作为商业模式的收入。

这种商业模式的弊端是处方药品由第三方机构提供，其中药品价格参照医院的价格执行，但进入医保需要批准，如果药品无法进入医保支付的范畴，这种模式的规模将受到限制。随着人们经济收入水平不断提高，年轻消费群体越来越青睐这种网上方便快捷配送到家的药品销售模式。

3. "实体医疗机构＋药店"的商业模式

实体医疗机构与当地药品零售商合作，利用互联网医院网络平台，由实体医疗机构安排本院医师在线坐诊，对外提供网络就诊服务，患者在药店接收网络就诊线上服务，然后直接利用医师开具的线上处方，在药店支付取药。其中，诊疗费、药品收入作为合作的商业收入，进行分配。典型代表如广东省第二人民医院互联网医院，该互联网医院采用了"医院＋药房"网络连锁店的合作模式，以医疗机构医师为服务主体，以医药零售企业为服务载体，实现了处方电子化流转，患者只需前往家附近的合作药店，通过远程视频医院的专家在线对其进行面诊，结合物联网技术（血压、血糖、体温检测仪）上传生理数据，就可以享受到高质量的医疗服务。

## 二、联合运营的互联网医院商业模式

这种互联网医院商业模式，是依托企业第三方机构互联网医院平台和运营队伍，由第三方企业提供资金和技术，建立互联网医院服务平台和市场推广运营机构，医疗机构或医师入住平台提供核心医疗服务，双方签订协议达成合作意愿，并明确各自的权利与义务，从而形成的一种合作共同体。第三方企业机构负责互联网医院的运营服务，依托与线下实体医疗机构合作，线上医师通过在实体医疗机构注册多点执业，从而实现在平台上参与诊疗行为。根据主导对象的不同，这种互联网医院可细分为以下两种服务模式。

1. 医药电子商务与医疗机构合作模式

由医药电商主导，与医疗机构合作的整合型互联网服务模式。医药电商通过与医院签约合作，从而实现合作医院医师资源线上化服务，再利用自身平台优势大力整合医药资源供应链，打造"药厂 - 药房 - 医院 - 消费者"线上线下医药流通业务闭环。用户通过医药电商入口即可在线挂号、就诊，医师开具电子处方后，患者直接通过天猫医药馆在线购药配送到家。典型代表有武汉市中心医院网络医院、浙江省互联网医院平台等。

2. 移动医疗平台与大型医院医师直接合作模式

这种商业服务模式，主要是第三方移动医疗平台与实体医院合作，独立于线下实体医疗机构的线上医院服务模式。该平台借助于合作医院合法的执业许可证,招募全国医疗专家入驻平台提供线上医疗服务。该平台也可以直接和医院的医师合作,医师可多点执业自由注册成为互联网医院的医师,在虚拟诊间为患者提供服务。患者在实体医院取得检查报告并获得初步诊断后,可以在互联网医院平台上的专家进行在线问诊和在线开处方,并享受配送药品到家等便民服务,还支持医疗保险线上支付,通过健康云卡,实现电子病历共享,形成云医疗服务体系。这种创新模式打破了医师资源在空间、地域上的限制,使医师资源的层次更加丰富,实现了医师资源的社会化,同时打通了"医疗 + 药物 + 医疗保险"三个关键产业环节,以团队医疗协作的方式,为各地患者提供线上线下闭环服务。

### 三、第三方机构独立运营商业模式

这种商业模式,第三方机构须具有互联网医院运营服务资质,能够独立地提供互联网医院诊疗服务和软件系统平台。

1. 医疗机构加盟服务模式

利用第三方互联网医院大型服务平台,为医疗机构提供建立互联网医院的技术运营服务,医院在平台上建立自己的互联网医院,提供专科或综合互联网医疗服务。通过该互联网医院平台预约线上门诊、检查治疗等。对于线上药品处方可以通过医院自身的药房供给,也可以流转到第三方药品配送机构。

2. 医师自愿加盟服务模式

利用互联网医院平台资源汇聚作用,提供医师和患者注册入口,医师利用可以多点执业的政策注册互联网医院平台,签署服务协议,成为互联网医院医师,为患者提供互联网诊疗问诊服务。

3. 零售药店与物流电商加盟服务模式

互联网医院平台,为全国的药品零售药店提供入驻平台和药品零售业务服务,物流配送电商加盟,为患者购买或医师开具的药品处方,提供线下配送服务。根据患者所在的地理位置,智能匹配就近的药店提供配送服务。

### 四、"互联网专科联盟 + 专科互联网医院"联合商业模式

依托国内知名的专科医院或专科牵头的互联网专科联盟,建设"互联网专科联盟 + 专科医院"联合服务平台。鼓励专科联盟的医院或医师入驻平台,利用专科联盟平台资源,提供联盟之间远程会诊业务服务,同时为专科联盟成员提供延伸的互联网诊疗服务,与专科用药厂商合作建立药品配送服务体系。

远程诊疗解决医疗机构之间业务协同与分级诊疗服务的同时,提供线上药品配送和检查治疗预约服务。包括线上专科会诊、协同检查与治疗、双向转诊、远程继续教育、在线互联网处方、处方流转、与医保中心处方流转平台对接结算、结算后药品处方流转到医保指定的定点药房配送药品到家等服务。

利用互联网专科医院业务功能,为患者提供互联网医院诊疗服务。包括线上诊疗服务、检查与治疗预约服务、在线互联网处方、处方流转、与医保中心处方流转平台对接结算、结算后药品处方流转到医保指定的药房以及药品配送到家等服务。

## 五、区域医院联盟商业模式

"医院联盟 + 医师"的合作模式,通过区域内医疗机构间自由联盟,借力于移动互联网技术和云计算,整合多方医疗资源,再与金融支付、第三方药品配送、医疗保险等资源对接,实现医疗机构间的协同发展,推动分级诊疗圈的进一步完善。

该模式的典型代表是由浙江大学医学院附属邵逸夫医院建立的"邵医健康"云平台,是全国首家以分级诊疗为核心、以实体医院为主体的医疗云平台。该平台的"云门诊"已经延伸至浙江省 34 家协作医院近百家社区医院,实现了医疗机构间的线上会诊、协同检查、双向转诊、远程联合门诊、远程手术指导、远程教育培训、在线互联网处方、在线药品配送等功能。这种模式有效地推动了区域内医疗机构间的协同合作,形成了"首诊在社区、大病去医院、康复回社区"的良性循环。

# 第二节　建设互联网医院的目的

互联网医疗实质上是利用"互联网 +"医疗技术为广大患者开展的网络诊疗、家庭专业护理和健康服务的一种创新服务模式。同时借助网络可穿戴监测设备为患者血压、心电等生命体征参数提供实时监测和服务,借助互联网医疗平台技术收集整合患者病史健康档案资料,为患者提供多种健康医疗线上与线下服务。上述应用模式,为大多数医疗机构所接受,建设互联网医疗健康基础服务平台的目的是依托互联网技术,延伸医疗服务范围、提升服务方式和患者就医体验,为老百姓提供更加便捷的医疗与健康服务。具体目的有以下几项。

1. 为患者提供便捷的服务手段

互联网医院的开始,是利用现代信息技术,为患者提供了一个更加便捷的服务手段。部分慢性疾病和咨询以及医师随访工作,利用互联网提供服务,减少患者没必要的跑腿。特别是在疫情暴发时期,其作用更加明显。

2. 减少患者就医的盲目性

通过互联网医院线上宣传智能化的就诊科室推荐和就医路径等告示,患者预先知道依据自己症状应预约哪个科室和医师,减少盲目性,提高主动性。

3. 为患者节省就医时间,提高就医效率

互联网医院开通,特别是线上预约挂号和分时段就诊检查治疗,有效地降低了患者就医时间,提高了就诊服务效率,为患者节约了大量时间。

4. 为医患双方建立交流沟通渠道

通过互联网咨询和随访通道的开启,医患之间交流更加方便快捷,不受时空的限制,提供了一个有效的交流沟通渠道,增加了医患之间信任度。

5. 为患者提供更多的医疗服务内容

通过医疗服务模式创新,在互联网医院平台上提供更多的医疗服务内容,极大地方便患者就医。

## 第三节　咨询类互联网医院建设

### 一、互联网医院业务功能

所谓问诊咨询类互联网医院就是没有依托实体医疗机构,凭借虚拟注册的具有医师资格证的各类医师,在线上提供咨询、诊断以及药品配送服务的互联网医院平台。早期的互联网医院大多数都是这种形式。这些互联网医院系统平台,相对比较简单,不需要与医院信息系统和区域健康档案平台互联互通,是一个面向移动或 PC 端用户提供服务的独立系统。所具有的业务功能为医师注册功能、患者注册服务、医师简介功能、按照专业或疾病医师类别划分业务功能、线上导诊服务、线上预约服务、线上缴费功能、线上咨询服务、线上问诊服务、药品处方药事服务、药品配送服务、满意度评价服务、个人中心服务。

轻问诊互联网医院系统平台,早期没有与实体医疗机构打通服务,只提供线上服务,线下检查、治疗、手术、住院服务均无法提供,业务受到较大局限。由于注册到平台上的医师质量参差不齐,所提供的医疗服务质量也无法得到保障。

### 二、互联网医院患者端业务功能

为患者提供手机移动端 app 或微信公众号,患者下载 app 或关注微信公众号注册即可开展互联网诊疗业务。患者端业务功能包括智能导诊、预约线上专家、报告单查询、费用查询、在线缴费、在线咨询、用药提醒、药品配送,可在线下单买药,并完成药品配送等业务。

### 三、互联网医院医师端业务功能

互联网医院系统为医师端提供 PC 端和移动端业务功能,包括接线上受咨询、线上诊断、线上处方等服务,也可以浏览患者电子病历、健康档案和随访服务。

### 四、互联网医院运营端业务功能

互联网医院系统提供运营管理业务功能,包括医师注册管理、协议服务、认证中心、业务统计、收入查询、运营驾驶舱等。

## 第四节　基于实体医疗机构的互联网医院建设

### 一、基于全市统一互联网医院平台建设思路

如果城市内部每个医院都独立建设一个互联网医院平台,各自独立地为区域内群众提供互联网诊疗健康服务,那么这对于公立医院来说是一个巨大浪费。如果为一个城市设计统一的互联网医院服务平台,各家医疗机构入驻该平台,开展各自的互联网医院医疗健康服务,实现其医疗健康服务业务的延伸,则有利于降低建设和运营成本,也有利于监督管理。对广大人民群众来说,这意味着不用为每个医院的互联网医院平台下载一个 app 以及有关的密码口令,登录统一的平台可以随意进入每个医院开设的互联网医院服务页面。

互联网医院系统是为实体医疗机构提供的线上与线下一体化服务模式,适用于城市内部三级医院、二级医院、社区卫生服务中心所有的医疗卫生机构,同样也适用于县级医院、乡镇卫生院和村卫生室。其服务定位是复诊患者、慢性病患者、家庭病床患者以及常见病患者,急症患者和外伤疾病患者不适合互联网医疗。

## 二、互联网医院全新线上门诊系统设计

互联网医院平台上的线上门诊系统,是基于 SaaS(software as a service,SaaS)服务的专科门诊、专病门诊、专家门诊等。这些门诊与传统的普通门诊有较大区别,传统的门诊医师可以听诊、叩敲身体、观察患者精神面貌、测量体温,中医还要号脉、观查舌象等。除了叩敲身体部位和中医号脉外,其他在互联网医院线上门诊是可以做到的。

如果是患者在医疗机构与上级医院开展线上远程专家门诊,医疗机构可以配备必要的电子心脏听诊仪、电子皮肤镜、电子喉镜、电子耳鼻镜、电子温度计等电子门诊装备,除了叩敲身体部位和中医号脉外,弥补远程门诊无法"面对面"问诊传统四诊(望、闻、问、切)的弊端。

作为服务端的医院,线上门诊系统要装备电脑,安装视频软件系统和互联网诊疗系统,该系统具有电子处方、电子印章、视频、语音、图片等基本业务功能。通过该互联网诊疗系统可以查阅患者的电子健康档案和电子病历,方便查阅患者最近的检查、治疗、手术以及用药记录以及遗传史和过敏史等基本信息。系统提供视频、语音、图文三种模式问诊服务,复诊完毕后可以开具电子药品、检查、治疗处方,互联网医院系统要具备每次门诊全流程环节电子记录、语音和视频记录全档案,按照病历档案管理规定执行保管年限。

1. 门诊智能导诊　利用疾病诊疗知识库系统,通过线上 app、web 端等输入症状,系统自动推荐就诊科室。

2. 提供门诊就诊资源全预约服务　根据智能导诊推荐的科室,选择就诊医师和分时段就诊时间预约线上或线下就诊时间,完成网上预约挂号,复诊患者直接预约挂号。

3. 线上门诊预约挂号　根据互联网医院提供的线上专科门诊、专家门诊或者专病门诊预约资源,选择就诊医师和分时段就诊时间或预约复诊时间。

4. 线上专科门诊　互联网医院线上专科门诊系统,根据医院专科设置,应当设置相应的线上专科门诊,如儿科门诊、中医门诊、呼吸门诊、消化内分泌门诊、高血压门诊、糖尿病门诊、肿瘤门诊、皮肤门诊等。每个线上门诊根据疾病就诊特点,制订线上问诊时间和实行挂号预约制度。根据预约的互联网门诊时间,利用电脑或手机 app,由医师为复诊患者开展医疗服务和开具处方工作。

具体问诊时间也可以利用医师的碎片化时间预约就诊,鼓励医师利用碎片化时间或非工作时间开展线上问诊服务。

5. 线上专家门诊　互联网医院线上专家门诊系统,根据医院专家数量设置,设置相应的线上专家门诊,专家门诊要实名挂号预约,线上有每位专家的简介以及擅长的疾病介绍、挂号费用等信息,给预约挂号提供一个清晰的告知。同样也可以利用专家的碎片化时间,开展线上专家门诊。

## 三、互联网医院线上支付系统功能

互联网医院具有支付结算系统,预约挂号时患者要线上缴纳诊疗服务费用。开具药品、

检查、治疗时,接受医师处方并确认后,要在线上支付相关费用,提供完备的支付结算服务。如果是医保患者,还要具备线上医保结算,结算后将数据信息分别发送给医院、医保和患者,提供清晰的支付结算账单。

### 四、互联网医院的处方流转审核系统功能

互联网医院开具的药品处方,按照互联网医院管理规定,必须由药师审核通过后才能流转到药房发药或配送药品。互联网医院要具备药品处方流转功能,才可以流转到互联网医院本身所在医院的药房,由具有处方药品调配权和审核权的药剂师审核,也可以流转到第三方药品配送机构,但必须经过药剂师审核,所有这些环节都要有记录凭证和电子签名记录。

医保患者处方流转到医保中心处方流转平台,实现移动医保支付结算系统结算,结算后配送药品到家。非医保患者,手机或网上结算,结算后配送药品到家。

如果问诊医师开写的是检查、治疗处方,则自动进行预约,将预约的时间和信息发送到患者手机端,患者实施网上在线结算。医保患者通过移动医保支付结算系统结算,非医保患者,通过移动终端手机微信、支付宝等方式在线网上结算。并在规定的时间来医院做相应的检查治疗。

### 五、药品物流配送系统

互联网医院开具的电子药品处方,一般都具有药品线下物流配送系统,特别是在疫情暴发期间,为避免患者医院就诊交叉感染,支持药品物流配送服务。医院如果没有配送能力,可以借助于第三方物流配送服务。

### 六、出院随访系统

按照出院患者随访要求,将出院病历中规范结构化的随访医嘱系统自动导入互联网医院云服务平台,由平台系统实现随访提醒、预约随访时间、在线随访调查等服务。随访结束后将随访电子病历作为患者电子病历内容一部分管理起来。也可以开展家庭病床问诊咨询和巡诊服务。

### 七、体检预约与随访

根据体检中心开展的各类体检业务,通过门户网站和移动终端,向社会开放。根据不同年龄段健康管理内容,提供差异化的健康体检内容,向社会团体、个人开放,接受个体或团队的体检预售、签约、体检预约、健康评估、追踪随访等业务。

### 八、互联网医院统计业务管理功能

建设基于实体医院的互联网医院服务云平台,除了具有常规的医师和患者端业务功能外,还必须具备后台业务管理功能,具体如下。

1. 医师注册审核服务　实体医疗机构具有行医资格和满足互联网医疗服务的医师都可以在平台上申请,提供诊疗服务。但要申请注册,提交身份证、医师资格证、职称证明等。

2. 患者注册审核服务　患者通过下载互联网医院 app,注册认证后便可享受互联网诊疗服务。如果是医保、商保患者可提交认证,实现线上医保或商保结算。

3. 互联网医院各种统计业务功能。

4. 与医院信息系统平台互联互通实现数据交互与共享服务功能。

5. 与区域健康档案数据库互联互通实现数据交互与共享服务功能。

6. 各种字典库维护管理业务功能。

### 九、互联网医院患者端业务功能

互联网医院系统为患者提供手机移动端 app 或微信公众号,患者下载 app 或关注微信公众号注册后即可开展互联网诊疗业务。患者端业务功能包括智能导诊、预约线下就诊挂号、线上专科门诊、线上专病门诊、线上专家门诊、家庭护理预约、报告单查询、费用查询、在线缴费、健康档案、在线咨询、用药提醒、药品配送,可在线下单买药,并完成药品配送等业务。

### 十、互联网医院医师端业务功能

互联网医院系统为医师端提供 PC 端和移动端业务功能,包括接受线上咨询、线上诊断、线上处方、线上检查、线上治疗等服务,也可以浏览患者电子病历、健康档案和随访服务。

### 十一、互联网医院运营端业务功能

互联网医院系统为医院提供运营管理业务功能,包括医院管理、科室管理、医师护士管理、认证中心、业务统计、运营驾驶舱等。

## 第五节 互联网医院护理服务系统建设

### 一、互联网医院护理系统的业务功能

互联网医院护理系统,是一个相对比较独立的系统。利用该系统为生活在城镇或乡村的家庭老人、儿童等患者提供家庭专业护理服务。提供的专业护理业务功能包括在线护理预约服务、在线缴费、在线建档等。提供家庭式专业护理服务包括注射类、换药类、置管类、灌肠护理、口腔护理、压疮护理、会阴护理、吸痰护理、母婴护理、造口护理、静脉采血、导尿、更换尿管及尿管维护、留置针输液、雾化治疗等。

除上述专业护理服务外,系统还提供管理业务功能,提供专业护士注册审核服务、统计业务服务。为患者提供医患移动专业护理 app,为护士提供 PC 端和移动端服务系统。

### 二、互联网医院护理系统后台管理端业务功能

建设基于实体医院的互联网护理系统服务云平台,也可以单独招聘具有专业护理护士资格证和临床护理经验的护士,组建一个互联网护理医院。后台业务管理功能,具体如下。

1. 护理师注册审核服务 实体医疗机构具有专业护理资格和满足互联网医疗服务的专业护士都可以申请在平台注册,提供专业护理服务。申请注册,需要提交身份证、护士资格证、职称证明等。

2. 患者注册审核服务 患者通过下载互联网医院 app,注册认证便可享受互联网护理

服务。如果是医保、商保患者可提交认证,实现线上医保或商保结算。

3. 互联网医院护理系统各种统计业务功能。

4. 与医院信息系统平台互联互通实现数据交互与共享服务功能。

5. 与区域健康档案数据库互联互通实现数据交互与共享服务功能。

6. 各种字典库维护管理业务功能。

### 三、互联网医院护理系统患者端业务功能

互联网护理医院系统为患者提供手机移动端 app 或微信公众号服务,患者下载 app 或关注微信公众号注册后即可开展互联网诊疗业务。患者端业务功能包括家庭护理预约、费用查询、在线缴费、健康档案、在线咨询。

### 四、互联网医院护理系统护士端业务功能

互联网护理医院系统为护士端提供 PC 端和移动端业务功能,包括接线上预约等服务,也可以浏览患者电子病历、健康档案和随访服务。

### 五、互联网医院护理系统运营端业务功能

互联网医院护理系统为医院提供运营管理业务功能,包括医院管理、科室管理、护士管理、认证中心、业务统计、运营驾驶舱等。

## 第六节　互联网医院系统管理业务功能

互联网医院系统采用 B/S 方式部署在医疗机构或区域医疗中心等数据中心,系统提供"超级管理员"角色,授权管理员可以分配、编辑、管理各互联网医院系统。授权管理员也可以登录该管理平台编辑、管理本区域内所有医疗机构、医师、患者信息。

### 一、系统权限

互联网医院系统可根据各子系统的需要,分别授权管理。对每个互联网医院子系统中各类业务角色赋予不同的权限,利用子系统平台开展相应的工作。包括对不同用户的权限进行授权分配,包括诊断权限、审核权限、浏览报告权限、打印报告权限等。

### 二、医疗机构与科室信息维护

医疗机构数据管理通过建立远程医疗机构信息库和医疗机构的注册功能、信息浏览功能,对医疗机构及其各类属性信息进行增、删、改功能。

医疗机构科室数据管理通过建立远程医疗科室信息库和科室的注册功能、信息浏览与多属性查询功能以及科室关联功能,对科室及其各类属性信息进行增、删、改管理功能。

### 三、医疗机构医务人员数据库

医疗机构医务人员数据库管理是建立和维护远程门诊专家信息库、医疗项目数据库、医务人员数据库、监督人员数据库等。

## 四、业务统计与分析

对互联网医院系统各项业务与管理信息进行报表统计和查询,包括互联网医院各种业务类型业务量的统计功能、财务收入与支出统计等。可按任意时间区间、单位、业务类别进行综合或分类统计与查询。

## 第七节　互联网医院系统与其他系统互联互通设计

### 一、系统总体架构设计

基于实体医院的互联网医院系统平台一般位于实体医疗机构之上,与医院内部的信息系统互联互通实现信息交互与共享,同时该平台还要与区域医疗卫生健康档案平台、医保系统平台、医院内部健康体检信息平台互联互通和数据交互共享,实现患者健康档案、体检数据信息互联互通和数据交互共享,与第三方药品处方审核机构信息平台、药品物流配送机构信息平台互联互通和数据交互共享,见图11-1。

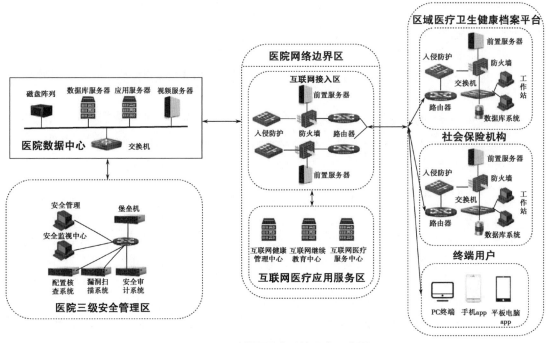

图 11-1　互联网医院系统平台示意图

### 二、与医院信息系统以及区域健康档案信息平台互联互通设计

互联网医院是实体医院利用互联网医院信息化平台将医疗、护理业务服务搬到线上开展的一种延伸服务,要求互联网医院平台复诊患者的电子病历数据信息、预约诊疗信息、药品、医疗服务项目等数据信息均来自实体医院,需要打通互联网医院系统平台与实体医院信

息系统的互联互通,能够让问诊医师调出患者在本院或其他医院近一段时间就诊患病情况,因此互联网医院信息系统平台与实体医院内部的信息系统实现互联互通和数据交换与共享。除此之外,为使网上问诊医师比较详细地了解患者历史健康及近来一段就诊情况,同时需要打通互联网医院系统平台与区域医疗卫生健康档案数据库互联互通,让线上问诊医师随时随地调出患者历史健康档案。

互联网医院信息系统采取 B/S 架构设计,提供患者端 app 和医护端 app,同时也支持医护 PC 端应用。

### 三、与医保中心处方流转系统平台互联互通设计

如果就医患者是参保患者,互联网诊疗项目纳入了医保支付范畴,需要互联网复诊患者的处方(检查、治疗和药品)流转到医保中心处方审核结算平台上,实现自动审核与医保结算,所有这些环节对复诊患者来说是透明的,需要做好闭环设计。最后患者通过支付平台缴纳的医疗费用是由医保结算后最终个人账户分担支付金额。

### 四、与药品配送物流平台互联互通设计,实现药品配送

一般情况下,互联网医院机构本身大都不具备药品配送物流中心和信息化平台,需要借助第三方专业化的药品物流配送平台实现药品的线下配送。目前,国家规定取消药品加成,实行零差价。很多医院的药品供应和配送均交付给当地卫生行政部门指定的中标企业。

因此,互联网医院涉及的药品处方,如需要配送到家,需要将药品处方流转到指定的合作药品配送企业平台,谈好合作与药品供应价格,由该企业按照医师开具的药品处方要求实现药品配送到家。

### 五、互联网医院监管系统接口功能

该互联网医院系统平台要接受本省监管部门监管,按照规定开展各种互联网医疗业务,按照备案以及省级监管平台的要求接入监管平台,实时传递开展的医疗业务数据。接受上级行政管理机构对互联网业务数据监管服务,为了满足不同机构数据信息监管需要,需要开发设计面向不同部门的数据监管业务平台。

# 第十二章

# 建设远程医学继续教育系统

## 第一节　建设远程医学继续教育系统的重要性

无论是医联体还是省部级大型三甲教学医院,其中一个最重要的内容是远程医学继续教育中心的建设,借助于远程医学继续教育系统,为医联体内部的各级医疗机构提供医疗技术培训,帮助他们掌握医学知识和提高医疗诊治技术能力,是解决医疗同质化的重要技术手段。

远程医学继续教育系统是为二级以上医院开发建设的一款产品,比较适合于三甲教学医院、从事远程继续教育的各级医疗机构,也适合从事医养结合的医疗健康服务机构。该系统是医联体建设必不可少的系统之一。远程继续教育系统需要支持多种教育场景,该系统由临床继续教育管理系统、远程继续教育网站、直播平台、移动端继续教育微信公众号和继续教育 app 五者融合组成。

利用网站、微信公众号和 app 发布健康教育课程,课程分为实时在线教学培训和点播两种。远程继续教育网站、直播平台、微信公众号和 app 三者之间相互配合,实现一体化的远程继续教育培训。

### 一、临床继续教育管理系统

继续教育课件也是按照疾病所属专业学科不同设置分类的,这些课件一方面来自专业继续教育机构,另一方面来自医疗机构所属临床科室。临床继续教育管理系统是一个管理继续教育课程的软件系统,实现了医院内部多个专业学科的临床教育资源管理,包括讲师管理,课程培训管理,课件的提交、上传、审核、发布等业务功能。同时,将审核发布后的各个临床专科教学资源实时同步到远程继续教育网站、移动端 app 和微信公众号上,实现信息资源发布的唯一性和及时性。

### 二、远程继续教育网站

该网站是一个相对独立的系统,是远程继续教育系统的重要组成部分,是远程继续教育信息发布、媒体资源管理、媒体资源发布、媒体资源点播、教学培训直播、讲师和学员注册入口与管理的重要平台。

该网站与临床继续教育管理系统实现了后台一体化管理,所有教育资源做到同步一致,保障资源的一致性和及时性,为受众人群提供了多种教育培训场景的选择。该网站与临床教育管理系统有数据信息同步接口,接收来自医院内各个临床专科的培训资源,包括课件的提交、上传、审核、发布等业务。

利用电脑登录远程继续教育网站,通过注册授权密码权限可以观看现场直播和课件点播培训。学员可通过网站进行课程检索,支持通过医学学科进行课程分类,支持通过自定义课程标签进行课程分类,支持全局关键字搜索相关直播课程、点播课程、随堂考试。

### 三、移动端微信公众号与 app

移动端微信公众号、app 是远程继续教育平台终端用户接受继续教育的工具。发布的继续教育资源会自动同步到移动端微信公众号和 app。通过关注微信公众号与下载 app 并注册的移动端客户能够实时收看直播和点播。

### 四、直播平台

直播平台是实现现场实时直播的系统,它实时接收来自不同培训场景的流媒体视频,包括手术场景、会议、学术讨论等直播场景。通过该平台向 PC 端、移动端微信公众号、app 直播。

利用直播平台,开展的培训方式支持线下远程培训教室实时双向互动式集中视频培训,也支持通过 app、微信公众号等入口注册接受在线移动端健康教育培训业务。

## 第二节　远程继续教育系统介绍

远程健康教育培训按照教学的形式分为在线直播、在线直播加互动、离线录像点播三种方式。按照继续教育的目标分为学分制教学培训、技能式培训、理论式培训等。提供在线考试等业务。

无论哪种形式的培训,都要求平台支持高清/标清视频和在线互动式教学,互动式教学培训需具有电子白板功能。支持学生问题反馈和解答。具备远程实时文字、语音、视频交互功能,满足远程医护专家之间的交流。利用远程继续教育网站开展远程继续教育培训业务,其功能设计如下。

### 一、课件内容管理

利用临床继续教育管理系统或远程继续教育网站可以创建、编辑、审核、修改、提交、发布课件等业务管理功能,授权管理员可以对过期的课件下架或撤销等功能。发布到网站、微信公众号、app 上,课程内容包括:讲师姓名、职称、讲课时间、课件标题、课件时长等。

### 二、直播课件管理

利用临床继续教育管理系统或远程继续教育网站发布直播课件内容,需要对直播课件内容做基本介绍,通过在线直播平台,学员一方面可以利用硬视频终端设备组织会场观看直播培训,另一方面利用网站、微信公众号、app 上收看直播内容。直播后的课件经录制加工后发布到网站、微信公众号和 app 上。

### 三、讲师注册管理

远程继续教育网站、微信公众号、app 均可提供讲师注册管理功能,只要符合条件的讲师均可注册。各类专业讲师网站注册成功并登录后,补充相关资料提交讲师认证,认证通过后成为正式的讲师。讲师可以管理自己的培训课件,上传、创建、下架自己的课件,讲师提交的课件经过审核通过后,向网站、微信公众号、app 发布。

### 四、学员注册管理

远程继续教育网站、微信公众号、app 均可提供学员注册管理功能,学员注册完成后,可以在远程继续教育网站、微信公众号、app 上学习。可以通过他们查看到所有的学员列表,查看学员数量、注册时间等相关的基本资料,对违规用户可移除,移除后则不能注册加入。

### 五、管理员课件审核

管理员对讲师上传的课件进行统一审核,通过后的课件信息就可以同步展示在远程继续教育网站、微信公众号、app 三个平台上。

### 六、网站教育培训功能

学员通过网站检索功能可以精准定位自己准备学习的课程,点击可以看到课程的详细介绍和医师的介绍信息,收看直播视频课程和离线视频课程,观看视频课程后可以把老师讲课的课件资料下载下来课后学习。

1. 课件列表信息 学员可以通过,直播类别、收费类别、适应人群、专业类别等筛选条件,筛选自己喜欢的课程进行学习。

2. 课件概述 讲师对课程内容的大纲展示,学员在学习课程前可以先通过课件概述内容大概了解学习内容,包括讲师的简介信息,可以了解到讲师所在医院、所学专业和在行业内作出的贡献等信息内容。

3. 课件下载 讲师讲课用到的课件信息,学员可以通过网站下载,在课程后继续学习课程内容。

4. 学员评论 平台提供体系丰富,全面的视频教学资料。学员可以根据自己所学专业,在平台检索到自己学科的专业教授所讲授的视频教学资料。学员收看课程视频后,可以对所学课程进行评论留言,教授在看到学生的留言后可以回复学生问题,达到师生互动交流的目的。

### 七、微信公众号等发布功能

临床继续教育管理系统发布到远程继续教育网站上的培训课程和培训通知等信息,同时也支持发布到微信公众号和 app 上,可通过微信公众号与 app 浏览发布的相关课程和消息。微信公众号和 app 与远程继续教育网站具有相同的信息发布业务功能,为受众群体提供更多的服务手段。

## 八、线上直播功能

学员可通过网站参与直播课程观看,在直播观看页可查看直播内容、直播介绍,参与在线聊天互动、直播签到、直播签退,以及直播课程设置的问卷和随堂测试,观看直播课程相关的文档课件。在学习过程中,可进行课程的收藏和转发,并在学习完成后,对课程进行评价、评分。

## 第三节　远程继续教育课件管理

利用临床继续教育丰富的资源(医学院校、教学医院),借助于远程教学技术,开展各类教学与培训,通过在线实时收看与互动、在线直播、网站点播等,开展一种行之有效的网络化线上立体式远程继续教育方式。为广大医务工作者以及患者提供多种可供自由选择的方式接受培训,实现健康教育目的。

对远程继续教育课件实施规范化管理是系统的重要功能。临床课件来源于临床科室和教学管理部门,该系统为他们提供一个基于 B/S 架构的入口,按照学科划分权限,登录进入到属于自己的科室入口,上传编辑好的视频课件,按照课件管理要求,录入课件名称、讲师姓名和职称、讲课时间、课件标题、课件时长等内容。由教学管理部门对来自所有教学科室的教学课件进行审核,通过后,发布到远程继续教育网站对应的课件栏目中。

利用临床继续教育管理系统或远程继续教育网站可以创建、编辑、审核、修改、提交、发布课件等业务管理功能,授权管理员可以对过期的课件下架或撤销等功能。

## 第四节　远程继续教育网站设计

远程继续医学教育网站采用 B/S 架构,集教学、管理等功能于一体。讲师可在管理界面创建课程并发布,支持直播、点播双课程模式,以满足多样化教学需求。支持上传视频、课件,方便学员在学习过程中进行在线预览。讲师可设置随堂考试和问卷,便于统计学员学习情况或用于收集学员对课程的反馈建议。讲师可查看发布课程的学员学习数据,如签到签退数据、评论评分数据等,帮助讲师优化教学内容,提升教学水平。

管理员可在管理界面设置全局系统配置,包括字典管理、用户管理、权限管理等,支持灵活的权限配置,可对接其他平台账号,实现账号同步。

考试是对学习成果最有效的检验,是对所学课程掌握程度的一种摸底,传统考试方式一般要经过人工出卷、考生考试、人工阅卷等过程,对于一些课程来说,随着考生数量的增加,教师的出卷、阅卷工作量将会越来越大,完全依赖人工完成,考试管理的工作量非常大,不仅容易出错,而且效率低下。

在线考试系统利用现有的网络资源实现无纸化考试,避免传统手工考试的不足,将传统考试过程中的复杂环节缩减,几乎屏蔽了人工直接干预考试活动的全部可能性,大大地减轻各学科考试的考务压力,简化题库、组卷及成绩管理等各项工作。整个考试流程完全由系统自动完成,避免了由于任何环节的疏忽而造成的失误,大大降低了考试过程的错误率,极大地提升了工作质量,不但能节约大量的时间、人力、物力,还可大幅度增加考试成绩的客观公正性。

针对继续医学教育的应用特点,在线考试系统通过智能考试过程管理、规范标准题库、考核与练习同步、丰富多样数据统计分析等独特一体化设计,满足医学教育的潜在需求,摆脱了固定时间、固定地点的传统考试模式限制,采用移动端随时随地在线考核和在线练习,以考代学,给医师学习、教师教学、机构管理带来极大的便利,不仅可以提高考试质量,更能激发学生学习兴趣。

## 第五节　远程继续教育微信公众号、app 设计

微信公众号与 app 是面向用户培训观看线上课程的直接工具。学员可使用手机 app 通过手机短信或账号密码进行登录,忘记密码时支持通过手机短信进行身份验证,验证通过后可重置密码。学员通过手机 app 登录后,进入个人中心模块即可查看课程收藏、评价记录以及账号设置。

学员可通过手机 app 和微信公众号参与直播课程观看,可在直播观看页查看直播内容、直播介绍,参与在线聊天互动、直播签到、直播签退,以及直播课程设置的问卷,观看直播课程相关的文档课件等。在学习过程中,可进行课程的收藏和转发,并在学习完成后,对课程进行评价、评分。

学员可通过手机 app 观看直播录制回放,方便错过直播的学员查看精彩直播。直播回放可根据直播内容进行分段呈现,便于学员快速查找精彩瞬间。

学员可通过手机 app 参与点播课程观看,在课程观看页查看课程目录、课程介绍,参与章节学习、随堂考试、调研问卷。学员在学习过程中可记录学习笔记,标记重点内容,留存感想领悟,方便学习回顾。在学习过程中,可进行课程的收藏和转发,并在学习完成后,对课程进行评价、评分。

学员可通过手机 app 进行课程检索,支持通过医学学科进行课程分类,支持通过自定义课程标签进行课程分类,支持全局关键字搜索相关直播课程、点播课程。

学员可通过手机 app 在直播观看页面与其他在线学员进行聊天互动,通过聊天来活跃学习氛围、促进学习成效。平台提供安全可靠的即时通信服务,聊天室无人数上限,支持亿级消息并发,方便学员参与互动。

学员可通过手机 app 参与问卷调研,向医疗机构反馈学习诉求、课程建议等。平台支持多题型、自定义问卷,以满足多种调研需求。问卷调查结果可导出结果统计,为讲师优化培训课程提供思路。

学员可通过手机 app 在线浏览课件文档,支持多种格式文档的预览,学员无须下载即可在浏览器中进行课件学习。课件共享适配多种文档应用场景,解决文档内容的页面展示问题,在线浏览时最大程度保留原文档样式,满足学员在 PC 端、app 端的文档在线浏览需求。

## 第六节　远程医学继续教育直播平台设计

### 一、直播平台简介

远程医学继续教育直播平台是基于云的技术开发,实现流媒体、图片、文本数据一体化

管理和实时直播。利用该直播平台,可以建立起每个医院自己的直播频道,可以连续推送文字、视频及图片等组合消息。同时,也可以将直播平台嵌入到远程医学继续教育网站、微信公众号、直播 app 中,面向广大医务人员开展继续教育培训。

该直播平台须具有创建直播频道、频道管理、直播数据分析、在直播平台上建立媒体库等业务,并支持对建立的每一个直播频道进行装饰、主题宣传等。

## 二、直播控制功能

直播平台支持创建多个直播频道,创建的直播频道需要有建立并获取直播的内容的通道,即直播地址。同时需要将该直播地址与直播视频流媒体编码器建立关联。将视频采集设备(如摄像机)实时采集到的流媒体数据,以设置好相互匹配的格式并输入到该编码器中,通过该编码器进行有线和无线分发直播。在直播前,需要将视频采集设备摄像机的分辨率、码率和帧率设置好,同时与编码器设置相同相互匹配。

该直播平台支持的直播方式有:网页直播、专业设备直播、拉流直播、列表直播(媒体库)、PC 端桌面直播、手机直播等。

1. 网页直播

网页直播工具无须其他设备或安装其他工具,可直接通过网页快速开启一场直播。

2. 专业设备直播

指使用专业的编码器硬件进行直播。优势在于信号传输好,可根据实际直播状况调节编码器设置以适应具体情况(典型的编码器即 992H 编码器直播),将目睹推流地址设置到编码器内即可进行直播,硬件连接方式,见图 12-1。

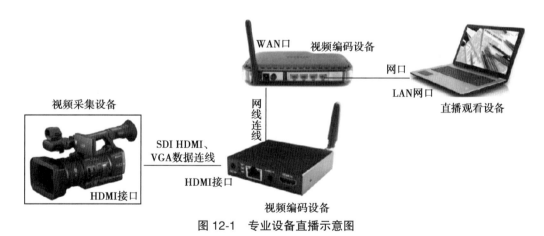

图 12-1 专业设备直播示意图

3. 拉流直播

拉流直播就是把其他正在播放的流媒体视频,通过地址拉流的方式将外部视频源推送到直播平台上进行直播和控制。拉流地址基本支持所有的直播流和点播流,直播地址包括RTMP、RTSP、HLS 等,点播地址包括 HLS、MP4、FLV、RMVB 等。

在直播平台上输入拉流地址,即可进行直播。直播过程中拉流地址不可修改,只有点击停止直播后才可修改。直播拉流地址通常是直播视频播放地址。

### 4. 列表直播

列表直播就是在直播平台上把已经建立好的媒体资源库选中,添加到直播列表中作为本次依次直播的节目源,平台将点播视频转为直播来播放。

### 5. PC 端桌面直播

在 PC 桌面上(一般支持 Windows 和 Mac 两个版本)通过直播平台网址登录注册,观看直播。

### 6. 手机直播

手机直播需要下载直播平台 app,可进行收看直播。

### 7. 微信小程序直播

该直播平台支持微信小程序观看直播,通过微信"扫一扫"扫描直播频道小程序码即可开始直播。

### 8. 多路视频流的直播

该平台须支持多路视频流接入和直播,支持对多路视频音频进行实时切换,支持画中画模式,支持多路视频多画面合成模式直播,支持滚动字幕发送等功能。

## 三、直播频道管理功能

创建直播频道后,支持用户对频道进行个性化主题装修设置,包括直播背景、菜单栏、广告栏等,直播门槛设置、互动工具设置(打赏、投票、红包)等。

支持直播引导图的设置,直播引导图显示在进入直播页面之前,用于展示直播相关介绍内容。用户可自主上传个性化图片,支持直播窗口背景设置。

## 四、其他辅助功能

在直播期间支持互动投票。支持广告栏设置,广告栏可以进行图片、文字和链接的滚动播放,用户可自行上传图片、填写文字及配置超链接。

支持对收看直播观众数量进行统计和导出。平台记录所有进入直播页观看直播的用户行为记录,包括用户昵称、地址、直播观看时长、手机号、首次登录时间、最后登录时间、最后在线时间、最后登录设备、最后登录方式等。统计访问直播间的观众观看流水记录。观众每一次离开直播间将生成一条对应的记录,记录这次观众访问地址、观看时长、在线时长、手机号、进入时间、离开时间以及访问来源。直播数据的多方式统计结果,包括直播概况、实时观看数据图、观看用户地域分布图、观看设备、观看方式。

## 五、媒体资源库功能

用户直播完成后,支持直播的视频将自动存储在媒体库的直播暂存中,若需要永久保存视频请选择视频并移动到视频库。支持全部主流的视频格式,单个文件大小有一定容量限制。

# 第 十 三 章

# 打造区域 120 院前急救指挥调度管理系统

## 第一节 国内外院前急救现状分析

2020 年在全球暴发的新冠病毒感染疫情,作为国际关注的突发公共卫生事件,再次给全世界人民敲响了警钟。随着全球工业化的快速发展,自然环境下的土地、河流、地下水资源、空气等无不受到不同程度的污染,导致生物生态环境急剧恶化。一直困扰着人类生命健康的病毒与细菌两大"恶魔",随着自然生态环境的恶化不断发生变异,时刻威胁着人类生命的安全。除此之外,时有发生的自然地质灾害、交通事故、火灾以及危险物品爆炸等引起的公共卫生事件,导致不同程度的人员伤害。在这种背景下,每个城市和地区,为应对一些心脑血管疾病和外科创伤疾病在非医疗场所的发病等,都需要建设一套区域协同智慧院前急救指挥调度管理系统。其中包括就地现场应急协调指挥,接治医院出诊调度,120 途中的医疗监护,急救现场指导,急救车辆(直升机)途中抢救指导,与接收医院的胸痛中心、卒中中心、创伤救治中心、中毒救治中心、危重孕产妇救治中心、危重儿童和新生儿救治中心进行无缝对接,安排相应的抢救与业务指导等工作。

院前急救就是急、危、重症患者从现场急救到送达医院过程中实施的医疗救护工作,院前急救具有时间紧迫性、病因的复杂性、环境的不确定性,专业的多样性等特点。院前急救是国家医疗卫生体系的重要组成部分,如何完善规范院前急救管理体系,是全世界范围内都亟须研究和解决的问题。

### 一、我国的院前急救模式

新中国成立后,我国医疗卫生事业得到了快速发展,与之对应的急诊医学也得到快速发展,全国所有的地级以上城市和县城,都有比较完善的 120 医疗急救中心,并形成了院前急救 - 院内急诊 - 重症监护室的生命绿色通道。国内急救中心坚持"有电话必受理、有呼救必派车"的原则,调度人员针对呼救电话,从最近的站点派出救护车到达现场。

目前,国内有 4 种院前急救模式。

1. 依附型　行政部门把急救任务完全交付于某个医院来管理,院前急救和院内急救由本医院急诊室承担。人员、车辆、医疗设备和支出费用由医院负责。

2. 指挥型　急救调度管理指挥中心负责院前指挥调度管理,统一安排救护车辆执行抢救任务。院前现场急救及院内急救由医院负责的急救网络体系。人员、车辆、医疗设备属于医院所有。

3. 独立型　急救中心有独立的指挥调度系统及现场专业急救医务人员、车辆、设备等，形成院前急救由急救中心负责，院内急救由医院负责。

4. 综合型　医院分片出诊，按城市片区和医院专科性质划分出诊范围，车辆、医务人员和驾驶人员、反应时间等都由各医院自行管理和调配。

针对我国院前急救模式尚处于起步阶段，体系无统一标准，我国需因地制宜，借鉴国外的先进经验和技术，建构先进的急救模式，推动我国的院前急救事业的发展。

## 二、国外院前急救模式

目前，国外有两种急救模式，即英美模式和法德模式。英美模式是将患者进行现场急救处理后送往医院治疗，其特点是"将患者带往医院"，这种模式主要应用在美国、英国等地区；而法德模式则是强调医院抢救小组尽快到达现场，在现场对患者进行救治，现场不能完成医疗救治则转送至医院完成，其特点是"将医院带给患者"，主要以德国、法国、瑞典等国家为代表。

英国于 1974 年在全国范围内对医疗急救服务实行分级规划管理，成立了 53 个急救站，急救电话统一使用"999"，要求急救中心接到电话后，先询问问题，再按病情危重程度分层，按照分层原则派出相应的急救车辆或直升机，确保 3 分钟内急救车出动，7 分钟到达急救现场。将危重程度的评估情况输入电脑后，系统分析处理结果，自动将患者分为红（最危重患者）、黄（危重患者）、绿（一般急救患者）三个等级，不同等级的患者将会得到最适合其病情的相应的救治。

美国于 20 世纪 70 年代末形成了一套急救指挥调度方面完整和标准的做法，称为急救优先分级调度系统（medical priority dispatch system，MPDS），在美国等国家实行、并逐渐在越来越多的国家获得了认可和发展。MPDS 主要由 40 余条预案组成，帮助用户通过事先定义的预案来确定来电优先次序，并给予不同级别的响应与电话指导。目前，MPDS 已在全球 3 000 多个指挥调度中心得到应用与推广。

在法国，全国性急救医疗服务体系（service daide medicale urgent，SAMU）是院前医疗急救的主体，该体系有 105 个中心，SAMU 指挥调度中心分为两个部分，一是医疗辅助接线员，是接听急救电话的一线人员，负责确定来电的地理位置、一般情况登记、判断呼叫的紧急程度，对病情作出初步的评估；二是调度急救医师，医疗辅助接线员根据情况将电话转给调度医师，通过简明扼要地询问患者的病情，并根据患者的病情将呼救进行等级分类，对每一类型的呼救作出适当的处置，可以通过电话给予简单的医疗建议，或要求患者联系其家庭医生，或私人救护车去现场，在病情危急时，调派 SAMU 前往现场，同时和现场急救医师保持联系，根据急救车医师的回报和每天各医院网上回报的空床情况，帮助患者联系到一个最适合其病情的医院。

## 三、院前急救的特点

120 院前急救是一门独立的临床医学学科，与院内急救大不相同。

### （一）院前急救病种涉及众多学科

院前急救的病种比较多，涉及多学科、跨系统、跨专业，如急性心肌梗死、张力性气胸、脑出血、小儿高热惊厥、急产、车祸和暴力创伤、枪伤等。对从事急救专业的医务人员提出了新的挑战，需要掌握各种疾病急救知识。

**（二）大多为危、急、重症患者**

急性心肌梗死的患者突然发生心室纤颤、急性脑血管病的患者突然发生窒息等情况。要求急救人员业务，掌握丰富急救经验，能够根据病情特点作出及时、准确的判断，立即采取处理措施。

**（三）突发意外伤害**

各种车祸和暴力创伤，发生大动脉损伤破裂出血、重要脏器损伤等，挽救生命的"黄金时间"往往就在数分钟之内。要求急救人员及时到达现场，充分体现"时间就是生命"的急救医学原则。

**（四）突发应急事件**

自然灾害发生的群体伤员事件，如空难、矿难、塌方、火灾等；机械性损伤、物理性损伤、化学性损伤、生物性损伤等可同时发生，并可造成多系统、多器官、多部位的损伤。要求安排多方医务人员，应对众多患者仍能够及时救治。

**（五）发生事件地点不确定性**

各种伤病可发生在医院以外的任何场合，如地面、空中、水上、地下，以地面救护为主；如家庭、街头、公园、野外、商场、公共卫生间、工作单位等。要求急救人员风雨无阻、随时准备迅速到达患者身边。

## 四、建设区域 120 院前急救指挥调度管理系统的必要性

为进一步加强院前医疗急救体系标准化、规范化建设，提高院前医疗急救服务能力，更好地满足人民群众对院前医疗急救的需求，2020 年 9 月 24 日，国家卫生健康委、国家发展改革委、教育部、工业和信息化部、公安部、人力资源和社会保障部、交通运输部、应急管理部和国家医保局联合发布了《关于印发进一步完善院前医疗急救服务指导意见的通知》。该通知明确了各级地方政府按照通知要求开展所属地区的 120 院前急救指挥调度管理系统的建设工作。

根据国内外建设与应用现状分析，以及我国比较流行的四种应急救援模式。目前国内 120 区域协同指挥救援系统与实际需要差距较大，很多城市和地区缺少一套统一的 120 区域协同指挥救援系统。为提高急救救援质量，利用最新技术建设一套比较完整的统一协调指挥与救援系统，填补智慧城市建设空白。

为实现院前有效抢救目标，需要在 120 急救车上安装一套基于 5G 的远程会诊系统，急救车上的医护人员在远程专家的指导下及时地抢救患者的生命，保障患者在送往医院途中的安全，让患者家属更加放心，让患者多一份生还的希望。

对于发生大规模的群体伤亡事件，需要该系统调度管理区域内多家医疗机构参与到该事件的抢救中来，需要统一的 120 救护车辆调度与管理，应急救援资源的调配与管理。

120 急救指挥调度管理中心是辖区范围内公共卫生系统重要服务窗口，承担着辖区范围内各种急危重症患者的现场急救、转运及途中医疗监护，承担着各种突发灾害事故的应急救援和各类大型集会的保障工作，承载着院前急救调度的重任，在发生重大公卫事件中各级政府领导可以坐镇 120 急救指挥中心现场察看和对公卫事件的处理作出重要决策。

因此,建设区域协同 120 院前急救指挥调度管理系统是非常重要的,是保障该管辖区域范围内人民群众生命安全的重要基础。

笔者重点围绕二级以上具有急救中心医疗机构,实行区域内统一的应急指挥调度管理机制与业务模式,阐述院前急救指导业务建设和应用,以及适合独立设置 120 急救中心的建设与应用。

## 第二节　新技术在急救系统中创新应用

### 一、互联网地理信息技术在急救系统中的应用

目前,120 急救系统普遍使用所在地理区域的地理信息系统,一般是 120 急救中心从城市规划等部门拿到全地区的电子地图,针对院前急救工作的需要进行专题加工,之后将地理信息平台连同加工好的电子地图数据一并存储在 120 指挥中心的服务器里,供计算机指挥系统使用。这种地理信息系统存在以下不足:①地址数据不够全面、使用不便;②数据更新滞后;③地图覆盖面积不够大。

在互联网技术高速发展的今天,我国的网络地图服务多种多样,提供全方位的地理信息业务功能,满足了应急抢救 120 救护车行驶路线指挥调度的需要。其特点为:①提供面积大、内容全、更新迅速的地图数据;②提供模糊名称查询、最优路径等大量辅助手段;③提供部分城市道路交通流量实时信息;④提供强大的地址查询能力;⑤包含既有的地图操作功能;⑥实用的最优路径等新功能;⑦覆盖全国的、实时更新的地图数据;⑧从网络、操作系统和应用程序三方面保障安全。

在 120 急救调度系统中,呼救者拨打"120"急救电话,通过与接线员信息交流,系统自动定位呼救者和患者的地理位置,将病员的基本情况反馈调度控制中心,再由控制中心根据所获得的信息来安排就近并且具备接受该类疾病患者条件的医疗机构 120 救护车出诊抢救。跟踪监护医院 120 救护车行踪,同时接线员将患者的语音电话推送给出诊医院的急诊指导医师,指导现场人员在救护车辆尚未到达之前进行挽救生命的救护。

### 二、移动 5G 技术在急救系统中的应用

120 救护车车载系统,需要安装移动 5G 通信与定位系统、基于 5G 的车载通信系统,分别与医疗机构院前急救系统互联互通,能够将患者在途中监测到的生命体征数据信息和患者场景实时传至医院院前急救系统中,并能够在院前抢救监护大屏上显示出该患者的监护生命体征信息(包括心电监护仪、呼吸监护仪等),实现数据信息实时共享。同时,救护车可以实时接收院前急救专家的救治意见,实施必要的救治措施。

要求该院前急救系统与医院信息系统和区域健康档案数据系统打通,能够及时调出患者历史健康档案,包括必要患者既往重要数据信息,如血型、药物过敏史、年龄、性别、既往病史等。

### 三、远程医疗技术在急救系统中的应用

120 救护车内,安装基于 5G 的远程医疗的视频会诊终端系统,通过移动互联网接入医

院院前抢救系统平台中,与院前急诊抢救专家在途中进行应急抢救指导工作。

如果对于发生重大人身伤亡事故现场,需要联系多家医疗机构院前应急抢救人员或者同一家医院多个医疗科室,则在事故发生地现场和转运途中联合协同予以远程抢救指导,支持多学科联合协同抢救指导工作。

该系统支持急诊专家参与院前现场指导和救护车辆途中的急救指导视频、语音业务功能,可以分别将五个急救中心的视频设备开通,并加入急救行列中,参与到救护车辆途中抢救工作中。

## 第三节  120 院前急救调度管理系统配套设施建设

### 一、120 应急指挥调度管理中心建设

120 应急指挥调度管理中心,是整个系统的控制管理中心,也是管理调度中心和视频数据的交换中心。调度管理中心采取布置分布式坐席系统,搭建指挥大屏系统幕,综合统筹和管理系统的业务处理、救护车辆的调度派遣、监督医疗机构出车响应以及救护车内抢救视频情况等。发生重大人身伤亡事件时,启动多部门联合应急响应机制,协调多家医疗应急抢救机构支援事故现场并指导现场抢救。该中心要配备必要的值班接线员,采取 24 小时值班制。如果开发一套能够代替人工接线的人工智能系统,即可替代人工值班。

该指挥调度管理中心,具体包括以下几个子系统。

1. 120 呼救系统  负责接收来自电话机和网络的呼叫求救,并对呼救来电应对处理,以及远程通话对讲的通信连接。通过智能调度系统调度最近医疗机构的 120 救护车辆出诊执行抢救任务。出诊算法有多种,一种是"最短路径"算法原则安排救护车出诊,还有"最短路径"+"救治能力匹配"+"急救资源是否满足"三个联合算法,安排相应的医疗机构 120 救护车出诊。原则:选择最佳医疗机构的 120 急救车及急救车数量;急救增援:提供"增援"功能,在遇到重大安全事故时,能及时调配附近车辆,加快调度效率;远程导航:救护中心通过语音和视频信息,根据路况信息和实际突发的情况,另外生成救护车行驶路线,发送给前端进行导航。

2. 定位监控采集系统  提供急救车辆的定位导航及远程视频监控信息的传输。

3. 救护车行进路径指挥和监督  对救护车辆行进路径实时显示和指挥调度监督。

4. 向救护车辆推送患者定位和基本数据信息  根据接警人员与报警者对话以及大数据处理技术核实患者数据信息,通过云平台向救护车推送。

5. 通过云平台实时接收来自救护车内各种视频、患者监护数据信息并推送到救治医院急救中心。

6. 监控急救车内实时抢救情况  实时监控救护车内实时抢救情况,并录播归档。

7. 120 院前急救云调度管理系统数据中心建设。

### 二、120 院前急救站点(中心)建设

在 120 院前急救云调度管理系统覆盖的区域内,所有具有 120 应急抢救的二级以上医疗机构,均须建设 120 院前急救站点或中心,按照统一要求安装配备相应的 120 院前应急抢

救系统。乡镇卫生院按照政策要求设置急救站点配备救护车辆,有抢救救治能力的设置院前急救。有条件的二级以上医院建设院前应急抢救指挥大屏,实时显示救护车路径轨迹、患者历史健康档案和电子病历;能够实时显示患者的生命体征监护数据信息,通过与其他区域卫生平台对接,实时调出患者历史健康档案,显示患者既往病史、家族遗传史、药物过敏史,是否患有高血压、糖尿病等慢性疾病以及传染性疾病等情况。院前急救指导系统,可以与救护车载视频系统实时无缝对接,开展远程救护指导等工作。

### 三、120 救护车移动数字化信息系统建设

为实现区域内统一的院前应急抢救指导和指挥调度管理,所辖区域范围内,按照国家卫生健康委的要求,县级及县级以上医疗机构均要按照所辖区域内人口数量配备相应的救护车辆,同时,对所有的救护车辆统一实施移动数字化系统建设,包括车辆定位系统、远程视频会诊系统、患者生命体征实时监护系统、视频与数据无线传输系统等。配备的数字化采集设备能够与救护车内配备的心电监护仪等设备连接起来,实时采集患者的生命体征监护数据。

### 四、胸痛、卒中、创伤多应急抢救中心数字化信息系统建设

根据国家卫生健康委等部委印发的《关于印发进一步完善院前医疗急救服务指导意见的通知》(国卫医发〔2020〕19 号)要求,有条件的省、市、县,建立可建设院前医疗急救机构和胸痛中心、卒中中心、创伤中心、危重孕产妇救治中心、危重儿童和新生儿救治中心实时交互智能平台,推行急诊急救一体化建设。参照 120 院前急救中心数字化系统建设模式,在上述各个应急救治分中心建立远程会诊和应急抢救指导系统,实现院前多专业学科联合参与应急抢救与指导的一体化模式。

## 第四节　打造区域 120 院前急救指挥调度管理系统

### 一、120 院前急救指挥调度管理系统概念

120 院前急救指挥调度系统,是由一个云平台和三个子系统组成。云平台就是 120 院前急救云指挥调度管理系统平台,三个子系统分别为 120 救护车车载急救系统、120 应急指挥调度管理系统、120 院前应急抢救指导系统。这三个子系统相互协同和数据链信息共享,在规定时间内完成从接诊、救护车出诊、途中救治、院前协同救援等一系列协同工作。该系统也是某一城市或县的应急指挥调度管理系统中的子系统,是某一城市或县应急指挥调度管理系统的重要组成部分。

按照国家要求建立省、市、县、乡四级院前急救调度管理系统。为实现上述目标,首先在一个城市或某个县区域内,建立统一的区域协同 120 急救云调度管理中心,安排医务人员实行 24 小时值班接诊工作。该中心的工作职责,是负责辖区内所有的 120 电话接诊和统一急救车辆安排的调度工作。所有医疗机构的 120 急救车辆,实行统一的管理和接诊调配,120 急救车辆归各医疗机构或 120 急救机构所有,各医疗机构接到 120 调度管理中心电话后,在规定时间内派出车辆。

120 急救指挥调度系统是一个完善、高度一体化的调度系统,利用地理信息系统和定位系统实现功能丰富、调度快捷、科学合理的调度指挥。系统从接到电话的那一刻起就进入救援状态,首先根据系统所显示的患者位置信息,按照某种算法原则推荐医疗机构安排救护车出诊,并在规定时间内通知到急诊派车单位,同时将出诊医院和信息发送给呼救者。

根据求救人描述的病情信息向求救人发送自救常识,以便求救人在救护人员到达之前实行有效自救;出诊医疗机构从接到出车信息到车辆出诊必须在规定时间内完成,整个系统对每次出车效率都有一个完整的时间记录。

## 二、120 应急指挥调度管理系统建设

120 应急指挥调度管理系统,是基于某一个城市或县所有的 120 救护车车辆以及应急抢救医疗资源的调度和管理。它是利用地理信息系统(geographic information system,GIS)与具有应急抢救能力的医院(具备急诊抢救室、ICU 病区等)建立一个急救快速通道,以最快的速度和最短路径送到指定的医院;对于综合重症患者,启动跨医院或跨学科远程会诊系统联合救治患者。

如果发生重大应急抢救事故,系统根据发生事故伤亡人数以及危重程度,启动一家或多家具有 120 救护车辆和抢救能力的医疗机构,参与到抢救工作当中。

120 急救指挥调度系统的建设目标是将区域内 120 院前急救资源和医疗资源建立一个快速、科学、合理的急救快速通道,提供安全、快速的急救保障通道。

在规划 120 急救指挥调度系统时,引入客户服务平台。这是一种以人为本的观念,随着急救市场竞争的日趋激烈,如何有效地掌握客户资源将变得越来越重要。通过利用客户服务平台,为呼救者提供个性化的服务,加强客户关系,如建立客户关系数据库来帮助识别特殊用户;客户自主登录服务平台上传定点的呼救地点;建立自动呼救系统,形成固定的客户群;建立急救病历首页,可为老客户提供更快捷的优质服务;提供医疗急救咨询等。

120 急救指挥调度系统从呼救者发起呼救,到调度员受理呼救,最后到调度员派合适的救护车前往急救,医疗急救的重点就在调度员受理,如何提高调度员的受理能力,是整个系统运行状态好坏的关键所在。而调度员所面对的将不只是一部电话,还有一套可辅助受理的急救指挥调度系统,其他设备和技术只是作为急救信息系统的一种资源,通过急救指挥调度系统的调用而被调度员所使用。

## 三、120 急救车载系统建设

120 急救车载系统建设,包括车载无线生命监护系统、车载视频及地理信息系统、远程会诊系统、120 出车收费系统四大部分构成。

1. 车载无线生命监护系统

针对急救患者的多参数生命体征进行全面采集(包括血压、心电、血氧、呼吸、脉率、心率等参数),并面向承担应急救援的医疗机构实时无线传输患者的数据信息。

2. 车载视频及地理信息系统

实现 120 救护车、指挥调度管理中心、应急抢救医疗机构多点视频互联互通,可进行实时的视音频互动,并支持多路视频并行处理;实时更新院前抢救急救中心、120 急救车辆、急救人员、患者位置的地理位置信息并作处理以供指挥决策。

3. 远程会诊系统

实现院前应急抢救专家与 120 救护车内医务人员进行视频交互,同时可以接收到 120 救护车上患者的生命体征监护参数,也可调出患者既往健康档案数据,指导 120 救护车上医务人员实施最有效的抢救。

4. 120 出车收费系统

根据国家相关收费标准,收取患者救护车费用,包括微信、银联卡、支付宝等多种支付方式,并给患者开具收费票据。

## 四、120 院前急救系统建设

120 院前急救系统,包括院前应急远程抢救指导、患者历史健康档案数据信息调阅、患者救护途中生命体征监护数据实时接受和呈现,还包括根据患者病情及时协调相关专业学科给予协助院前或入院之后进行抢救。

120 救援车辆在到达现场之前的急救过程中,能够通过语音指导现场的工作人员,对患者给予必要的生命救护工作。

120 救援车辆到达患者所在现场后,系统能够将现场(转运途中的车内)音频、视频和心电监护等数据传送到 120 院前急救云调度管理系统平台,医疗机构院前应急抢救系统通过该平台可实时接受患者在途中的数据信息,根据患者情况,将患者监护数据和历史电子病历推送送到医疗机构协作系统的 6 大中心,分别为胸痛中心、卒中中心、创伤救治中心、中毒救治中心、危重孕产妇救治中心和新生儿救治中心,开辟绿色通道实时急救。

在 120 院前急救的工作过程中,接诊、出诊的合理调度,患者的生命体征及各项指标的即时获取、传输,现场音视频的传输等应用场景,在该系统中都要实现。利用物联网技术、人工智能技术,实现心电等急救监护设备的数据采集及传输,现场音视频的采集及传输、人机交互等。

## 五、120 远程学科联合指导系统建设

120 救援车辆在到达现场之前的急救过程中,系统能够将现场(转运途中的车内)音频、视频和心电监护等数据传送到 120 院前急救云调度管理系统平台,医疗机构院前应急抢救系统通过该平台可实时接收患者在途中的数据信息,根据患者情况,将患者监护数据和历史电子病历推送到医疗机构协作系统的 6 大中心,分别为胸痛中心、卒中中心、创伤救治中心、中毒救治中心、危重孕产妇救治中心、危重儿童和新生儿救治中心,或者推送到有关科室,召集相关科室医务人员,开展联合会诊并指导途中抢救以及入院后救治工作。

医院院前 120 急救智能化系统,接收平台传来的监护数据信息等,院前急救智能系统根据患者身份证等特征信息,从区域健康档案数据库和医院就诊病例信息库获取患者病史信息,专家实现远程协助救援,对挽救危重患者提供远程指导,做到分秒必争。

## 六、群体应急公共医疗卫生事件指挥协调系统

群体应急公共医疗卫生事件指挥协调系统中,如果发生大规模的事件,涉及的部门不单纯是医疗卫生相关部门,还涉及政府、公安、交通(铁路、航空、水运、公路、码头、港口)、教育、民政、医保、应急救援物资储备等众多部门,需要党和政府统一指挥协调。将该系统通畅地

接入全市应急指挥调度系统中,实现数据信息和资源共享,能够顺利地调度全省或全县所有的资源应对公共医疗卫生事件。

### 七、引进国际先进的急救优先分级调度系统

急救优先分级调度系统(medical priority dispatch system,MPDS)是急救指挥调度中进行现场评估和电话指导以及分级医疗诊治的知识体系。可以与现在的 120 指挥系统完美地结合,提供目前系统没有的功能,具有业务功能如下。

1. 在电话受理中,通过精心设计的询问流程以及呼救人对应的回答,MPDS 知识体系能够准确地产生出对患者病情的较为客观的评估,以便系统作出合理调度。

2. 在救护车到达之前,提供清晰的、易于遵从的指令,指导现场人员力所能及地采取措施自救和互救,以稳定患者的情况。

3. 在安排 120 应急车辆时,按照患者病情,进行自动划分等级,如轻、重、危急、缓四个级别,并作出不同的响应调派决定。

以上这些功能与 120 动态调度的结合将显著降低院前急救死亡率,提升院前抢救生命质量和存活率。

MPDS 体系同时包括质量改进的方法、国际专业的培训和认证。MPDS 已发展 30 余年,翻译成 15 种语言,在 40 多个国家的 3 000 多个急救指挥中心采用了这一子系统。目前国内的认证调度员超过 5 万人(认证有效期为两年),使用 MPDS 每年处理的急救电话超过 6 500 万次。

把 MPDS 引入中国,必将极大地提高中国急救调度水平,对提升应急抢救质量有较大的帮助作用。

### 八、120 院前急救医疗服务质量评价与考核系统

为做好 120 院前急救医疗服务质量评价与考核工作,该系统平台应具备社会舆论监督、反馈、收集业务功能,群众通过电话、微信、移动 app 提出监督反馈意见。针对接线员服务态度、协调指挥服务能力、120 救护车出车响应速度、救护车内应急抢救质量、院前指导工作开展情况、重大公共医疗卫生事件响应及时性、医疗机构内部多学科协同工作机制等方面进行评价与考核。

## 第五节　120 急救指挥调度管理系统业务功能

120 急救指挥中心建成后将以地理信息系统(GIS)作为各类信息的高度可视化承载平台,集中受理各地区的"120"求救电话,根据呼救人员提供的信息和对呼救设备的追踪定位,及时获取伤病人员的位置并在电子地图上显示,同时通过信息交换系统,将救护车 GPS 定位、车载系统、最近范围内医疗资源等信息作为参考依据,迅速由计算机决策支持系统生成急救预案,指定出车单位赶往伤病人员的所在地点,通知相关急救站或医院做好接治伤病员的各项预备工作。

## 一、与区域通信运营商和"智能交通"系统对接实现信息共享

120 急救中心系统作为"智慧城市"电子服务应用的具体体现,依托智慧城市建设的各种数据信息平台与网络资源,能够建立与城市医疗体系之外其他相关信息平台的互通共享,如与运营商系统对接,可查出呼救者与患者的真实身份,与城市"智能交通"信息平台对接后可以共享城市道路交通拥堵数据,为救护车辆导航及急救医院选择提供实时有效的依据。

## 二、嵌入北斗导航卫星系统和地理信息系统实现信息共享

120 急救云调度管理系统,需要嵌入地理信息系统(geographic information system,GIS)、北斗导航卫星系统(Beidou Navigation Satellite System,BDS),实现救护车导航和实时定位。

## 三、120 急救指挥调度管理系统功能

120 急救指挥调度管理系统,所具备的业务功能如下。

1. 电话接线业务

呼叫中心的语音通话功能贯穿于整个急救调度指挥系统,当呼叫中心收到呼救电话时,系统自动获取来电的地理位置信息,在开放平台和云技术的支持下获得来电人的身份信息和联系信息等。当确定呼救来电的情况后,120 呼救中心客服将结合系统急救调度、任务管理、实时视频等模块进行处理。

2. 急救车辆智能调度功能

车载定位模块中,车载终端利用 BDS 技术,获得车辆当前准确的经纬度位置坐标,并把位置信息发送到指挥中心,让中心可以时刻跟踪急救车辆的位置信息和行驶状况,结合视频传输平台随时调出救护车实时视频。

3. 智能交通路线提示功能

4. 患者健康档案自动获取功能

5. 救护车出车实时监控功能

6. 建立 120 救护车车载系统与所在医院院前抢救视频通道

急救业务支持"事件""车辆""轨迹""分站"等动态信息点的详细信息。并提供急救车辆标记功能,在地图上显示并动态监测车辆的运动轨迹,标示车辆所在的位置,以及急救车辆的编号、行驶方向等信息。

派车信息提示功能是指对于同一个求救电话,可能出现连续求救的情况,需要重新定位,提高急救效率。因此需要将急救车辆的编号与求救电话关联,以免出现重复派车或者漏派现象,对同一地点重复派车地图会自动提示。

## 四、120 急救指挥调度管理系统特点

1. 实时性 利用云平台实时的特性,实现多个系统之间实时数据交换与共享。

2. 交互性 利用云平台交换的特性,实现多个系统之间实时数据交换与共享。

3. 可视化 利用 GIS 系统在云平台大屏上实时呈现救护车行进轨迹和患者所在地理位置。

4. 智能化 利用区域卫生平台、应急云平台之间数据互联互通特点,智能获取患者历

史健康档案数据信息。

# 第六节 120 车载数字化信息系统功能

120 救护车都必须按照管理要求,装备统一的车载信息系统,包括基于 5G 的视频远程会诊系统、患者生命体征监护设备和基于 5G 的实时数据采集系统、实时定位系统、视频监控系统等。每一个车载系统都有独立的接入识别地址,并在平台中注册建立车载系统身份,包括急救车型号、车牌号、车载系统地址编号等数据信息,是一个多种地址身份标识的移动多功能终端系统。

## 一、120 车载数字化信息系统功能

1. 患者实时心电监护数据采集与传输功能

利用物联网和 5G 通信技术,实时将采集到患者的生命体征监护数据传输到云急救平台,通过云平台实时推送到救治医院急救中心显示器终端上或监护大屏上。

2. 车辆实时定位与导航功能

利用安装在救护车上的北斗导航卫星系统,实时推送救护车地理位置和运行轨迹给指挥中心大屏上和院前急救显示屏上,智能提示距离医院的公里数和所需要的时间。

3. 基于 5G 的远程视频会诊功能

利用安装在救护车上的基于 5G 的远程会诊视频系统与院前急救中心医务人员实时交流沟通,指导救护车内的抢救工作。

4. 车载院前急救视频传输系统

基于 5G 的移动传输技术实现。

5. 野外现场抢救单兵系统

实时记录和保存患者的现场及抢救信息的视频、音频资料,并且能够与院前救援专家进行实时互动。

## 二、实现与多家院前急救系统灵活无缝对接

每台救护车就是一台移动的终端设备,借助于 5G 移动通信技术实现与云平台无缝对接,向云平台实时传输各种视频和数据信息,通过该平台与院前急诊救护系统实现实时通信和交互业务。

## 三、实现与 120 急救指挥调度管理系统平台无缝对接

某一城市或县管辖范围内所有医疗机构的 120 救护车车载系统,保持 24 小时待机状态,一旦 120 救护车启动接诊,就能够自动实时接入 120 应急指挥调度管理系统平台,保持数据和视频链路的畅通,接受监督和管理。

## 四、120 车载数字化信息系统特点

1. 移动化

围绕救护车实现患者院前应急抢救数据基于 5G 的实时传输处理。

2. 网络化

利用北斗卫星网络、移动互联网络实现云平台、院前急救系统、救护车车载系统三方网络实时交换通信。

3. 可视化

利用 GIS 系统在云平台大屏上实时呈现救护车行进轨迹和患者生命体征监护数据信息。

# 第七节　120 院前急救系统功能

## 一、医疗机构院前急救智能化系统业务功能

1. 实时接收救护车通过云平台传过来的患者生命体征心电监护采集的数据,并在院前急救大屏上呈现出来。

2. 通过区域卫生平台和医院信息系统,实时浏览患者历史健康档案和电子病历数据信息,通过与本院信息系统对接,实时获取患者医院救治数据信息。

3. 基于 5G 的远程视频会诊功能,利用云平台视频调度系统,将抢救医院多学科视频系统或多家医院与救护车内移动视频系统一起拉入会商模式中,进行视频交流和指导。

4. 实时接收车载院前急救视频画面。

5. 安排应急抢救相关资源调度。

## 二、与区域卫生信息平台互联互通

该平台要实现与区域卫生信息平台对接,其目的是患者呼救时,通过手机号、患者姓名等特征信息,从区域卫生信息平台中获取患者历史健康档案数据信息以及电子病历资料,共享健康档案或电子病历(electronic health record/electronic medical record,EHR/EMR)数据,并发送到救护车和医院院前急救系统,根据伤病员既往病史,为相关救护人员提供信息支持,提升急救效率和质量。在"院前急救"阶段,通过无线音视频监控系统对救护现场实况进行实时监视,同时对救护车内急救过程的音视频以及相关救治信息进行录制,可以根据具体情况适当向患者亲属或公众公开,增加急救行为的透明度。

## 三、与急救医院的信息系统互联互通

该系统要与急救医院的信息系统实现互联互通,要将院前急救治疗病史记录作为患者电子病历的一部分归档到急救医院患者的电子病历系统中。同时,院前急救系统能够调出该患者在本院的历史电子病历资料,获取患者疾病既往史、药品过敏史、血型、家族遗传史等必要的医疗信息,为本次抢救工作提供指导服务。

## 四、实现与 120 救护车车载系统无缝对接

该系统要通过移动互联网实现与 120 救护车车载系统无缝对接,利用云平台中介作用实时获取救护车内抢救视频、患者生命体征监护数据信息。同时利用云平台视频远程会诊功能实时开展远程应急抢救指导工作。

### 五、实现与 120 急救指挥调度云管理系统平台无缝对接

该系统与 120 急救指挥调度云管理系统平台实现无缝实时对接,获取相关数据信息和视频资源,启动院前应急抢救指导工作。

### 六、具备远程多学科联合指导系统业务功能

院前抢救医疗机构的胸痛中心、卒中中心、创伤救治中心、中毒救治中心、危重孕产妇救治中心、危重儿童和新生儿救治中心远程会诊终端要接入到 120 急救指挥调度云管理系统平台,通过该平台调度管理,实现远程视频接入多学科会诊系统中,与院前急救中心一起参与到院前应急抢救指导工作中。

## 第八节　急救体系建设与资源管理系统

### 一、急救体系建设

近年来,加强公共卫生体系建设,提高突发事件应急处理能力已成为社会各界关注的焦点问题。紧急医疗救援是公共卫生体系和社会保障建设的重要组成部分,关系着人民群众的生命安全和社会秩序的正常稳定,是衡量城市社会经济发展水平和政府综合服务能力的重要标志之一。政府部门应充分认识医疗急救资源管理的重要性,将紧急救援纳入公共卫生规划,统一规划、统一设置、统一管理,按照就近、安全、迅速、有效的原则,科学组建紧急救援网络。

在城市完善统一的急救体系建设,包括统一的急救管理服务模式,按照人口数量及覆盖辖区面积,合理布局 120 急救站点与中心的建设,按照院前急救指导的原则,配备必要的紧急救治人员队伍,时刻保持应急抢救工作的需要。在农村地区完善统一的急救体系建设,各乡镇卫生院建立急救服务站,配备必要的救护车辆和装备。

建设区域范围内统一的 120 院前急救指挥调度管理系统,实行辖区范围内统一指挥与调度管理,将原来的救护车辆和直升机以及救援快艇等装备,纳入统一的资源管理范畴。

创新急救站模式,加强急救资源配备,构建反应快速、处置科学的院前医疗急救、公共卫生应急绿色通道,提高现场救治和院内救治成功率。

### 二、急救人员的管理

在急救体系内,应急救治人员的建设非常重要,对于独立的 120 急救中心,其人员配备相对比较齐全,对于一些小规模的急救站点,应当配备必要的出诊应急救治人员,确保跟随救护车辆处置一些院外应急救治工作。急救体系内所有固定和兼职的医务人员都必须纳入应急救治管理范畴,各级医疗机构要确保人员按照编制到位。

### 三、急救车辆的统一管理

救护车辆等包括 120 救护车、直升机、快艇等装备,实行统一管理,根据需要和应急救治工作的需要,合理安排出诊和执行抢救任务。

### 四、急救医用物资统一管理

救护车内的应急救助医疗设备和药品,按照国家规范实行统一管理。在出诊执行任务前,车辆所在单位必须按照要求配备好上述物品。

## 第九节 建立院前急救客户回访系统和质量控制系统

院前急救客户回访系统和质量控制系统建设是进一步持续优化和提高院前急救诊疗水平,提高院前急救服务质量的重要组成部分。应加强院前急救回访系统和质量控制系统的建设,依托云平台和院前急救系统,开展质量控制系统建设。

# 第十四章

# 建设创新型紧密型医联体管理信息系统

建设创新型紧密型医联体,需要众多的信息化系统作支撑,包括人力资源管理系统、医疗设备器械管理系统、财务管理系统、固定资产管理系统、药品供应物流管理系统、医用物资供应物流系统、医用物品消毒供应物流系统等。

## 第一节 "互联网+"人力资源管理信息系统

紧密型医联体人力资源管理的目标在于通过对原有各级医疗机构人力资源管理的整合与开发,发挥机构之间人力资源的协同作用,最大限度地提高人力资源的使用效率,使人力资源价值最大化,从而实现紧密型医联体的战略目标。其人力资源管理体系包括人力资源管控模式的确定、管理职能的定位、组织体系的建设、运营体系的设计和监控体系的建设以及人力资源管理信息化平台建设等。

### 一、资源管控模式

根据紧密型医联体形成和发展过程,对应不同的资源管控方式选择。对于大型集团式的人力资源管控模式大致有运营管控型、战略管控型和财务管控型。管控模式不同,对应的人力资源管控模式也不相同。集团化人力资源管控模式一般有全面管理型、监管型和分散管理型三种。对于县域医共体和区域城市医疗集团,在成立初期,业务类型相同、地域相对集中、规模相对较小,比较适合"集中式"的人力资源管控模式。当发展到一定程度后,为激发医联体内部活力,则采取战略管控型和"监管型"的模式比较合适。紧密型医联体内部各机构的人力资源管控模式,取决于紧密型医联体总部人力资源的管理职能和集团人力资源管理体系的组织建设、管理权限划分,各级人力资源管理部门的管理幅度、管理重点以及业务模式等。因此在进行人力资源体系建设时,首先要确定紧密型医联体集团的人力资源管控模式。

### 二、职能定位

当紧密型医联体的人力资源管控模式确定后,总部人力资源部门的管理职能就随之明确了。如果总部采取"集中管理型"管控模式,医联体总部人力资源部门是整个集团人力资源管理的实施者,建立强大的总部人力资源管理机构,以便于对整个集团的人力资源进行全面管理。包括整个医联体的人力资源战略管理、人力资源规划以及人力资源全部业务的作业。这种管控模式下,各个医疗机构不再设人力资源部门,所有的人力资源业务全部集中在总部。

如果医联体实施"政策监管型"管控模式,医联体总部人力资源部门的主要职责是人力资源政策的制定,各个医疗机构要设立独立的人力资源管理部门,总部对各个医疗机构的人力资源政策执行情况进行监督,各个医疗机构具备相对独立的人力资源管理权限,但要接受总部的业务监管,各个医疗机构主要负责人任命和人事权由总部人力资源管辖,其余的人事权由本部人力资源部门负责。

如果医联体总部人力资源采取"顾问型"管控模式,医联体总部人力资源更多地充当咨询顾问的角色,帮助成员企业提升人力资源管理水平,协助指导成员企业开展人力资源业务,为成员企业提供专业的人力资源服务,通过专业服务、资源调配发挥总部的价值。

因此实施"监管型"或"顾问型"的集团人力资源管理总部,主要的职能是进行集团人力资源战略的研究,人力资源政策的研究与制定,人力资源战略规划的制定和各成员企业人力资源工作的指导与监督。医联体总部必须基于企业的战略,以制度为依托,通过为子公司、分公司提供高效的服务,创造和体现自身的价值,医联体集团人力资源管理总部首先要从行政管理的角色中脱离出来,立足于面向竞争、面向如何提高管理效益的角度,行使集团总部的职能,其功能也应定位于如何为成员企业的发展提供更具有价值和创造性的活动。

## 三、组织体系建设

组织体系建设是构建医联体集团的人力资源管理体系的关键,组织是各个医疗机构人力资源战略落地的保证。人力资源管理组织体系建设包括总部人力资源部门的组织建设和下属医疗机构人力资源管理部门的建设。

紧密型医联体一般分为三级管理体制,一级为医联体总部,二级为医联体下属二级医疗机构,三级为下属基层医疗机构。总部是紧密型医联体的指挥中心,主要负责整个紧密型医联体战略目标与经营策略的制订,医联体政策、制度的制订与实施监督,医联体整体经营状况的宏观调节与控制,各下属机构经营管理策略的审核与协调等。因此,总部的人力资源部门在岗位设置上主要侧重于战略研究、政策制定和监督检查、核心人才的管理等。

第二级是医联体下属二级医疗机构,负责对三级基层医疗机构的管理。二级医疗机构的人力资源管理部门的组建要按照完全操作型管理模式的总部进行组建,健全人力资源管理的各项职能,根据需要按照人力资源管理的各模块设置岗位,以确保人力资源管理各项职能的落实。

第三级是基层医疗机构,是紧密型医联体最底端的机构。其人力资源管理是总部人力资源政策和二级医疗机构人力资源管理措施的执行主体。因此,根据紧密型医联体的规模设置人力资源部或人力资源专员,负责具体人力资源操作业务的办理和实施。

## 四、人力资源运营体系的建设

紧密型医联体人力资源的运营体系是确保战略执行的重要组织保障。紧密型医联体总部人力资源职能的定位与管理权限的划分,可按照以下几项重点工作开展。

1. 人力资源战略研究与制订

人力资源战略是根据医联体总体战略的要求拟定的,围绕人力资源管理体系如何实现总体战略所进行的一套系统的策略和管理方法,其目的是如何使用人力资源为确保总体发展战略而获得的竞争优势。医联体总部人力资源部门在充分理解医联体总体战略和对下属各级医疗机构全面了解的基础上,制定了总体人力资源战略,并推动人力资源战略在整个医联体的实现。

2. 人力资源规划的组织与执行

人力资源规划是医联体人力资源战略的具体行动的方案,是实现人力资源战略的具体实施规划。因此,医联体的人力资源规划要根据业务战略的需要对人力资源需求的数量、质量作出规划和预测,以保证组织的人力资源供需平衡,还包括人力资源管理机制的设计,人力资源平台的建设等。

3. 人力资源基本政策的研究与制订

人力资源政策是医联体人力资源管理的基础平台。作为医联体人力资源管理的主要依据,医联体总部的核心任务是根据宏观环境变化进行人力资源政策的研究,制订基本的"人力资源管理大纲",规定整个医联体的人力资源价值观,人才理念,基本的用人观,人力资源管理的基本原则等。在此基础上制定基本的招聘选拔政策、薪酬福利政策、培训开发政策、考核激励政策等。

各二级医疗机构在总部人力资源基本政策的基础上根据行业特点、实际制订人力资源各业务模块的程序文件和作业指导书,形成完善的人力资源管理制度和操作流程。

同时,总部人力资源部门要监督和检查人力资源政策在基层单位的执行和落实情况,并根据继承业务单位的反馈及时进行修改和调整,以确保政策的科学性。

4. 核心人才队伍的建设

核心人才是组织发展的重要支柱,核心人才队伍的建设是医联体人力资源管理的核心,核心人才包括各级医疗机构的高级管理人员、知名医学学科专家等。基于医联体的发展战略制订核心人才队伍建设规划,打造核心人才队伍,培育员工的核心专长与技能,支撑整个医联体企业核心竞争力的形成;形成战略绩效目标,将绩效目标层层分解,向下推行实施,并设计具有指导性的核心人才引进、培育、开发和激励策略。

医联体总部人力资源部门要做好核心人才的引进、招聘、选拔以及考核评价、培训开发以及综合激励等工作,为医联体的持续发展提供关键的人才资源。在核心人才队伍的建设上关键是要做好培训和开发工作,为人才的成长营造公平、公正、公开竞争的良好环境,及时掌握核心人才的动向和需求,防止关键人才流失,做好关键人才的风险评估,避免核心人才流失对企业造成的损失。

5. 后备团队的建设与培养

后备人才队伍的建设是组织人力资源可持续发展的保障,是重要的人才战略工程,因此医联体的人力资源管理中要把后备人才的建设作为重点工作来落实,建立健全后备人才选拔、培养、考核、调整、使用的机制。制订后备人才培训开发的规划,推进各基层企业开展后备人才的选拔,培养与开发满足企业业务快速发展的人力资源需求。

6. 企业文化体系的构建

人力资源管理的终极目标是建立上下同欲、团结一致的企业文化。企业文化是企业持续发展的灵魂,企业文化体系的建设是人力资源部门的重要工作,企业文化的塑造与传播是集团总部的重要职能。

医联体总部通过一个统一、鲜明和符合集团实际的人力资源理念、政策和战略,来培养和塑造一个和谐、统一的集团文化氛围,凝聚集团的人力资源。以一个鲜明、具有人文关怀和号召力的人力资源理念来凝聚集团各成员机构,统一各级员工的思想、价值观和行为模式。

7. 各个医疗机构人力资源管理工作的协调与日常调度管理

医联体总部人力资源,在日常工作中要做好下属各级医疗机构人力资源管理工作的协调与日常调度工作,总部人力资源部门要提供一个共享知识和交流信息的平台。总部人力资源的战略性通过管理标准和管理模式的制定者和创新者体现出来,通过汇总各级医疗机构的成功经验,提炼形成管理标准,提高管理经验可复制的能力。在各成员的人力资源管理活动中应起到一个沟通、交流、提高的平台功能。包括统一理念,引导和支持各成员企业设计和完善其人力资源管理体系;建立集团人才库,有计划、有针对性地培养复合型人才、经营人才;培养集团的人力资源工作人员;有效传递各成员企业中好的经验和做法。在保持各企业自主经营的基础上,充分发挥集团的总体调控、平衡和引导职能,使成员企业的人力资源管理水平得到协调发展和共同提高。

同时,要做好各成员机构日常人力资源管理工作的部署、督导、检查考核工作,确保集团总体人力资源管理工作的有效推进与人力资源运营体系的日常高效运作。

## 五、人力资源运营的监控体系建设

人力资源运营监控体系是监督整个医联体人力资源运营体系是否有效的检验与考核评价体系,包括人力资源管理审计、日常人事调配与核查等工作。

为了确保人力资源战略的落实,人力资源政策的执行以及人力资源运营体系的有效性,医联体总部人力资源定期组织对各成员进行人力资源审计,通过日常的人力资源信息报表收集各个医疗机构日常人力资源管理的信息资料,作为总部对下属机构人力资源工作考核评价的依据。

## 六、建立"互联网+"人力资源管理信息系统平台

为实现医联体人力资源透明化的管理,需要建立"互联网+"人力资源管理信息平台,让所有人力资源数据实现共享和集中统一资源管理。该系统采用B/S架构开发,支持各级医疗机构进行分级管理,应具备如下功能。

1. 人事档案管理

人事档案分为在职、离职、退休、后备四个人员库。系统内置丰富的人事档案字段。用户可自行定义人事档案的数据字段,可自行设计人事档案界面。

人事档案中包括薪酬记录、考勤记录、绩效记录、培训记录、社保记录、调岗记录、调薪记录、奖惩记录等常用数据子集。用户也可自行增加新的数据子集。可以针对子集进行独立地导入、导出、统计分析。

系统支持人事业务的在线办理,包括入职、转正、调岗、调薪、奖励、处分、离职、复职等。这些业务既可以直接办理,也可以通过系统工作流平台进行审批处理。业务办理的结果直

接记录在人事档案中。

人事档案数据支持各级医疗机构对本部门人力资源进行管理,各级医疗机构可以独立地管理人力资源管理人员。

系统内置丰富的人事报表、图表,包括人员构成情况分类统计表、员工明细花名册、部门员工花名册、各部门职务统计表、员工入职离职统计表、各部门员工生日报表、各部门及岗位编制人数统计表。用户可自定义统计报表,也可使用系统报表平台,自行设计个性化的人事报表。

支持自动快速识别、读入员工身份证信息,杜绝伪造身份证,提高员工个人档案信息准确度,减少信息录入工作量(实现此功能需要配备硬件设备身份证识别器)。

2. 组织架构

(1)部门管理:用户可以对部门进行设立和撤销操作,建立无限层级的树形部门结构。可以回顾部门结构的历史记录。可以即时查看组织机构图,并直接打印。

(2)职务及岗位管理:用户可以对职务和岗位进行设计和撤销。对岗位编制进行管理。可以为职务及岗位建立说明书。可以实时统计通过各部门及岗位编制人数的统计表,可以随时了解企业编制情况。

(3)模型化管理:用户可以建立精确的岗位及员工能力素质模型。为人力资源各项工作提供量化依据(能力素质模块使用系统指标库来构建)。

3. 合同管理

可以对员工的劳动合同、培训合同、保密协议等进行新签、续签等操作。提供劳动合同期满提醒、未签劳动合同人员提醒、合同续签提醒。合同报表功能可以随时展现各类合同的明细数据,且合同数据支持分部门管理。

4. 薪酬管理

实现岗位工资、级别工资、工龄工资、学历津贴、考勤扣款、社保扣款、绩效奖、个人所得税等各类常见的工资项目。

5. 社保管理

可为员工批量创建保险账户,支持为当月入职员工开户,离职员工退保。实现社保缴费自动核算,也可在工资计算中自动引入社保缴费数据。

6. 绩效管理

系统支持定性及定量两种绩效考核方式,如360度考核、量化考核等考核方式。系统内置各岗位常用的绩效考核表,可供用户直接使用。用户也可以自行设定考核指标、评分权重、计分公式等项目,创建自己的考核表。薪酬模块可以自动引用绩效考核结果,直接计算用户的绩效工资。员工可以在线进行考核申诉与反馈。系统内置绩效报表,包括绩效考核结果一览表、绩效考核记录一览表、考核结果指标分析表、考核评分记录明细表、各部门量化指标分析表、部门考核等级汇总表。绩效数据支持分部门管理,各级医疗机构可以独立管理本部的绩效。

7. 考勤管理

与企业现有门禁考勤机结合,实现班次定义、员工排班、智能抓班、考勤汇总计算等功能。系统支持请假、出差、加班、补休、调班、停工等考勤业务管理。薪酬模块可以直接引用月考勤结果进行相关计算。假期管理中可以自定义法定假期与企业假期。考勤数据支持分部门管理,各级医疗机构可以独立管理本部门的考勤。

8. 培训管理

培训管理员可以对员工进行培训需求调查。各部门上报培训需求,汇总成培训计划,计划内容包括培训的时间、地点、参与人、预算等,且培训计划可以在线申报。由培训计划生成培训的实施方案,详细记录培训实施情况。培训评价管理,记录员工在每次培训中的评价。

培训记录自动记入员工档案。培训资源管理可以管理培训课程、培训机构、培训讲师、培训资料、培训地点等。培训数据支持分部门管理,各级医疗机构可以独立管理本部的培训。系统内置培训报表,包括各部门培训计划费用统计表、各部门培训计划人数统计表、各部门培训实施费用统计表、各部门培训实施人数统计表、各部门实施费用明细表等。

9. 招聘管理

用户可以制订招聘计划,包括招聘的岗位、要求、人数,招聘流程、定义等,且招聘计划可在线申报。应聘简历可以详细记录应聘者资料,并记录他们在应聘各阶段的评价。应聘流程通过系统工作流平台完成,可以管理求职者的整个应聘过程。

10. 统计报表

报表设计中心,用户可以自行定义各类明细、统计报表。

11. 系统管理

系统日志管理是指在线用户通过业务监控台查看系统中所有工作流业务的运行状态。包括部门数据权限管理、栏目访问权限管理、用户及角色管理、标准代码库、数据结构管理。

## 第二节　"互联网+"医疗设备器械管理信息系统

医院传统的医疗设备器械管理模式是设置一个设备科室,设置设备器械计划室、采购室、维修室、合同室、设备利用统计室等相关部门。负责全院医疗设备器械计划、采购、安装调试、维修保障、计量设备检测、设备效能评价等工作。

为适应医联体新型组织架构的设备器械管理与运营业务需要,建立医联体内部统一的设备器械计划采购管理中心,负责医联体内部所有医疗机构医疗设备器械统一计划采购、维修保养等工作,其目的是实行带量以降低采购成本,为医联体内各医疗机构提升运营效益。为了提升医疗设备器械科学化管理水平,需要开发建设一套医联体内部医疗设备器械管理信息系统,本章重点介绍该系统的特点及功能。

### 一、建立"互联网+"医疗设备器械管理服务新模式

1. 对传统医疗设备器械管理模式机制改革

通过对医联体内部各个医院原有的医疗设备器械管理模式的梳理,医联体内部各医疗机构设备部门编制,撤销设备、器械等采购权限职能,保留其他部门和职能,如设备维修保养工程师等岗位,做好设备器械的维修养护工作。对设备器械资产实行规范化管理,所有的医疗设备和器械,引入信息化条码管理机制,每一个进入医院的设备器械都建立身份二维码,通过扫描二维码,即可知道该设备的详细情况。

2. 建立医联体内部设备器械统一计划采购机制

在医联体组建之前,二级以上的医院一般均设置设备科,其主要一项业务是根据医疗工

作需要,拟定年度设备、器械采购计划和资金预算,对于所有的设备、器械都按照规定实行公开招投标。实行医联体集约管理后,对医联体内部所有的医疗机构,实行医疗设备、器械集中统一采购,有效降低采购成本、节约资金。为了做到采购招投标"公开、公正、公平",将采购计划通过互联网进行对外发布,实行网上竞标,有效降低成本。

各医疗机构根据年度发展计划,制订各医疗机构医疗设备和器械年度采购计划,通过设备管理系统,上报到医联体设备器械管理中心。管理中心汇总采购计划,召集设备器械计划采购委员会,审核年度采购计划,根据资金安排确定年度设备器械采购种类和数量。按照批复的设备器械采购计划,挂网公开招标。

3. 建立医联体内部分级设备管理机制

医联体各类医疗器械分散在各级医疗机构内部,为了实现统一的管理,对原有的各类设备实行统一的分类管理,并按照分类管理原则建立每一台设备唯一的资产编号,资产编号中包含设备所属机构属性,通过资产编号可以迅速查出设备所在的机构以及科室等。医疗器械设备按照所在使用机构采取归属化使用和保养,设备维修由统一的设备维修管理部门负责。

4. 建立医联体内部设备器械统一的维修保养机制

为了保障每个医疗机构检查检验设备正常工作,按照设备管理规定,建立定期维修保养机制,开展定期检修保养工作,让每个医疗设备保持一个良好健康状态。除此之外,为二级和二级以上医疗机构派驻维修工程师,采取值班制度,发生设备故障应立即赶往现场开展维修工作。对每次设备维修保养都要建立档案记录,以便设备效能评估工作。

5. 建立医联体内部设备器械效能评价机制

医院都建立有信息系统,为每个设备建立开关机以及使用时长记录,从检查检验、治疗收费项目中统计每台设备使用情况和收入记录,以便开展设备效能评价。

## 二、建立医疗设备器械管理信息系统

该系统采用 B/S 架构开发,支持各级医疗机构进行分级管理。应具备的功能如下。

1. 计划管理

医疗器械采购根据年度计划进行招投标采购,落实采购资金,向集团总部上报电子采购计划。集团公司审核通过后,挂网公开招标。

2. 采购管理

招标方式分为网上竞标和现场投标。通过互联网报名响应厂商进行资格和资质审核,符合规定的入围。

3. 合同管理

采购医院与中标单位签署电子合同。合同需要相关部门审核批准,系统具备合同流转审批功能。

4. 入库管理

所有采购设备器械,需要经过验收合格后,实施分类管理,对每一台设备建立电子标签,每个设备器械上面都要张贴"电子身份证"和条码,便于追踪和资产管理。

5. 出库管理

建立好户口身份的设备与器械,按照科室申报计划,出库到对应科室,实施安装验收管理。

### 6. 资产管理

设备器械一旦出库,立即形成资产,从这一时刻起建立固定资产折旧记录。通过信息系统可以管理到集团所有的设备器械资产总值、折旧率等资产指标。也可以管理到某一医院或某一科室的资产。

### 7. 设备器械维修管理

设备器械在使用的过程中,需要维护保养和维修,通过系统建立每次维修保养记录。实现整个维修流程管理,从临床科室报修、工程师派工、维修处理、维修验收全流程管理,临床可以查看设备维修状态,工程师可以查看历史维修情况,院领导可以查看维修报表,智能化管理帮助医院降低维修费用,提升设备科工作效率。

### 8. 设备管理

包含了设备的采购、录入、字典、台账、转科、综合查询、盘点、公共设备、急救设备的管理、设备的报废等设备全生命周期的管理。

### 9. 档案管理

设备档案、盘点、转科、报废、折旧、借用等相关管理。

### 10. 计量设备管理

每个医院都配备血压计、磅秤、温度计等计量设备器械。需要定期监测其准确性,建立计量设备器械台账,定期提醒和检测。

### 11. 效益分析

通过自动统计设备的收入跟支出数据,系统自动计算出设备的效益分析情况,可以生成单机设备效益分析、科室效益分析、设备类型效益分析等报表和图形,为院领导采购提供数据支撑。

## 第三节 "互联网+"医药供应物流信息系统

随着医疗卫生体制的改革,取消医院药品加成比例,实行集中统一采购招标,极大地压缩了医院自主采购空间,药品供应保障工作变得越来越重要。近几年来,"互联网+"医疗技术在国内迅速展开,一批新型的基于"互联网+"医药供应物流信息系统应运而生,改变了传统的药品供应物流模式,同时也极大地减轻了医院药品供应负担。为紧密型医联体成员之间提供药品计划采购、供应和配送等服务,满足医联体内部所有医疗机构医疗业务工作的需要。

医院传统的药房管理模式是设置一个药剂科,下设中药房、西药房、药品计划采购室、药品供应室等相关科室,负责全院药品的计划、采购、供应等药品保障工作。药品实行零加成和集中统一采购招标后,药品供应保障工作与从前发生了很大的改变。为适应医联体新组织的管理与运营业务需要,需要建立医联体内部统一的药品计划采购供应中心,负责药品计划采购供给工作。

### 一、建立新型的药品供给服务体系

#### 1. 对传统药品供应机制改革

通过对医联体内部各个医院原有的药品供应保障体系进行梳理,原则上取消基层医疗机构药库,将各二级以上医疗机构现有的药品库房收回实行统一集中管理,作为医联体药品供应库房使用,建立医联体内部集中的药品供应库房。按照现代物流供应体系实施改造,引入现代的库房管理理念,将库房划分为西药库、中药库、卫生材料库、非医疗物资库和临床科室药品补给库等区域,实行规范化管理。所有入库药品按照管理措施分类,引入信息化条码管理机制,每一个进出药房的药品都对应一个条码。

实现库房所存急用基本药品物资有序、严格地存放和管理;建立面向科室和药房一级的智能配送服务体系,提高药品的质量和供给效率保障;建立医院药品"商超"寄售模式,实现医院药品一级库"零库存",严格药品有效期和药品三证管理,降低医疗科室损耗率;建立面向药品供应商的管理协作平台,实现与药品供应商的数据联动,提升保障水平,提高工作效率。

2. 建立医院、医疗科室、药房统一的配送服务体系

建立医联体内部统一的药品配送服务体系,为医联体内部每个医院、医院内每个临床科室、医院内每个药房配送供给药品。开发建设基于"互联网+"药品供给物流信息系统,与各医疗机构的 HIS 对接,接收来自各医疗机构药品供应配送计划。其次建立药品供给物流服务体系,建立一支配送药品的队伍,配备运送车辆,实行 24 小时值班制度。

根据各医院所属医疗科室、药房等提供的药品电子申请单,在规定的时间内由物流服务人员按照要求备货出库,送到现场交接,通过扫描药品条码,按照要求清点药品品种和数量。为了保障应急医用药品的供应,不至于因药品断货影响应急抢救工作,根据药房、临床科室、抢救室、手术室最低应急库存量限额,自动向药品供应链厂家提供电子药品补货单,并由上端供应链厂家补给药品。做到医疗科室"一键请领",管理人员"一键审核"。

3. 药品计划供给新模式

医联体内部各医疗机构药品物流供应是一项重要的任务,为了保障临床医疗工作顺利开展,做到药品保障不断货。实现药品供应物流信息系统与药品供应商(厂商)系统建立平台之间数据信息互联互通。计划采购也是一项重要的工作,根据各医院药品消耗情况,建立药品用药大数据分析机制,针对每个品种药品动态消耗情况,及时调整采购计划。建立每一个药品品种采购计算模型,结合动态消耗趋势及价格变化,引导计划采购。做到库管人员"一键入库"和计划采购人员"一键采补"。通过智能化的补采购计划,让更多的医务工作者从繁重的琐碎任务中解脱出来,致力于关注患者和医疗质量的提升,让医院工作回归到治病救人的本质上来。

4. 医疗科室用药申领模式

临床科室日常用药是采取临床医嘱"一键申领"模式,生成申请药品清单,由临床药房配给供应。临床科室除了临床医嘱申领模式外,还有一种应急抢救药品保障。模拟建立一个临床科室应急小药房,按照供应基数保障供应。结合日常应急保障药品消耗和有效期情况,采取"一键补充"方式。对于临床科室的非医疗物资,由总库房代管、代发。

5. 药品配送物流模式

医联体药品计划采购供应中心,利用统一的"互联网+"药品供应物流信息系统平台,接收来自医联体内部各个医院审核批准后药品供给计划,组织药品货源。在规定的时间内,办理药品出库、组织配送车辆、安排人员配送。送到指定交货地点后,办理药品交付手续,核对药品数量、规格、型号、批次以及包装完好情况。

## 二、建立新型的药品动态管理机制

1. 实现资金的动态监督管理

药品所需要的资金流量所占比重较大,加强药品资金的动态监督管理是非常必要的。在医联体内部建立统一药品物资采购途径、统一入出库及退货电子化手续、统一财务销售清单格式,加强采购、入库、出库、消耗、补给各个环节的质量管理和资金管理。加强药品损耗管理,拟订药品损耗管理办法。加强药品的采购价格管理,每月与供应商核对入库数量及金额。

2. 建立药品供应与有效期联动管理机制

为加强医联体内部药品供应管理,确保患者用药安全,需要对入围的药品供应商资质进行严格审核,实行一票否决制度。通过审查的实施药品供应商资质系统备案,对药品供应商资质有效期进行报警处理。同时,加强对药品有效期的管理,系统自动统计即将过期的药品,同时通过药品消耗大数据模型分析,与库存量和消耗趋势对比,及时作出药品库存调整或退货调剂处理,降低医院损失。

## 三、"互联网 +"医药供应物流信息系统

### (一)系统业务功能

1. 药品采购供应计划

各医疗机构内部药房、手术室、临床科室负责药品计划供应的人员,利用医联体内部各医疗机构内的 HIS,做药品供应采购计划书,提交后经审核通过后系统自动发送到医联体药品统一的供应物流中心,根据各医疗机构采购计划书,汇总后做好药品采购工作。

2. 药品入库

所有采购药品,需要经过验收合格后,入库实施分类管理,每个药品都要张贴"电子身份证"和条码,便于追踪和供给管理。

3. 药品申领

医联体内部各医院所属科室,根据业务工作需要,利用医院内 HIS,做好药品供给计划书,各部门填写的电子药品申领计划书流转到医院审核管理部门审批。

4. 药品审批

每个医院都设立药品供给审批部门,审核来自全院的药品供应计划书,审核通过后流转到医联体药品供给保障部门。

5. 药品配送

药品供给保障部门接收到各个医院药品供应计划书,根据库存情况集中备货。如果药库不足,提前做好药品厂商配送。

6. 失效期药品回收

各医院难免存在药品失效过期情况发生,为确保患者安全,应及时回收失效期的药品。

7. 药品存储

药品入库存储时,工作人员只需扫描二维码,根据存放的货架快速定位到药品存放地点。

8. 追溯管理

建立药品详细的追溯管理体系,包括计划采购、供应厂商、领用科室、领用人、领用时间、使用年限等每一个细节。

9. 药品分类占比管理

建立每种药品进出明细统计报表,建立各类药品占比管理,建立各个医疗机构同期消耗分析对比。

10. 药品消耗使用动态分析管理

根据以往各个医院、每个科室、每位医师药品使用情况,开展数据的对比分析工作,监控药品使用异常情况。

**(二)财务管理功能**

1. 药品进出财务管理

各医疗机构药品进出消耗财务管理。

2. 药品分类日耗日报

所有采购药品,需要经过验收合格后,入库实施分类管理,每个药品都要张贴"电子身份证"和条码,便于追踪和供给管理。

### 四、与医院 HIS 互联互通实现数据信息共享

该系统是智慧医院的重要组成部分,需要与医院 HIS 实时无缝隙地对接,实现数据信息交互与共享。接收来自门诊、临床科室、手术室、医技检查检验科室的药品供给计划。同时将供应的药品、试剂等数据信息传递给上述各部门。

## 第四节　"互联网 +"医用物资供应物流信息系统

医院传统的医疗物资供应管理模式是设置一个物资供应科,下设若干个库房、计划采购室、配送室等相关部门。物资供应科负责全院非医疗物资,除药品、医疗设备和器械之外所有的日用物资的计划、采购、供应保障工作,包括低值消耗品和固定资产物资,如办公座椅、沙发、饮水机、柜子、凳子等。

为适应医联体新型组织架构的管理与运营业务需要,需要建立医联体内部统一的医用物资计划采购供应中心,负责医联体内部所有医疗机构中该类物品的统一计划采购供给工作,其目的是实行带量以降低采购成本,为医联体内各医疗机构提升运营效益。

近年来,"互联网 +"技术在国内应用迅速展开,一批新型的基于"互联网 +"物资供应物流信息系统应运而生,改变了传统的计划、采购、入库、发放供应物流模式,同时也极大地减轻了医院物资供应负担。为了达到科学化管理,降低库存减少不必要的损耗,建立一套科学的管理流程和运行体制,需要开发建设一套基于"互联网 +"物资供应物流信息系统,本章将重点介绍基于"互联网 +"物资供应物流信息系统的特点及功能。

### 一、建立新型的医用物资供给服务体系

1. 对传统医用物资供应机制改革

通过对医联体内部各个医院原有的药品供应保障体系进行梳理,原则上取消基层医疗机构药库,将各二级以上医疗机构现有的药品库房收回,实行统一集中管理,作为医联体药品供应库房使用,来建立医联体内部集中的药品供应库房。按照现代物流供应体系实施改造,引入现代的库房管理理念,将库房划分为西药库、中药库、卫生材料库、非医疗物资库和

临床科室药品补给库等区域,实行规范化管理。所有入库药品按照管理措施分类,引入信息化条码管理机制,每一个进出药房的药品都对应一个条码。

实现库房所存急用基本药品物资有序、严格地存放和管理;建立面向科室和药房一级的智能配送服务体系,提高药品的质量和供给效率保障;建立医院药品"商超"寄售模式,实现医院药品一级库"零库存",严格药品有效期和药品三证管理,降低医疗科室损耗率;建立面向药品供应商的管理协作平台,实现与药品供应商的数据联动,提升保障水平,提高工作效率。

2. 建立医院、科室、库房统一的配送服务体系

建立医联体内部统一的药品配送服务体系,为医联体内部每个医院、医院内每个临床科室、医院内每个药房配送供给药品。开发建设基于"互联网+"药品供给物流信息系统,与各医疗机构的 HIS 对接,接收来自各医疗机构药品供应配送计划。其次建立药品供给物流服务体系,要先建立一支配送药品的队伍,配备运送车辆,实行 24 小时值班制度。

根据各医院所属医疗科室、药房等提供的药品电子申请单,在规定的时间内由物流服务人员按照要求备货出库,送到现场交接,通过扫描药品条码,按照要求清点药品品种和数量。为了保障应急医用药品的供应,避免药品断货影响应急抢救工作,根据药房、临床科室、抢救室、手术室最低库存量限额,自动向药品供应链厂家提供电子药品补货单,由上端供应链厂家补给药品。做到医疗科室"一键请领",管理人员"一键审核"。

3. 物资计划供给新模式

医联体内部各医疗机构药品物流供应是一项重要的任务,它可以保障临床医疗工作的顺利开展,做到药品保障不断货,实现药品供应物流信息系统与药品供应商(厂商)系统建立平台之间数据信息互联互通。计划采购也是一项重要的工作,根据各医院药品消耗情况,建立药品用药大数据分析机制,针对每个品种药品的动态消耗情况,及时调整采购计划。建立每一个药品品种的采购计算模型,结合动态消耗趋势及价格变化,引导计划采购。做到库管人员"一键入库"、计划采购人员"一键采补"。通过智能化的补采购计划,让更多的医务工作者从繁重的琐碎任务中解脱出来,致力于患者和医疗质量的提升,让医院工作回归到治病救人的本质上来。

4. 医院科室用药申领模式

临床科室日常用药采取临床医嘱"一键申领"模式,生成申请药品清单,由临床药房配给供应。临床科室除了临床医嘱申领模式外,还有一种应急抢救药品保障。模拟建立一个临床科室应急小药房,按照供应基数保障供应。结合日常应急保障药品消耗和有效期情况,采取"一键补充"方式。对于临床科室的非医疗物资,由总库房代管、代发。

5. 配送物流模式

医联体药品计划采购供应中心,利用统一的"互联网+"药品供应物流信息系统平台,接收来自医联体内部各个医院审核批准后的药品供给计划,组织药品货源,在规定的时间内,办理药品出库、组织配送车辆、安排人员配送。送到指定交货地点后,办理药品交付手续,核对药品数量、规格、型号、批次以及包装完好情况。

## 二、建立新型的医用物资动态管理机制

1. 实现资金的动态监督管理

药品需要的资金流量所占比重较大,加强药品资金的动态监督管理是非常必要的。在

医联体内部建立统一药品物资采购途径、统一入出库及退货电子化手续、统一财务销售清单格式,加强从采购、入库、出库、消耗、补给各个环节的质量管理和资金管理。加强药品损耗管理,拟订药品损耗管理办法;加强药品的采购价格管理,每月与供应商核对入库数量及金额。

2. 建立物资供应动态管理机制

为加强医联体内部药品供应管理,确保患者用药安全,需要对入围的药品供应商的资质进行严格审核,实行一票否决制度。通过审查的实施药品供应商资质系统备案,对药品供应商资质效期进行报警处理。

同时,加强对药品效期进行管理,系统自动统计即将过期的药品,同时通过药品消耗大数据模型分析,与库存量和消耗趋势对比,及时作出药品库存调整或退货调剂处理,降低医院损失。

3. 建立物资供应质量追溯管理机制

在医疗生产活动过程中,为保障医疗生产活动的工作质量,所需要的医用物资的质量需要符合国家质量规范和标准,如发生医用物资质量问题,需要能够及时地核实医用物资的供应厂商和生产厂商,对供应该医用物资的供应商或生产厂家进行质量问题反馈,轻者给予退货赔偿,严重者对造成的损失追究其责任。

## 三、"互联网+"医用物资供应物流信息系统

该系统应用于集团内部所有的医院,具体的功能包括物资计划采购、入库管理、出库配送发放、资产形成、供应商资质管理、低值消耗物品回收管理、财务账务管理、资产管理、供应链管理等。

### (一) 系统业务功能

物资从采购入库,到出库发放及资产管理全过程采用条码标识物资,实现对物资在整个流转过程全生命周期的跟踪动态管理。通过全过程记录留痕管理,实现物资整个流转过程的回溯,从而帮助医院提高物资管理质量,保证物资不流失。信息系统应具备如下功能。

1. 物资采购计划

大宗物资采购根据年度计划进行招投标采购,零星物资采购,根据科室电子申领单,通过物资供应链管理系统,同类产品价格自动比较,给出订购方案。作出最佳选择,供应商供货上门。

2. 物资供应商资格审查

凡是纳入物资供应的厂商,必须签订合作协议书,所提供的产品必须符合国家规定,是合格的生产厂家、具有销售资质的销售厂家,有物资生产日期、使用年限、质保期等。

3. 物资入库

所有采购物资,需要经过验收合格后,实施分类管理,对于一次性消耗物品,出库后不再形成资产管理。对于价格达到规定标准的,办理电子标签手续,每个物资上面都要张贴"电子身份证"和条码,便于追踪和资产管理。

4. 物资申请

各医院所属科室,根据业务工作需要,利用物流供应系统填写物资申请表,生成的物资申请表流转至相应的审批管理部门。

**5. 物资审批**

经过相关部门和领导批准后进入到本院物资采购管理科室,如库房有存货,则立即配送发放;如没有,则执行供应链管理采购。对于特殊贵重一次性医疗耗材,实行严格审批制度。

**6. 物资发放**

发放时系统自动核对数量和有效日期,当物资种类和数量完全正确且均在有效期内时,才允许发放。对于一次性物品,需要工作人员确认生产批号和厂家,从而确保信息的完整记录。对于形成资产的,则办理交接手续。

**7. 物资回收**

各科室使用后的物资,经过若干年资产报废后或者中途损坏,需要安排人员回收物资,同时办理回收手续,从资产库中注销该笔资产等。

**8. 物资存储**

物资存储时,工作人员只需扫描工作牌条码,发放的时候根据存放的货架快速定位到物资存放地点。

**9. 追溯管理**

建立物资详细的追溯管理体系,包括计划采购、供应厂商、领用科室、领用人、领用时间、使用年限等每一个细节。

**(二)财务管理功能**

物资采购需要的资金流量所占比重较大,加强物资资金的动态监督管理是非常必要的。在集团内部建立统一的物资采购途径、统一入出库及退货电子化手续、统一财务销售清单格式,加强从采购、入库、出库、消耗、补给各个环节的质量管理和资金管理。加强物资损耗和资产管理,每月与供应商核对入库物资数量及金额。

## 四、与医院 HIS 互联互通实现数据信息共享

该系统是智慧医院的重要组成部分,需要与医院 HIS 实施无缝隙的对接,实现医用物资供给数据信息交互与共享。接收来自门诊、医疗临床科室、医技检查检验科室、机关后勤等科室的医用物资供给计划。同时,将供应的医用物资数据信息传递给上述各部门。

## 第五节 "互联网+"医用物品消毒供应物流系统

### 一、社会化服务是大趋势

在过去的几十年,众多的二级以上单体医院,大多数都有自己独立的消毒供应室,对于一些二级以下医疗机构,大多数依靠当地的二级或三级医院消毒供应室,保障他们的日常医疗卫生工作。单体医院建设独立的消毒供应室,不仅运营成本高,而且还需要配备大量的人力资源。随着国家医联体政策的出台,过去的单体医院逐步向着紧密型或集团化方向发展,医用物品消毒供应也逐步实现社会化趋势的发展,将医用消毒供应交付给社会上单独从事洗涤消毒供应的独立企业承担,实行购买服务的模式。

医联体模式的出现加快了医疗物品消毒供应企业的发展,一个中小城市内部有一至两家这样的企业,可以为全市所有的医疗卫生机构提供消毒供应服务,从服务的形态上和供给

的方式上都发生了深刻的变化。因此,为适应社会化大生产以及供给方式的变革,需要一套基于"互联网+"医用物品消毒供应物流信息系统。

## 二、建立新型的医用物品消毒供给服务体系

为实现医疗集团和县域医共体内部医疗物品统一消毒供应,取消原有各个医院自行消毒机构,降低消毒成本,提升消毒质量,开始实行集约化物品消毒与供应,成立统一的消毒供应中心,配备一定数量的专职人员和车辆,建立物流配送体系。

为了减轻操作人员的工作量和减少污染源的产生,系统采用的是二维码技术,在每个消毒物品(器械、手术包等医用物品)上粘贴一个耐高温且防水的条形码标签,通过无线掌上终端(PDA)实现数据的扫描和传输,系统对物品所经历的过程进行追踪,随时掌握物品的状态。一旦发现有物品质量不合格,通过系统记录即可追溯全过程中的每个工作环节。

建立一套基于"互联网+"医用物品消毒供应物流信息系统,该系统适用于消毒供应中心、手术室、临床科室的过程控制与管理软件,包括物品回收、清洗消毒、包装、灭菌、存储、发放等全流程环节管理。全过程采用条码标识物品,实现对消毒物品在整个流转过程及全生命周期的追踪管理。通过全过程记录留痕管理,实现物品整个处理过程的回溯,从而帮助医院提高物品的质量,保证物品的安全。

## 三、建立医用物品消毒服务价格体系

为做好医用物品的消毒绩效考核与消毒质量管理等工作,在医联体内部建立物品消毒有偿服务模式,对每一个消毒物品,按照消毒人力成本、物料成本、人力资源成本、配送成本等统一定价,建立医联体内部供需双方服务核算价格体系,使之有利于成本控制和医联体内部绩效核算。

## 四、"互联网+"医用物品消毒供应物流信息系统概述

该系统包括三个业务功能,一是医疗机构消毒医用物品消毒计划系统;二是消毒医用物品消毒管理系统;三是医疗机构消毒医用物品物流配送系统;四是消毒医用物品结算管理系统。

1. 医疗机构消毒医用物品消毒计划系统

每家医疗机构的各个临床科室、手术室、麻醉室、急诊抢救室、医技检查检验等医疗科室均需要使用消毒医用物品,如消毒手术器械、纱布、棉签、工作服、医用床单等。医用消毒物品尤为重要,每天手术室、检查检验科室、临床治疗室等需要大量的消毒后重复使用的消毒物品。每个科室根据医疗工作需要,制订日、周供应消毒物品计划,将该计划上传至消毒供应中心,消毒中心通过系统接收申报计划,安排人员现场取送消毒医用物品。

2. 消毒医用物品消毒管理系统

医用物品消毒供应中心,按照每种物品的消毒程序,分类进行消毒处理。同时,对消毒后的物品进行信息登记处理,包括消毒物品的名称、规格型号、消毒时间、消毒时长、消毒人、消毒后质量检验等。

3. 医疗机构消毒医用物品物流配送系统

医用物品消毒供应中心主要有三项工作,一是需要去医疗机构把需要消毒的各种物品

收集,然后分类打上物流二维码或条形码(耐高温)送到消毒中心;二是对接收来自各医疗机构物品,重新按照类别分类,有序地进行消毒工作;三是需要把消毒好的物品按照来自的医院以及科室,及时地派送和交接。

4. 消毒医用物品结算管理系统

消毒结束后,根据每种物品的消毒收费价格,为每家医疗机构分别生成消毒物品账单,最终将生成后的账单统计表传给医疗机构核对签收。其中账单内容有消毒物品名称、规格型号、消毒时间、消毒时长、消毒人、消毒后质量检验、消毒单价等。

## 五、"互联网 +"医用物品消毒供应物流信息系统

为了减轻和减少操作人员的工作量及污染源的产生,系统采用的是二维码技术,在每个消毒物品(或手术包)上粘贴一个耐高温且防水的条形二维码标签,通过无线掌上终端(PDA)实现数据的扫描和传输,系统将对物品所经历的过程进行追踪,随时掌握物品的状态。一旦发现有物品质量不合格,通过系统记录即可追溯全过程中的每个工作环节。

下面阐述该医疗物品消毒供应信息系统应具备的功能。

1. 物品申请

提供手术室器械申请功能,以及临床科室器械和医疗物品的申请、更换和借用功能。

2. 物品派送

支持一次性物品、无菌物品、手术器械的发放。发放时系统自动核对数量和有效日期,当物品种类和数量完全正确且均在有效期内时,才允许发放。对于一次性物品,需要工作人员确认生产批号和厂家,从而确保信息的完整记录。

3. 物品使用

手术室和临床科室使用治疗包前需进行登记,同时将二维码分别贴在病历本、手术记录单及回收器械筐上,并同时进行扫描登记和检测。

4. 物品回收

各科室使用后的器械或未使用但被污染的器械可以在消毒供应室的回收中心做回收处理,回收人员只需扫描工作牌上的二维码和器械包上面的二维码,核对实际器械包中的器械与系统中显示的器械包是否一致即可。若不一致则及时与器械包使用科室联系,处理后续工作。

5. 物品清洗消毒

物品清洗消毒分为手工清洗和机器清洗(全自动清洗机)两种方式。手工清洗的器械需要记录工作人员和清洗的步骤(包括冲洗、洗涤、漂洗、终末清洗等)。机器清洗的器械,需要工作人员通过扫描二维码令牌,记录每个篮筐编号、清洗器编号、清洗程序、清洗开始时间和结束时间,并在最后对清洗消毒的打印数据拍照保证。

6. 物品打包

烘干完的物品可直接开始打包,打包时软件界面上会显示该治疗包中应包含的物品种类和数量,以及图片和文字显示该包的具体器械和物品,并自动为该物品生成条形码标签。最终在完成打包操作后,贴上标签。

7. 物品灭菌

对于打包好的物品,根据物品特性合理地区分将其放到高温灭菌器或低温灭菌器(环氧

乙烷、等离子）里做灭菌处理,灭菌人员只需扫描工作牌号以及器械包和灭菌机器二维码。灭菌是非常重要的一个环节,因此对灭菌的结果检测和记录是必不可少的。灭菌前和灭菌时按照相关操作规范做好灭菌监测(包括物理检测、化学检测和生物检测),系统全面满足BD试验、生物检测、化学检测的追溯。

8. 物品存储

灭菌后的物品包属于无菌物品,存储在无菌区,提供给各科室使用。物品存储时,工作人员只需扫描工作牌二维码和物品包以及货架的二维码,发放时根据存放的货架快速定位到物品包。

9. 追溯管理

详细追踪回收、清洗、包装、灭菌、发放的每一个细节。物品的使用能够追溯到何时何人。灭菌失败时,可迅速追溯出同一批次治疗包,便于召回。

10. 提供丰富的管理功能

全视角地查询统计,提供工作量管理、设备管理等多项管理功能,为成本核算提供依据。

11. 辅助功能

提供标签自动打印功能。

## 六、与医疗机构信息系统互联互通实现信息交互共享

该系统需要与各家医疗机构的 HIS 实施无缝隙对接,实现医用消毒物品数据信息交互与共享。接收来自门诊、医疗临床科室、手术室、医技检查检验科室、机关后勤等科室的医用物品消毒供给计划,同时将供应的医用物资数据信息传递给上述各部门。

# 第 十 五 章

# 远程医疗协作网建设方法

## 第一节　远程医疗协作网概念

以远程医疗服务网络为纽带,以远程医疗业务技术为协作服务模式所形成的远程医疗网络,称为远程医疗协作网。实质上是一种松散型的医疗联合体,通常是一家技术实力较强的医院(三级综合医院或专科医院)牵头,搭建一个远程医疗专用网络和一个远程医疗业务服务平台。该平台不受地域与医院等级限制,与加盟医院签署加盟协议,利用互联网或专线接入远程医疗服务平台,形成一个覆盖面广和跨区域的远程医疗协作网络。其协同业务模式,通常为加盟医院开展远程病例会诊、远程诊断、远程培训、向上转诊业务为主的医疗业务,是一种典型的 B2B2C 业务类型模式。

从技术和服务的角度,主要是牵头医院利用自己的医疗技术资源优势,为加盟医疗机构开展相应的帮扶工作,帮助加盟医院在疑难病例诊断和治疗过程中存在的技术差距,同时为加盟医院开展专题技术培训等业务。

从牵头医院角度分析,通过远程协作网建设,增强了牵头医院在区域内的影响力和知名度。充分体现了公立医院的社会公益属性,帮助下级医院和基层医疗机构提高医疗技术诊治能力,广泛地为人民群众服务。对提高牵头医院解决疑难杂症的能力也有较好的促进作用,同时对扩大病种来源,培养"忠实客户"也有较好的黏性作用。

## 第二节　远程医疗协作网建设方法

### 一、远程医疗协作网建设路线图

远程医疗协作网建设主要分为三个阶段。第一阶段是顶层规划设计阶段,牵头建设医院首先根据自己的服务能力,规划加入医疗机构的数量,即规模大小;其次拟定远程医疗协作网章程和有关业务模式及种类设计;最后是运营模式设计,包括开展的每一种业务收费服务标准,拟定开展远程医疗业务流程设计,加盟医院按照该业务流程开展协同工作。建设远程医疗协作网的第二阶段,是统一实施建设阶段。根据加盟医院的数量,制订远程医疗协作网数据中心建设实施方案,包括各种网络服务器等硬件设施、网络链路的建设、软件平台的部署等工作。建设远程医疗协作网的第三阶段,是加盟医院远程医疗设备、软件系统安装部署测试以及网络互联互通测试等工作,包括软件平台与医院信息系统的接口对接,以便自动获取患者的电子病历资料数据信息。

## 二、谁来牵头建设

组建远程医疗协作网的方式有很多种,例如:①由省卫生健康委或地市卫生健康委牵头,建设覆盖省、市、县、乡、村的五级远程医疗协作技术服务平台,由省属医院负责业务的开展;②由某一省级医院牵头,组建覆盖省、市、县、乡、村多级医疗机构的远程医疗协作网;③由国家级医院或者国内实力较强的医院牵头,组建跨省域的远程医疗协作网;④由地市级医院牵头,组建覆盖地区范围内所有医疗机构的远程医疗协作网。具体组建方式有很多种,组建远程医疗协作网,其特点如下。

1. 不受地域限制

组建远程医疗协作网,不受地域限制。可以是全国范围,也可以是某一省或某一地区,也可以是横跨若干省份。覆盖范围大小以及加盟医院的数量,取决于牵头组建远程协作网医院的服务能力和影响力。

2. 加入远程医疗协作网医疗机构类型不设限

加盟远程医疗协作网的医疗机构类型不受限制,可以是公立医院,也可以是私立医院,且不受其医院级别大小的限制。

3. 远程医疗协作网的业务形式以远程协同为主

远程医疗协作网业务的开展主要借助于远程医疗系统、分级诊疗系统、远程继续教育系统三大系统实现医疗机构之间远程医疗协同业务。

## 三、合作双方关系的建立

对于纵向不同级别医院组成的远程医疗协作网,一般是以一家牵头医院(国家级或省级)为主,其他加盟医院与牵头医院建立合作业务关系。牵头医院拟定远程医疗协作网章程和通用的加盟合作协议书,所有加盟医院与其签署合作协议书,明确双方责任和义务,明确业务范围和收费价格,明确结算方式,明确双方联络和负责人,建立定期沟通协调机制。

## 四、建立协同管理机构与机制

为确保远程医疗协作网协同业务的有序开展,牵头医院成立远程医疗协作网管理机构,指定若干人专职负责联盟内业务,负责业务管理、加盟管理、技术管理、财务管理等。每个加盟医院,安排专人负责专科联盟业务工作,主要是联络与管理。

## 第三节　加盟医疗机构之间业务类型

远程医疗协作网能够开展的业务类型,一般是牵头医院提供现场和非现场两种业务类型的技术服务。大部分的业务形式为线上开展,由远程医疗协同服务平台所能够提供的线上业务类型决定。至于线下帮扶业务主要取决于牵头医院的意愿和双方之间建立的合作关系,本节主要阐述线上业务类型。

目前,在我国利用远程医疗协同服务平台支撑其开展的业务类型有远程专家门诊、远程病例会诊、远程诊断、远程重症托管监护、远程应急抢救、远程疑难病例讨论、远程手术示教、远程手术指导、远程教学查房、远程医疗查房、远程教学培训、开辟绿色转院通道等。上述这些医疗业务,大多数都在国内医疗机构内部不同程度开展着,形式也呈现多种多样,但实质上是一种医疗协同帮扶行为,在此不过多赘述。

远程医疗协作网开展的业务类型一方面取决于技术平台提供的线上业务种类,更主要的是取决于牵头医院能够接受开展的业务类型,而不是加盟医院提出的所有业务类型和要求都能满足。若牵头医院医疗资源总量和技术服务能力,超出了其所能承受的服务限制,则无法满足加盟医院的诉求。每家医院在加盟远程医疗协作网之前,牵头医院会依据加盟医院的具体情况和诉求给出一个答复,即所能够提供的线上和线下业务种类以及开展的具体方式(包括有偿与无偿等)。

## 第四节 建立医疗机构之间协同服务机制

### 一、对外合作机构建立

为了使远程协作网业务能够顺利开展,牵头医院需要成立对外协作机构和人员编制,确定工作职责,建立规章制度,负责对外业务合作等业务。其中包括加盟医院资格审查,提供的业务类型、价格、业务流程与规范,提供的服务科室以及专家名单,具体合作模式以及合同管理等事务,负责对外日常业务开展以及资源协调等工作。

加盟医院也需要设置日常的运行管理机构和人员编制,负责本院远程医疗业务的开展与日常事务处理工作,包括费用结算、业务审核管理、绩效考核等工作,负责对外联络和推广宣传等工作,如上级医院专家介绍、向本地区推广远程医疗的优点和宣传等工作。

### 二、确定业务类型与结算模式

双方确定合作关系后,需确定开展的线上业务类型以及每种业务的收费标准以及结算方式。采取月度或季度结算模式,按照双方开展的业务种类,统计双方远程业务,双方确认无误后,服务方开具相应的远程医疗业务发票,被服务方由财务科转账支付。

### 三、建立向上转院绿色通道

当下级医院遇到无法诊治的疾病并且符合转院条件时,向上级医院提出申请转院,上级医院应优先安排接受转院,并建立向上转院绿色通道,帮助基层医院开展转院业务。

## 第五节 建立支持省、市、县、乡、村应用的远程医疗业务云平台

建设远程医疗业务云平台,无论牵头的主体是谁,都经常要覆盖多级机构,如省、市、县、乡、村。如果是地市级医院牵头建设技术平台,向下覆盖到县、乡、村三级架构;如果是县级医院牵头建设技术平台,向下覆盖到乡、村两级架构。

这种架构是由国家确定的分级诊疗制度所决定的,且技术平台赋予每个层级的业务权

限有所不同。作为省级医院,一般面向的服务对象是地市级、县级医院;作为地市级医院,一般服务对象是县、乡两级医院,县级医院一般服务的对象是乡镇卫生院和村卫生室。

远程医疗业务云平台必须具备支持多级应用架构的技术服务能力,支持移动终端设备、PC 端设备等,利用移动互联网接入,为各级医疗机构提供远程医疗协作云服务。

# 第六节 远程协作网络与软件平台建设方式

## 一、利用移动互联网技术支持远程医疗业务

十多年前,在云服务刚开始的时期,开展远程医疗业务需要通过建立专线的方式,申请一定的网络带宽来保证网络通信质量。随着云技术和云服务的兴起,现阶段大多数远程医疗平台都是基于云平台的业务模式,所有加盟医院以互联网的方式接入开展业务,特别是随着 5G 移动通信技术的普及和应用,以高带宽低延迟为主要应用特征的技术,使更多的平台支持移动互联网接入方式开展业务,使业务开展更加方便快捷,甚至加盟医院无须建设远程医疗机房,利用互联网和无线移动互联网,支持 PC 和移动终端设备接入开展业务。

## 二、软件系统服务云平台部署与应用

搭建远程医疗协作网信息服务云平台,需要安装部署本书所描述的基于 5G 的远程医疗云服务系统、远程继续教育系统,即可支撑加盟医院之间的协同医疗服务业务。主要协同业务类型包括远程病例会诊、远程专家门诊、远程诊断、远程教育培训和直播业务、远程手术示教、远程疑难病例讨论、远程教学查房、转诊业务等功能。诊断方式支持离线式会诊和交互式两种,离线式诊断特指影像诊断、病理诊断、心电诊断。

本书第八章第八节描述的基于 5G 的 SaaS 远程医疗云平台完全可以满足远程医疗协作网协同业务的需要。

### (一)云部署方式

为实现远程协作网医联体内部医疗机构之间业务的协同服务,需要将 5G 的远程医疗云平台部署到云上,满足医联体内部有效协同业务工作,本节将详细阐述平台的部署。

私有云部署需要在数据中心机房开辟一个可以容纳平台部署所需要的硬件环境空间,该中心部署的设备包括数据库服务器、web 服务器、数据存储设备、安全网络设备、互联网接入设备等。如果是租赁云服务商提供的云运行环境,则按照需要购买相应的云计算、云存储、云网络带宽、云流量等资源。

租赁云服务模式,是一种最简单、经济、高效的解决方案,基于 5G 远程医疗云平台部署在租赁公有云平台上,使所有节点连接服务中心变得非常简单,只要有互联网的地方就可以直接访问。对于内外网隔离的环境大致分为两种,一种是软隔离(VPN、防火墙限制访问 IP 地址),云平台 IP 地址加入白名单即可;另一种是硬隔离(物理隔离出内网或专网),需要部署双网口的透传服务器,设置代理通道透传即可,亦可部署数据交互异构平台实现相似效果。

租赁公有云平台有云计算优势,支持弹性扩容、带宽、存储和服务器,具备集群、热备、安全防护和 7×24 小时专业人员值守等多种优势,一般情况下公有云服务均通过国家信息安

全等级保护三级认证,性能、安全和服务都有保障,而且可以有效节约各类成本,大幅提高社会资源的利用率。

**(二)加盟医院接入方式**

该平台提供的是 B/S 架构的云 SaaS 服务,加盟医院获得授权后,授权医院某一管理员的身份账号,管理本院医师档案、远程医疗业务服务种类以及价格、远程医疗业务开展情况。要求加盟医院必须将本院开展远程医疗业务的医师注册,并将其照片、从事专业、职称、职务、所在临床科室、擅长的医疗业务等输入到平台上,方便申请方医院了解情况。每个加盟医院既可以是远程医疗服务的提供方,也可以是远程医疗业务的被服务方。

加盟医院无须建设机房和会诊中心,每位医师在移动终端下载 app 并注册,在 PC 端登录网址并注册,由管理员授权使用账号可以开展远程医疗业务。具体业务功能参照第八章第八节描述的基于 5G 的 SaaS 远程医疗云平台业务功能描述。

上述云平台支持的云视频功能,也可以利用高清电视与 PC 连接,将远程医疗业务场景投放到高清大屏幕电视上,以提升应用效果。

**(三)与接入医院信息系统对接**

基于 5G 的远程医疗云平台,提供与医院信息系统的标准化接口,该接口是按照远程医疗业务的需要,申请方医院的 HIS 或电子病历系统自动上传所需要的患者病史数据信息,并存储到云服务平台,供远程医疗专家线上浏览以便作出较准确的治疗方案。

**(四)与影像设备的对接**

基于 5G 的远程医疗云平台,提供与医院单台影像设备对接,该影像设备必须具有 DICOM 3.0 数据标准化接口。通过影像采集网关设备直接与影像设备连接,获取影像原始的 DICOM 3.0 数据,随后上传到云平台上。同时该平台也支持与医院 PACS 对接,获取患者原始的影像数据信息。

**(五)与监护类设备的对接**

基于 5G 的远程医疗云平台,提供与心电、呼吸机、麻醉监护仪等设备对接,这类设备必须有标准化的数据接口。通过视频采集设备与其连接获取实时的流媒体数据信息,以辅流的形式传输给远端的专家。

**(六)与内窥镜设备的对接**

基于 5G 的远程医疗云平台,提供与各类内窥镜类设备对接,这类设备必须具有标准化的数据接口。通过视频采集设备与其连接获取实时的流媒体数据信息,以辅流的形式传输给远端的专家。

# 第 十 六 章

# 专科联盟建设方法

## 第一节　专科联盟概念

专科联盟是指分布在不同地区、不同医疗机构、同一医疗专业学科或同一专科医院建立的一种医疗专业学科联盟，以医疗技术交流为宗旨，开展技术指导、专科业务规范教学培训为主要业务类型的一种松散型医疗联合体组织形式。

为发挥国家（省）医院或医学中心、专科医院等医疗机构优质专业学科资源优势，组建跨区域的特色专科联盟，以学科建设和业务协作为纽带，带动专业学科共同进步发展，提升其疾病救治与服务能力，逐步实现医疗技术同质化。组建专科联盟，是国家医改政策的重要举措，是四种医联体形式中比较常见的一种。

## 第二节　专科联盟建设方法

### 一、建设路线图

为了便于读者清晰地了解专科联盟建设思路，图 16-1 比较清晰地描述了其建设的步骤与主要工作任务。

专科联盟建设主要分三个顺序阶段，第一阶段是顶层规划设计阶段。建设专科联盟牵头医院首先根据自己的服务能力，规划专科联盟加入医疗机构或专科的数量，即规模大小；其次拟定专科联盟章程和有关规章制度；最终是运营模式设计，包括开展的业务种类与收费服务标准，拟定开展远程医疗业务流程设计，加盟医院按照该业务流程开展协同工作。

建设专科联盟的第二阶段，是统一实施建设阶段。根据加盟医院的数量，制订专科联盟数据中心建设实施方案，包括各种网络服务器等硬件设施、网络链路的建设、远程医疗平台的部署等工作。

建设专科联盟的第三阶段，是加盟医院远程医疗设备、软件系统安装部署测试以及网络互联互通测试等工作，包括软件平台与医院信息系统的接口对接，以便自动获取患者的电子病历资料数据信息。

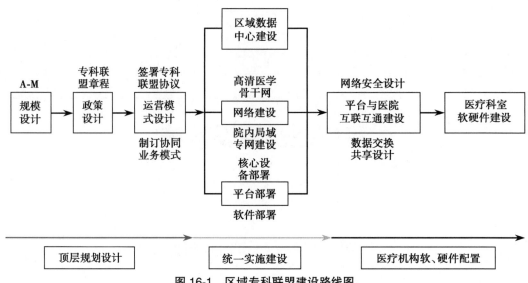

图 16-1　区域专科联盟建设路线图

备注：A 代表某一区域内某一专科能力较强的一家或若干家医院，形成一个资源服务优势联盟，M 代表区域内三级和二级医院

## 二、牵头建设方式

组建专科联盟一般分为三种形式，第一种是同级别医院之间横向合作联盟，重点是开展横向之间的交流与合作，相互学习促进共同发展；第二种是以国家级和省级医院或医学中心、国家临床医学研究中心牵头，组建的全国或省域范围内纵向特色专科联盟，目的是将优势专科资源向下辐射，带动全国或省域内医疗机构专科技术水平的快速发展；第三种是若干家国家级或省级医院共同发起，形成特色优质专科资源，目的是联合向下辐射更多的医疗机构，形成跨区域的专科联盟。组建的跨区域专科联盟，其特点如下。

1. 不受地域限制

组建区域专科联盟，不受地域限制。可以是全国范围，也可以是某一省或某一地区，也可以是横跨若干省份，覆盖范围大小以及加盟医院的数量，取决于牵头组建专科联盟医院的服务能力和影响力。

2. 加入专科联盟至少是二级医院

参与专科联盟建设的医疗机构一般为同类专科医院，如二级、三级专科医院。除此之外，非专科医院也可以利用其优势学科组建专科联盟，包括二、三级医院和县级医院等。

3. 专科联盟医院的业务形式以远程业务协同培训为主

跨区域松散型医疗联合体，其业务的开展主要借助于远程医疗服务平台开展的远程指导与培训业务。由于加入专科联盟成员众多，作为牵头专科联盟医院的国家或省部级医院的优质资源有限，不可能安排专科技术人员进驻加盟医院长期开展临床技术指导与培训服务，只能借助于互联网与信息化平台优势，把有限的技术力量覆盖到所有加入专科联盟的医院。

4. 建立区域专科联盟，需要搭建跨区域专科联盟服务平台

专科联盟之间的协同业务，需要借助于信息化手段开展业务协同。上面所属第一种横

向合作专科联盟,不属于分级诊疗范畴,但也可以借助于联盟服务平台,实现其横向之间交流的业务功能。

### 三、合作双方关系的建立

对于纵向不同级别医院组成的专科联盟,一般是以一家牵头医院(国家级或省级)为主,其他加盟医院与牵头医院建立合作业务关系。牵头医院拟定专科联盟章程和通用的加盟合作协议书,所有加盟医院与其签署合作协议书,明确双方责任和义务,明确业务范围和收费价格,明确结算方式,明确双方联络和负责人,建立定期沟通协调机制。

### 四、建立协同管理机构与机制

为确保专科联盟业务的有序开展,牵头医院成立专科联盟管理机构,指定若干人专职负责联盟内业务,负责业务管理、加盟管理、技术管理、财务管理等。每个加盟医院,安排专人负责专科联盟业务工作,主要是联络与管理。

## 第三节 区域专科联盟业务种类

专科联盟与远程协作网的业务种类有其相似性,也有不同之处。区别之处在于突出的专科特点与特色。专科联盟能够开展的业务类型一般是牵头组建专科联盟的医疗机构所能提供的业务种类和具体的业务方式。按照时空可以分为现场和非现场两种业务类型的技术服务。大部分的业务形式为线上开展,由专科联盟服务平台所能提供的线上业务类型决定。至于线下业务主要取决于组建专科联盟时章程中所规定的线下业务模式,本节主要阐述线上业务类型。

当前,利用专科联盟服务平台支撑其开展的业务类型有远程专科门诊、远程病例会诊、远程诊断、远程应急抢救、远程疑难病例讨论、远程手术示教、远程手术指导、远程教学查房、远程医疗查房、远程教学培训、开辟绿色转院通道等。对于远程教育培训,要具备线上直播业务的能力,常态化的技术培训是专科联盟内比较重要的业务。

效果比较好的专科联盟,能够发挥其地域分布优势,共同开展专科疾病的调查、分析研究等课题,由主要的医院指定专业学科负责人参加,推动专业学科的发展。

对于专科类型不同,其强调的业务也不同。如皮肤专科联盟,强调的是皮肤疾病远程影像诊断和治疗方法,建立皮肤影像专业知识数据库;如云上妇幼专科联盟业务,强调的是孕产妇产前胎儿远程监护、危急重症的远程抢救指导业务以及转院途中监护等,包括妇幼疾病诊断规范和知识库建设等特色;对于骨科创伤专科联盟,强调的是远程影像三维诊断和病历手术术前讨论、手术方案规划制订、远程手术指导与示教等特色。

## 第四节 建立区域专科联盟间业务运行机制

### 一、对外合作机构建立

为了使专科联盟业务能够顺利开展,牵头医院需要成立对外协作机构和人员编制,确定工作职责,建立规章制度。专科联盟虽然是医院的行为,但具体执行机构一般是专业学科的负责人,把专业学科的负责人作为业务执行的第一责任人,具体负责对外业务合作等。其中包括加盟医院资格审查,提供的业务类型、价格、业务流程与规范,提供的服务科室以及专家名单、具体合作模式以及合同管理等事务,负责对外日常业务开展以及资源协调等工作。

加盟医院也需要设置日常的运行管理机构和人员编制,负责本院专科联盟医疗业务的开展与日常事务处理工作,包括费用结算、业务审核管理、绩效考核等工作,负责对外联络和推广宣传等工作,如上级医院专家介绍、向本地区推广远程医疗的优点和宣传等工作。

### 二、确定业务类型与结算模式

双方确定合作关系后,确定开展的线上业务类型以及每种业务的收费标准和结算方式。采取月度或季度结算模式,按照双方开展的业务种类,统计双方远程业务,双方确认无误后,服务方开具相应的远程医疗业务发票,被服务方由财务科转账支付。

### 三、建立向上转院绿色通道

当下级医院遇到无法诊治的疾病并且符合转院条件的,应向上级医院提出申请转院,上级医院应优先安排接受转院,并建立向上转院绿色通道,帮助基层医院开展转院业务。

### 四、开展常态化的线上远程培训业务

利用远程教育直播平台,安排常态化专业学术培训,让加盟医院的专科人员获取更多的专业知识和国内外专业动态。

### 五、举办年度学术工作会议

每年定期召开年度学术总结会议,盘点年度总结和下一个年度工作计划。对日常专科运行过程中需要优化改进的工作,根据基层医院的要求,调整专科联盟业务模式等。

## 第五节 搭建独具特色的区域专科联盟信息服务平台

### 一、建设专科联盟云服务平台

专科联盟云服务平台与远程医疗协作服务云平台还是有一定的区别,后者要支持多级应用架构,前者强调专业学科业务建设,其次才是联盟之间的业务协同。专科联盟云服务平台做到加盟医院接入非常便捷,不需要过多的投入便可以开展专科联盟之间的业务。特别是随着 5G 移动通信技术的普及应用,以高带宽低延迟为主要应用特征的技术,为便捷接入专科联盟服务平台提供了应用基础。只要加盟医院有互联网出口,平台授予加盟医院用户名与密码,加盟医院无须建设远程医疗机房,利用互联网和无线移动互联网,支持 PC 和移动终端设备接入即可开展业务。

### 二、为某一专科联盟开发独具特色的业务功能

每个专科联盟都有自己独特的医疗业务模式,为了满足专科联盟自己独有的业务特色,

需要接受订制化开发方式。如"云上妇幼专科联盟""皮肤专科联盟",都有自己独特业务,云上妇幼专科联盟要求业务平台具备远程实时胎心监护功能、妇幼保健知识库等;皮肤专科联盟强调的是皮肤影像远程诊断和 AI 业务,建立皮肤影像知识库,这些都是他们的业务特色,需要进行个性化"本地化"开发,以满足他们的业务需要。

### 三、搭建服务平台

搭建区域专科联盟信息服务平台,需要安装部署本书第八章第八节描述的基于 5G 的 SaaS 远程医疗云平台,基本上可以满足专科联盟之间大部分的协同业务。根据专科联盟自己的专业特色开发一些个性化的业务服务功能。专科联盟之间协同业务与远程医疗协作网基本相同,主要协同业务类型包括远程病例会诊、远程专家门诊、远程诊断、远程教育培训和直播业务、远程手术示教、远程疑难病例讨论、远程教学查房、转诊业务等功能。

## 第六节　软件系统服务平台部署与应用

### 一、云部署方式

为实现区域专科联盟医疗机构之间业务的协同服务,需要将 5G 的远程医疗云平台部署到云上,满足联盟内部有效协同业务工作,本节将详细阐述平台的部署。

如果是私有云部署,在数据中心机房需要开辟一个可以容纳平台部署所需硬件环境的空间,该中心部署的设备有数据库服务器、web 服务器、数据存储设备、安全网络设备、互联网接入设备等。如果是租赁云服务环境,则按照需要购买相应的云计算、云存储、云网络带宽、云流量等资源。部署软件所需要的环境准备好后,在云服务中心安装基于 5G 的远程医疗云平台系统。

租赁云服务模式,是一种最简单、最经济、最高效的解决方案,也是一种功能最齐全、最强大的服务模式。将基于 5G 的远程医疗云平台部署在租赁的公有云平台上,使所有节点连接服务中心变得非常简单,只要有互联网的地方就可以直接访问。对于内外网隔离的环境大致分为两种,一种是软隔离(VPN、防火墙限制访问 IP 地址),加入云平台 IP 地址到白名单即可;另一种是硬隔离(物理隔离出内网或专网),需要部署双网口的透传服务器,设置代理通道透传即可,亦可部署数据交互异构平台,实现相似效果。

租赁的公有云平台有云计算优势,支持弹性扩容、带宽、存储和服务器,具备集群、热备、安全防护和 7×24 小时专业人员值守等多种优势,一般情况下公有云服务均通过三级等保认证,性能、安全和服务都有保障,而且有效节约各类成本,大幅提高社会资源的利用率。

### 二、加盟医院接入方式

该平台提供的是 B/S 架构的云 SaaS 服务,加盟医院获得授权后,授权医院某一管理员身份账号,管理本院医师档案、远程医疗业务服务种类以及价格、远程医疗业务开展情况。要求加盟医院必须将本院开展远程医疗业务的医师注册并将其照片、从事专业、职称、职务、所在临床科室、擅长的医疗业务等输入到平台上,方便申请方医院了解情况。每个加盟医院既可以是远程医疗服务提供方,也可以是远程医疗业务被服务方。

加盟医院无须建设机房和会诊中心,每位医师在手机端下载 app 并注册,在 PC 端登录网址并注册,由管理员授权使用账号可以开展远程医疗业务。具体业务功能参照第八章第八节描述的基于 5G 的 SaaS 远程医疗云平台业务功能描述。

上述云平台支持的云视频功能,也可以利用高清电视与 PC 连接,将远程医疗业务场景投放到高清大屏幕电视上,以提升应用效果。

# 第 十 七 章

# 县域医共体建设方法

## 第一节 当前我国县域医共体建设现状

2019年,国家卫生健康委在全国启动紧密型县域医共体建设试点,确定山西、浙江2省,以及其他省(自治区、直辖市)的567个县(市、区)共754个县(市、区)为试点县。国家拟定的考核规范,其中明确了13项重点任务、11条评判标准、26条监测评价指标。2020年,754个试点县中,按照考核规范逐县考核,符合紧密型县域医共体标准的达到535个,占比71%[1]。

地方县域医共体建设明显提速扩面。在国家确定的试点基础上,安徽、河南、广东、宁夏、新疆等省(自治区)已全面启动医共体建设工作;海南、西藏、云南、新疆生产建设兵团积极筹备全面推动。截至2020年年底,全国共组建县域医共体4 028个。县域医共体建设在大部分省份已经取得共识,呈现全面推开的趋势。

部门协同发力,"四个共同体"格局不断深化。一是夯实"责任共同体"。93%的试点县成立了党委政府牵头的县域医共体管理委员会,党委政府领导作用进一步强化。87%的试点县医共体拥有自主决策权,责权利关系更加清晰。二是落实"管理共同体"。75%的试点县落实人员统一管理,72%的试点县开展了药品统一管理,县域卫生人力统筹使用力度增强,管理精细化水平提高,资源利用效能更加高效。三是打造"服务共同体"。87%的试点县落实双向转诊标准和规范,76%的试点县落实信息互联互通,分级诊疗基础更加夯实。四是形成"利益共同体"。65%的试点县落实收入统一管理和开展医保统筹管理改革探索,部门协同作用更加紧密。自2019年以来,党委政府加强领导、卫生健康部门统筹协调、相关部门协同参与、医共体具体执行运作的县域医共体建设管理模式基本建立。

县域整体服务效能提高,促进分级诊疗效果明显。一是立足"强县域",促进患者回流和资源下沉。2020年,医共体牵头医院进一步做强专科,出院患者三、四级手术比例达到42%,比2019年提高约3.5个百分点。试点地区县域内住院人次占比78%,县域内就诊率90%,分别比2019年提高了2.5个和6.0个百分点,与同期非试点县患者持续外流形成鲜明对比。二是重点"强基层",群众基本医疗卫生服务可及性提高。2020年,医共体牵头医院帮助基层开展新技术、新项目平均11.4个,比2019年增加1.9项。试点地区基层机构诊疗人次占比下降趋势整体出现逆转,县域内基层医疗卫生机构门急诊占比、慢性病患者基层管理率分别达到55%和77%,比2019年分别提高约2.3个和2.2个百分点。比同期非试点县和未达到"紧密型"标准的医共体基层业务量占比更加符合政策预期。三是促进分级诊疗,医保资金使用效能提升、群众负担减轻。随着医疗服务能力的提升,通过医保支付政策引导,医共体牵头医院和基层医疗卫生机构医疗服务收入占总医疗收入的比例逐步提高,分别从 2019 年的 63.0% 和 64.5% 提高到 2020 年的 66.8% 和 70.7%。县域医保基金回流显著,县域内支出率从 2019 年的 64.8% 提升至 2020 年的 65.8%。通过实行医保总额付费、结余留用激励机制,医共体将更多工作转向健康管理,试点地区参保居民的住院率从 2019 年的 24% 下降至 2020 年的 15%,医保实际报销比提高到 61.2%,高于全国平均水平,群众医疗费用负担减轻。

## 第二节　如何建设好县乡一体化县域医共体

### 一、建设县域医共体需要顶层设计

建设县域医共体,要求覆盖全县域内所有的医疗卫生机构,包括县级医院、所有的乡镇卫生院、中心卫生院和村卫生室。

根据国家卫生健康委《2020 年我国卫生健康事业发展统计公报》,截至 2020 年年末,全国医疗卫生机构总数达 1 022 922 个。其中,医院 35 394 个,基层医疗卫生机构 970 036 个,专业公共卫生机构 14 492 个。全国共有 374 个县级市,1 470 个县,117 个自治县,52 个旗,按照同一级别合计有 2 013 个县[2]。

建设县域医共体,要统筹规划医疗卫生服务体系建设。按照《全国医疗卫生服务体系规划纲要(2015—2020 年)》,根据县域人口规模以及现有的医疗机构现状,统筹规划设计县级医院数量与规模、乡镇卫生院的数量与规模、村卫生室的数量与规模。做到规划布局符合国家建设要求,同时规划布局充分考虑人口、地域、交通等因素。医疗机构规划布局要做到全覆盖,确保每村每户人家都能享受改革带来的福利。

加强县、乡、村三级医疗卫生服务体系建设,需要县委各级领导重视并给予财政资金倾斜,加强基层医疗机构的软硬件设施、技术与人力资源建设,同时与省、市级医院开展医疗合作,给予技术人才培养指导。

依据每个乡镇所管辖的村的数量和总人口数量,开展乡镇卫生院医疗技术服务能力建设,在人员配置和硬件设施等方面要有所区别,不能一概而论,结合实际情况建设与完善。对于村卫生室的建设也是如此,结合村人口数量合理配置人员。

建设县域医共体要考虑其规模与能力相匹配。全国每个县的面积、人口以及经济发展情况各不相同。中东部及沿海地区经济相对发达,县、乡、村三级医疗服务体系比较健全,西部边远少数民族地区,由于经济、文化相对落后等原因,县、乡、村三级医疗服务体系存在一定差距。对于四川省西部、青海省、内蒙古自治区、新疆维吾尔自治区、西藏自治区这些地域比较宽广的地区行政区划县来说,所管辖的地理区域面积较大、人口较稀少而且分散,与其对应的乡镇卫生院和村庄的分布距离较远,不利于集约化管理。

每个县的县级医院、乡镇卫生院、村卫生室数量各不相同。在县级医院、乡镇卫生院之间,无论是硬件设施建设还是软件技术建设,都存在较大差异。在规划县域医共体建设时,需要统筹规划顶层设计。

每个县域医共体规模的大小,一方面取决于县级医院的综合实力和医疗资源服务能力,另一方面也取决于乡镇卫生院和村卫生室的技术服务能力。如果乡镇卫生院技术能力较强,县级医院带动的乡镇卫生院数量可以多些,反之则少些。目前国内没有统一的标准,数量不能太大,否则会出现"小马拉大车"的现象;也不能太小,否则无法实现全覆盖。对于人口密度较大的县,应综合考虑规划县级的数量和规模大小,不能一概而论。

建设县域医共体,做到县级医院的规模、数量与全县人口匹配。当前,开展县域医共体建设的现实的问题是,每个县有多少县级医院,每个县医院的规模大小,每个县级医院能够带动多少个乡镇、村两级医疗机构,能否实现全覆盖。

建设县域医共体,实现县域医共体全覆盖。当县、乡、村三级医疗卫生服务体系建设符合国家标准要求时,县域医共体就可以做到全覆盖。根据目前国内县域医共体试点建设取得的经验看,县域医共体建设按照国家要求采取紧密型医联体的方式,把县、乡、村三级医疗卫生服务机构捆绑在一起,形成一个服务、利益、事业、命运共同体,人、财、物等集中到县域医共体,医共体的管理组织设在县级医院。那么,如何实现县域医共体全覆盖呢?

需要评估每个县级医院的综合技术与服务能力。根据县级的数量及每个县级医院的规模大小及技术服务能力,结合乡镇人口规模大小,合理规划每个县级医院所覆盖的乡镇及村的数量,形成金字塔结构。

如以阜南县为例,全县共有四个县级医院,分别为阜南县人民医院、阜南县妇幼保健院、阜南县中医院、阜南县第二人民医院。阜南县共有 28 个乡镇卫生院和 310 个村卫生室,每个乡镇卫生院的规模与覆盖村及人口数量也不相同。依据上述情况,可以自行组合,也可以政府出面组合,确保组合合理与全覆盖。

## 二、建设县域医共体是县一把手工程

2017 年,国家提出了"健康中国"的宏伟蓝图,实现健康中国,在城市要落实到每个社区和每户家庭,在乡村要落实到每个县、每个乡镇、每个村、每户家庭和每个人。其中涉及卫生、医保、民政、财政、人事等众多社会管理部门,不单纯是医疗卫生一个部门的事情,需要统一认识形成合力,开展战略规划与布局。政府要有担当和责任,勇做医疗改革的开拓者。建设县域医共体更需要县委书记和县长形成共识,体现党和政府的重要民生工程,确保一方平安的一把手工程。福建省三明市医疗改革、安徽省阜南县县域医共体建设,都充分说明领导的担当和开拓创新大无畏改革先锋精神的重要性。

## 三、县域医共体建设的两种思路

县政府计划在全县建设县域医共体时,面临的第一个问题是三所县级公立医院谁来牵头建设,三所县级医院分别为县人民医院、县中医院和县妇幼保健院。是三所县级医院合并成立一个县级医院集团,将县里所有的乡镇卫生院和村卫生室划归名下,成立一个全县统一的县域医共体,即"单一中心模式";还是三所县级医院根据自身的技术服务能力和特点分别带一定数量的乡镇卫生院和村卫生室组建三个不同业务类型的县域医共体,即"三中心模式",这是目前国内建设紧密型县域医共体常见的两种方式。两种方式各有优缺点。第一种是大集中方式,全县所有的医疗卫生机构实行统一集中管理,资源重新分配。优点一是形成规模体量优势,在药品、医用物资、医疗设备器械等集中带量采购,有利于降低各种采购成本;优点二是医疗卫生资源统一管理和绩效考核有利于再平衡分配,对实现分级诊疗有促进作用。缺点是缺少相互竞争力。第二种方式的优点是三个县域医共体相互竞争,有利于促进发展;缺点是会出现县域内发展不平衡。选择哪种建设方式,要根据当地的实际情况作出决策。三个县级医院业务侧重点各不相同,也可以考虑到从业务特点出发建设县域医共体。

## 四、明确县域医共体建设的目标

### (一)完善医疗卫生服务体系建设

建设县域医共体,要统筹规划医疗卫生服务体系建设。长期以来,农村的医疗卫生服务保障体系,无法完全满足人民群众医疗健康服务的要求。一方面,在医疗机构设置与建设方面需要加强投入;另一方面,现有的存量技术服务队伍应进一步发挥作用,采取科技手段快速提高其服务能力。在建设县域医共体的过程中,需要进一步强化县、乡、村三级医疗卫生服务体系建设与能力建设,使县级医院、乡镇卫生院的规模和数量满足全县人口医疗健康的需要,同时也要考虑发展的因素,合理配置医疗资源,使之与社会协调健康发展。

### (二)提升基层医疗卫生机构技术服务能力

分级诊疗的核心目标是强基层,让农村地区的患者能够在基层医疗机构首诊,要实现这个目标,在基层医疗机构工作的广大医务人员一方面要具备应有的技术服务能力,其次要留住或者吸引更多的人才在基层工作。要从政策层面出台激励政策留住基层工作的广大医务人员,提高他们的工资和福利待遇,否则,无法实现留住人才强基层的目标。在提升技术服务能力方面,采取地市级医院和县级医院联手帮助乡镇卫生院培养人才,或者采取刚参加工作的医务人员,适当的时候必须在基层医疗机构工作一定年限后,才能返回县级和地市医院工作并且能够晋升中高级职称资格。建立一对多的专业帮扶模式,如达不到帮扶实际效果,则延长帮扶时间,直至培养出人才为考核标准。

### (三)改革支付方式,控制医疗费用不合理增长

目前,在我国很多县级医院甚至乡镇卫生院,医师的绩效还是主要来自医疗收入的增长。这种医疗绩效考核体制必然加重患者的医疗负担,造成医疗资源浪费。三明医改实行的"三医联动"改革措施,有效地遏制了医疗费用不合理增长的势头,在全国起到了很好的示范作用。目前一些县域医共体建设,采取医保费用按人头总额控制,通过节约分成来奖励医务人员的策略,也发挥了很好的作用。通过县域医共体建设,采取批量竞价采购,压缩药品、医疗设备、器械、高值耗材虚高空间,降低医疗成本。

全面实行"总额预算、总量包干、超支不补、结余归己"的医保支付制度。将县域医保资金扣除大病保险、风险调剂、异地就医周转、医保专项补助等后全部预算到医共体管理部门。预算资金在医共体内实行共享共担机制,医共体管理部门将预算资金根据医共体各成员单位前三年就诊量、发病率、服务能力、辖区人口等综合核算,科学核算各成员单位总量,实施预拨制度,实行月预拨、季结算、年清算。医保基金结余部分,医共体内县级成员单位与乡镇成员单位按 6:4 的比例二次分配共享,超支部分按 7:3 的比例共同分担[3]。

### (四)开展以疾病预防为主的健康管理与服务模式

按照国家对各级医疗机构功能定位指导建设方案,在县域医共体建设的服务体系中,体现各级医疗机构的职责。县级医院的定位目标是提供县域内常见病、多发病诊疗,危急重症

患者抢救和疑难病例诊治服务,对于比较复杂的疾病可以向上转诊,让本县域内大多数患者在本地得到有效治疗服务,同时县级医院负责为乡镇卫生院和村卫生室开展健康医疗等培训指导工作。乡镇卫生院和中心卫生院提供覆盖区域内常见病、多发病患者诊疗服务,会同康复医院、护理院等慢性病医疗机构为诊断明确、病情稳定的慢性病患者、康复期患者、老年病患者、晚期肿瘤患者等提供治疗、康复、护理服务。乡镇级卫生院除了承担部分疾病治疗工作外,重点承担对村级卫生室人员的教育培训工作。村卫生室目前在部分县域医共体定位职责是居民健康档案建立和慢病健康管理等服务性的工作,除此之外,担负着对广大人民群众的健康教育宣传预防教育工作,包括健康的生活运动方式、饮食方式、常见与多发疾病的预防措施等。

按照分工协作,县级医院功能定位重点放在“治”这个环节上,乡镇卫生院功能定位重点放在“教”和“慢病治疗管理”这两个环节上,一是开展各种形式的村级医务人员健康教育培训工作,培养合格的村卫生室医务人员;二是对慢性疾病的管理和治疗。村卫生室定位的功能重点是“防”和“管理”两个方面,对群众的健康教育和健康档案建档与管理等工作。

## 第三节　县域医共体建设路线图

组建县域医共体,需要县委、县政府牵头,以县级公立医院为龙头组建县域医共体。这是一项政府“搭台”、医疗机构“唱戏”的工程,各个角色的定位和演唱内容,需要县委、县政府与牵头县级医院谋划好导演好这部戏。

### 一、县域医共体建设路线图

为了便于读者清晰地了解县域医共体建设思路,图 17-1 描述了县域医共体建设步骤与主要工作任务。

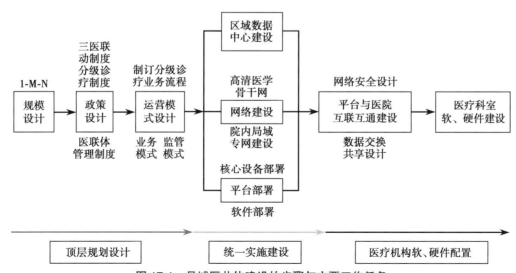

**图 17-1　县域医共体建设的步骤与主要工作任务**

备注:1 代表一家县级医院(或城市内一家三甲医院),M 代表乡镇卫生院数量(或城市内二级医院)、N 代表村卫生室数量(或城市社区卫生服务中心)

县域医共体建设主要分为三个阶段,首先是顶层规划设计阶段。建设县域医共体牵头医院首先根据自己的服务能力,规划县域医共体加入乡镇卫生院和村卫生室数量,即规模大小;其次拟定专科联盟章程和有关规章制度和政策设计;最后是运营模式设计,包括开展的业务种类与收费服务标准,拟定开展远程医疗业务流程设计,加盟医院按照该业务流程开展协同工作。

建设专科联盟的第二阶段,是统一实施建设阶段。根据加盟医院的数量,制订专科联盟数据中心建设的实施方案,包括各种网络服务器等硬件设施、网络链路的建设、远程医疗平台的部署等工作。

建设专科联盟的第三阶段,是加盟医院远程医疗设备、软件系统安装部署测试以及网络互联互通测试等工作,包括软件平台与医院信息系统的接口对接,以便自动获取患者的电子病历资料数据信息。

## 二、组建县域医共体需要借鉴经验

为了摸索和总结经验,先从试点搞起。从 2016 年起,县域医共体建设已分别在安徽省天长市和阜南县等地搞了试点,重点探索县域医共体的建设模式、运营机制、配套医保政策、配套人事政策等。在三医联动方面,为打破体制障碍进行了有益探索。

安徽省阜南、天长医改经验证明,将医保基金管理与使用权划拨给县域医共体,这是前所未有的体制突破。每年按人头征缴的医保基金除留存很小一部分外,全部拨付给医共体管理与使用,实行超支不补、结余归己的原则。这一机制的转换,激发了医共体的活力,改变了过去医保与医院之间相互矛盾的关系。让医联体和医院寻找控制和使用好基金的办法,促使医院制订考核政策,控制不必要的大处方大检查,严格限制过度医疗行为。同时取消药品加成率,严格控制抗生素和辅助类药品用药。全县对医用耗材、药品、医疗器械集中统一采购,降低运行成本。

筑牢三级医疗服务网络网底,实行"未病先防"促健康的策略,加强村卫生室机构与人员建设,实行家庭医生签约服务管理。开展"1+1+1"的家庭医生签约服务,依据县级包乡村医生和包责任医师组成健康服务团队,指导乡村医生完成入户签约服务。

改革创新重构农村三级医疗卫生服务网络。基层医疗制度改革向来举步维艰,但安徽省阜南县的成功试点得到了原国家卫生计生委的认可。建立了由县医院领导,责任共担利益共享协同互补的县域医疗服务共同体,重构了农村三级卫生服务网,让医疗资源得以优化配置,切实提升了群众健康水平。

政府担当主责,为整合优化县、乡、村医疗资源配置,引导群众合理、有序就医,阜南县制订了《阜南县县域医疗服务共同体系试点工作实施方案》,建立以县级医院为中心、乡镇卫生院为枢纽、村卫生室为网底的医共体发展体系。

明确县、乡、村三级医疗机构功能定位。强化县级医院医疗能力,实现"大病县内治";提升基层水平,实现"小病就近看";增强村级医疗动力,实现"未病共防"。确立分级诊疗制度,实现"上下协同转",创新"健康导向"管理模式等一系列举措。

这些经验、措施及政策,都是提高和改善县域医共体建设的借鉴与参考。结合当地的特点,做好县域医共体的建设与改革工作。

### 三、组建县域医共体也需要政策扶持

根据福建三明市控制医疗费用不合理增长的医改经验,县域医共体建设也需要三医联动,医药、医保、医疗三方面联合配套实施改革以适应医共体建设和分级诊疗工作实施。药品实行零加成,集中统一采购,避免药价虚高问题,以降低医疗成本。改变现有的医保基金管理与支出方式,由医联体对医保资金进行管理和支出,采取总额控制、超支不补、节约按比例奖励的政策,发挥公立医院控制医疗费用的积极性和主动性,改变医院过度追求医疗收入的弊端。合理增加公立医院财政投入,恢复公立医院公益性地位,回归医疗的本质。

### 四、县域医共体需要政府全程把控

医共体建设与实施分级诊疗,本身是一项社会性的系统工程。政府不但搭好台,让医疗机构唱好戏,同时还要实时导好这出戏。政府主管部门从宏观管理层面管控好,防止走偏和形式主义。同时,从财政扶持和政策配套等方面,不断给予调整完善,有利于县域医共体良好运转和分级诊疗工作的开展。

政府做好把控的目的,要不断地解决医疗卫生面临的根本性的问题。一方面,不断地提升各级医疗机构的医疗技术服务能力。另一方面,从医疗卫生供给侧结构性改革层面不断增加医疗服务总量,增加资源配置,克服长期以来基层医疗卫生资源配置短缺的局面,满足人民群众健康日益增长的需求。

### 五、县域医共体类型选择

建设县域医共体,将面临的问题是组建紧密型还是松散型。从目前国内大部分县域医共体建设选型情况看,基本上都是松散型的,仅是业务层面建立协同和分级诊疗制度的落实,也有部分按照国家建设要求,选择紧密型的县域医共体建设。究竟选择哪一种类型有利于分级诊疗制度的贯彻落实?

这个问题比较复杂,单从实现目的看,紧密型医联体更有利于分级诊疗制度长远落实,不至于在运行过程中变形或流于形式,这是由紧密型县域医共体各种利益一致性所决定的,如果是松散型县域医共体,本身县级医院、乡镇卫生院和村卫生室不是一个利益共同体,人事权、财务权、物资支配权和经营权各自为政,很难做到政策连续性和长久性。

组建紧密型县域医共体,需要从运行体制入手进行全方位的变革重组,涉及的面比较广,触及的利益更多,难度也很大,需要多方面的支持配合,也需要有信息技术的支持,投入改革的费用较多。至于选择哪种类型,主要取决于当地县政府的态度、财力、物力等多种因素。如果考虑到短期内快速推动分级诊疗制度的落实,可采取松散型县域医共体模式,先从业务层面开展合作与监督管理,等待时机成熟再逐步转为紧密型的县域医共体,这也是一种不错的折中办法。

### 六、明确医共体及其成员单位功能定位

明确医共体建设目标,为辖区内居民提供覆盖生命全过程、满足健康生活需要、安全有效便捷可及的医疗卫生服务;全面落实参保人员的各项医疗保障待遇政策;做实做细家庭医生签约服务;统筹做好政府投入资金、医保基金、公共卫生资金的使用和管理,以及各类健康

信息直报等工作。对县域"三所医院"统筹规划,合理分工,错位发展,优势互补。

县级牵头医院重点承担急危重症患者救治和疑难杂疾病患者向上转诊服务,统筹管理医共体内医疗服务、公共卫生服务、健康管理、医养结合等工作。通过人才、技术、管理等优质资源下沉,提升各成员单位的整体医疗卫生服务能力,推动分级诊疗制度落实。加强传染病防治能力建设,严格预检分诊制度,规范和细化发热门诊患者接诊、筛查、留观、转诊工作流程;严格执行发热门诊设置的管理规范和要求,实现发热患者闭环管理。县级中医、妇幼保健医疗机构要严格履行中医药服务、妇幼健康业务管理职责,加强对县域各医共体及成员单位的业务指导和管理。

乡镇卫生院提供常见病和多发病诊疗、康复护理和转诊服务,为诊断明确、病情稳定的慢性病患者、康复期患者提供接续性医疗卫生服务,做好基本公共卫生服务、健康管理、家庭医生签约服务,传染病预检分诊、筛查转诊、健康监测,城乡居民基本医保门诊统筹及高血压、糖尿病门诊用药保障等工作。

村卫生室提供基本公共卫生和家庭医生签约服务,提供常见病、多发病初级诊治、康复护理、健康管理和转诊等服务,按规定做好传染病报告和常态化疫情防控有关工作,城乡居民基本医保门诊统筹及高血压、糖尿病门诊用药保障等工作。

其他医疗卫生机构如疾控中心、县卫生监督所、120急救中心、民营医疗机构等,按照功能定位和职责分工开展业务。疾控、妇幼、精神卫生专职人员派驻医共体,帮助医共体提升公共卫生服务能力。

## 七、因地制宜制订县、乡、村三级医疗卫生机构分级诊疗服务目录

为了将分级诊疗工作落到实处,需要给出一个比较容易操作的执行办法,那就是制订县、乡、村三级医疗机构疾病首诊和上转、下转目录,指导各级医院操作执行。制订这个目录需要充分考虑到各个县医院、乡镇卫生院、中心卫生院、村卫生室的技术条件和救治能力,因地制宜制订适合每个乡镇卫生院以及村卫生室实际能力的分级诊疗疾病目录,该目录不能一成不变,随着技术进步与发展逐步调整与完善。

需要制订的疾病诊疗目录有县级医院疾病诊治目录(试行)、县级医院外转疾病目录(试行)、县级医院下转疾病目录(试行)、中心卫生院首诊疾病目录(试行)、乡镇卫生院首诊疾病目录(试行)、村卫生室首诊疾病目录(试行)等。

## 八、利用人工智能等技术助力基层服务能力提升

依据当前基层医疗卫生服务机构,尤其是乡镇、村两级服务机构,技术能力较弱的现状,如何快速提高与加强服务能力建设,是一项艰巨且迫切的工作。在现阶段,依靠成熟的人工智能技术,如影像机器人读片诊断技术、常见病多发病机器人医师问诊技术、快速健康检查技术等,来弥补和解决乡镇卫生院、村卫生室医疗技术人力资源短缺的局面,也是一种行之有效的办法。

因此,在建设医共体信息化的过程中,应充分考虑引入人工智能技术,加快基层医疗机构的服务能力建设。

由于我国地域辽阔,地方病较多。为解决地方疾病的预防和救治,利用医疗大数据技术开展分析研究,制订预防措施和救治手段。在全县卫生信息化建设规划的过程中,发挥区域

卫生信息化平台三个数据库资源作用,即人口数据库、区域电子病历数据库、区域健康档案数据库,利用这三个数据库以及环境和气候等数据,开展地方疾病(包括常见病、多发病)的分析研究,提供较优的预防和治疗措施,确保一方人民群众的健康。

### 九、县域医共体也需要上级医院"输血"

国内目前县级医院的医疗技术水平,与地市级三级医院和省部级三级医院相比,从医疗设施装备到医疗技术能力,都存在一定的技术与服务能力差距,需要不断地"输血"和自我"造血"。在一些危、重、急症患者和部分手术疾病处置方面还需要全部提升,仍需要上级医院给予技术指导和帮助。

因此,县域医共体也需要与地市级、省级三级医院及国家级医院建立协作关系,开展新技术、新项目的培训。利用远程医疗协作平台,及时地开展远程医疗业务指导,必要时邀请上级医院专家现场手术或技术指导等。

## 第四节　建立医共体管理体制

### 一、成立医共体管理委员会

成立由县级党委、政府牵头,县卫生健康、组织、机构编制、发展改革、财政、人力资源社会保障、医疗保障和药品监督管理等部门参加的紧密型县域医共体管理委员会(以下简称"医管委"),作为县委、县政府议事协调机构,医共体管理委员会主任由县(市)委书记或县长兼任,医管委下设办公室。

医管委办公室设在县级卫生健康委,办公室主任由县级卫生健康委主任兼任,人员由各成员单位相关人员和医共体牵头医疗机构主要负责人组成。医管委办公室承担医管委日常管理工作,督促落实医管委议定的事项,提出完善医共体建设政策措施的建议,协调解决医共体建设与运行中的具体问题,定期组织召开医管委成员单位联席会议,负责对医共体的考核评价等工作。制定政府、卫生健康等行政部门以及医共体三方权责清单,厘清职责权限[3]。

### 二、明确医共体管理委员会及成员单位职责

医共同体管理委员会在县委、县政府的领导下开展工作,履行政府办医职能。负责落实国家、省、市有关医疗、医保、医药等法律法规政策和重大决策部署,统筹医共体建设的规划布局、投入保障、人事安排、政策制定、运行监管、考核评估和结果运用等工作。

1. 卫生健康部门

落实区域卫生规划和医共体建设发展规划,推动各医共体及医共体内各成员单位错位发展、优势互补。负责监督指导医共体日常运营与管理工作,定期组织召开运行分析会;落实医共体内人事管理、资金分配和物资调配自主权限;督促指导医共体和专业公共卫生机构实施医防融合,落实中西医并重,促进居民健康素养水平不断提升;履行行业监管职责,做好日常监督管理工作。

2. 组织部门

指导医共体加强党的建设。

**3. 机构编制部门**

出台适应医共体改革的人才编制管理政策,通过创新机构编制管理,保障医共体编制需求。

**4. 发展改革部门**

统筹将医共体建设纳入国民经济和社会发展规划;参与区域卫生规划和医疗机构设置规划编制,推动区域医疗卫生资源优化配置;争取项目建设资金,支持医疗卫生机构基础设施建设。

**5. 财政部门**

加大财政投入力度,改革补偿机制,加强资金绩效管理,将县级医疗机构和基层医疗卫生机构财政投入资金统一拨付县域医共体,由县域医共体根据资金性质与用途统筹使用。

**6. 人力资源和社会保障部门**

出台医共体人事管理和薪酬制度改革等方面的政策,推进基层医疗卫生机构逐步建立保障与激励相结合的运行新机制,推行公立医院主要负责人年薪制、全员目标年薪制。根据编制部门核准的医共体内人员数量或者备案数量,指导医共体各公共医疗机构科学合理设置岗位,对公开招聘、人才引进、人员聘用等人事管理工作进行监督备案,核定薪酬标准、职称评聘、评优评先等指标。

**7. 医疗保障部门**

推进对医共体实行总额付费,强化总额预算管理,建立结余留用、合理超支分担的激励约束机制;督促落实药品、医用耗材集中带量采购政策;依据价格管理权限,建立医疗服务价格动态调整机制,适时调整医疗服务价格;加强对纳入医疗保障基金支付范围的医疗服务行为和医疗费用的监督考核,规范医疗保障经办业务,依法查处违法使用医疗保障基金的行为。

**8. 药品监督管理部门**

参与医疗行业综合监管,承担药品、医疗器械质量监管,配合实施基本药物制度。

**9. 其他部门**

按照职责分工,落实医管委相关要求,推动医共体建设。

### 三、制订医共体管理委员会议事规则

医共体管理委员会议事规则,一般包括总则、议事决策范围、议事决策原则和程序、议定事项执行与监督、附件等 5 个部分。应体现以下内容:①贯彻落实国家、省、市、县医共体建设政策和有关会议文件精神,研究医共体建设重大事项;②每季度至少召开一次联席会议,会议由医管委办公室负责组织。遇特殊情况,由医管委主任提议,随时召开相关部门联席会议。

## 第五节　建立医共体内部运行机制

### 一、设立医共体运营管理考核机构

设立医共体运营管理考核机构,采取责权利一体、人财物统一的合作模式,建立完善"县带乡、乡管村、县联省市"的医疗协作机制,成立相应的管理部门,推行一体化管理、连续

性服务,逐步实现标准、制度、管理、服务、质量等方面的统一,让医共体成员单位按照职责分工各司其职。

## 二、制订分级诊疗工作目标与任务

### (一)工作任务

1. 逐级落实与对口单位双向转诊制度。根据患者病情需要,建立乡镇卫生院与县级医院双向转诊制度,引导患者首诊到乡镇、康复回乡镇,指导患者合理、及时、有效转诊。

2. 加强县级医院对乡镇卫生院和村卫生室对口单位卫生服务能力建设。加快全科医师、乡镇医院护士的岗位培训,熟悉和掌握双向转诊的基本原则和要求,全面推行和不断深化乡镇卫生院责任医师(团队)工作,强化综合服务、连续服务、上门服务,不断提高服务人员的业务素质和诊疗服务水平,确保医疗质量和安全。

3. 加强业务指导和技术帮扶。定期派专家指导对口支援本辖区的乡镇卫生院,接受乡镇卫生院全科医师、护士进修培训,帮助提高其医疗服务质量和技术。

### (二)工作目标

通过县域医共体建设,实现100%基层医疗卫生机构与县级医疗机构的双向转诊。通过在全县推行分级医疗服务,构建基层首诊、上下联动的医疗服务模式,形成"小病进乡镇,大病到医院,康复回乡镇"的全新就医格局,逐步解决群众"看病难、看病贵"的问题。

## 三、制订合理的分级诊疗业务流程

### (一)双向转诊条件

根据乡镇卫生院疾病的综合救治能力,制订乡镇卫生院上转条件,制订县级医院下转条件,制订县级医院上转条件。

### (二)双向转诊程序

1. 乡镇卫生服务机构按转诊原则将患者上转至上级县级医院。

2. 转诊患者持"某某镇卫生院双向转诊上转单"到县级医院医疗服务中心办理就诊登记。

3. 由医疗服务中心专人协助患者办理入院登记。

4. 转诊患者病情稳定后,县医院相关临床科室及时将患者转回乡镇卫生服务机构继续进行康复治疗。

### (三)双向转诊要求

1. 乡镇卫生服务机构

(1)乡镇卫生服务机构医师要熟悉转诊医院的基本情况,专家特长,常用检查项目及价格。

(2)协助患者选择合适的专家检查项目,及时将符合条件的患者上转,减少患者不必要的医疗开支。

(3)乡镇卫生服务机构上转患者时,填写"某某镇卫生院双向转诊上转单",注明初步诊断,由经治医师签字并加盖公章。

(4)危急重症患者上转时,须派专人护送,向接诊医师说明患者的病情,并提供相关的检查、治疗资料。

（5）遇有传染病、职业病、精神障碍性疾病患者应及时上转至相应的专科医疗机构或有相应专业的综合医院。

2. 县级医院转诊管理

（1）医疗服务中心专人负责接收上转患者，建立转诊绿色通道。

（2）下转患者时，由经治医师填写"某某人民医院双向转诊下转单"注明诊断、治疗经过及出院后康复或继续治疗建议。

### 四、建立分级诊疗管理制度

为推进分级诊疗工作的开展，需要建立如下分级诊疗管理制度。

1. 实行首诊和转诊责任制

患者入院时书面告知分级诊疗政策和转诊转院程序，对不符合转诊条件而要求转诊转院的患者签订《转诊告知书》，对不遵循分级诊疗原则要求住院的患者，由患者或家属签订因此造成医保不报销的，个人承担所有医疗费用的承诺书。医务科认真登记转诊转院基本情况、转诊原因、转诊医师等备案。

2. 建立管理考核制度

（1）将医疗机构执行分级诊疗制度的执行情况，纳入对各级医疗机构的绩效考核，由县卫生健康委对其考核兑现。

（2）各医疗机构将分级诊疗制度执行情况纳入对医务人员的绩效考核，并对相应违规行为进行处罚。

（3）各临床科室不遵守分级诊疗和转诊转院程序、不履行告知转诊转院义务，致使患者未及时办理转诊手续或违反转诊程序造成患者不能按规定享受医保和新农合报销的医疗费用，由各临床科室自行承担。

（4）各临床科室医师应当严格执行各项转诊转院制度并如实填写转诊转院资料，对不严格执行转诊转院制度的医师，医院将采用经济和行政手段结合的方式进行处罚。

3. 健全转诊信息报送制度

定期汇总转诊患者情况，每季度就转出患者病情、流向、转诊原因等做好统计分析工作，并形成转诊情况分析报告，并及时向上级报送信息。

## 第六节　落实医共体配套支持政策

### 一、落实财政保障政策

加大财政投入，落实对公立医院和基层医疗卫生机构的投入政策，足额安排各项补助资金，对县级医院重点学科发展和人才培养给予一定资金标准补助。实行基本公共卫生服务经费按医共体常住人口总额预算，由医共体统筹管理和使用，年初预拨部分工作经费，绩效考核后发放。

### 二、改革医保支付方式

推进对医共体整体实行医保基金总额付费，强化总额预算管理，建立结余留用、合理超支分担的激励约束机制,以县域内城乡居民基本医保当年筹资总额为基数,预留大病保险资金和一定比例的风险调剂金、质量保证金后,按医共体覆盖参保居民数量,结合近1~3年医疗服务提供情况和医保基金支付情况确定医共体年预付额度,由医保经办机构按月预付给医共体牵头医疗机构,实行年初预算、按月预付、季度评估、年终清算[4]。

医共体牵头医疗机构做好与县域内其他医共体、医药机构之间的医保基金结算和县域外转诊审核工作,县域外就诊发生的医保费用从医共体年预付额度中支出。

对医共体实行按疾病诊断相关分组付费(DRG)或按病种分值付费(DIP)管理,确保医保支付方式改革政策衔接。

### 三、深化编制人事薪酬制度改革

将医共体内县级医疗机构和基层医疗卫生机构的编制统筹使用,最大限度发挥编制资源的效用。落实医共体在人员招聘、岗位设置、中层干部聘任、内部绩效考核、收入分配、职称聘任等自主权。建立县招乡用、乡聘村用、轮岗派驻等人才引进、使用、管理机制。建立促进人才下沉的激励约束机制,严禁虹吸基层专业技术人才。支持对医共体牵头医疗机构和成员单位主要负责人实行年薪制。探索实施职称制度改革,适当放开医务人员编制限制,实行以考代评、考评结合等职称评价方式。[4]

### 四、调整医疗服务价格

依据价格管理权限,按照总量控制、结构调整、有升有降、逐步到位的原则,建立灵敏有度的价格动态调整机制,合理制订和调整医疗服务价格,逐步理顺医疗服务比价关系[4]。

### 五、强化综合监管

县级医管委组织相关职能部门,加强依法监管和阳光监管,推行多层次全方位立体监管模式,加大医疗服务质量、价格等监管力度,严厉打击违法执业、欺诈骗保、药品回扣等行为;加强对医共体经济运行和财务活动的会计和审计监督;加强医疗行为监管考核,引导医疗卫生机构以治病为中心向以人民健康为中心转变。医保部门负责医共体医保基金的使用监督管理与考核。

## 第七节 开展医疗资源与机构整合

按照目前国内县域医共体建设经验,建议采取紧密型的建设方式。以县级医院为中心、乡镇卫生院为枢纽、村卫生室为网底的县域医共体医疗服务体系。实行统一化管理,包括人事、医疗、财务、器械物资等。为了实现统一的管理,不可避免地开展医疗资源与机构整合,有利于县域医共体业务的运转和达到分级诊疗的目的。

### 一、建立统一的人力资源管理中心

为实现县域医共体对人力资源的统一管理,需要成立人力资源管理中心,统一负责对内部人力资源的科学化管理。同时,在县域医共体所属医院内部也分别成立人力资源分中心,负责对医院内部的人力资源进行管理工作,接受县域医共体人力资源管理中心的垂直业务管理领导,同时接受本院的领导和直接管理。各二级单位人力资源管理分中心负责人的任免权,由所在医院决定,报县域医共体批准。

## 二、建立统一的财务核算管理中心

为实现县域医共体统一管理运营,需要成立统一的财务核算管理中心,负责县域医共体的财务运营管理,统一负责对所属医院财务管理工作的指导和监督,所有医院须按照现代企业管理制度,实行科学化管理。县域医共体所属医院内部分别成立财务核算管理科室,负责医院内部的财务经营核算管理工作。接受县域医共体财务核算管理中心的垂直业务管理领导,同时接受本院的领导和直接管理。实行"独立核算、自负盈亏"的管理模式。

## 三、建立统一的医疗质量管理中心

医疗质量关系到每个医院的生命线,是医院最为重要的管理内容之一,因此县域医共体内部应建立完善的医疗质量管理体系。县域医共体成立医疗质量管理中心,负责所属医院的医疗质量监管,统一负责对所属医院医疗质量的监督、检查、考核及评价工作。同时,在所属医院分别成立医疗质量管理科室,负责对医院内部的医疗质量进行管理。接受县域医共体医疗质量管理中心的垂直业务管理领导,同时接受本院的领导和管理。

## 四、建立统一的护理质量管理中心

护理质量是医疗质量的重要组成部分,也关系到每个患者的安危。为了加强护理质量管理,县域医共体内部应建立完善的医疗护理质量管理体系。县域医共体总部成立护理质量管理中心,负责所属医院的护理质量监管,统一负责对所属医院护理质量监督、检查、考核及评价等工作。同时,在所属医院分别成立护理质量管理科室,负责对医院内部的护理质量进行管理。接受县域医共体总部护理质量管理中心的垂直业务管理领导,同时接受本院的领导和管理。

## 五、建立统一的科研与技术转化管理中心

科研管理是大型三级医院医务工作者开展临床应用研究和技术转化的重要内容,对提升医院的技术服务水平具有较大的推动作用。为加强县域医共体技术转化管理,县域医共体总部建立完善的医疗科研与技术转化管理体系。县域医共体总部成立科研与技术转化管理中心,负责所属医院的科研与技术转化管理与推广服务。同时,在所属医院分别成立科研管理科室,负责对医院内部的科研和技术转化管理。接受县域医共体总部医疗科研与技术转化管理中心的垂直业务管理领导,同时接受本院的领导和管理。

## 六、建立统一的区域临床检验中心与分中心

以县医院为中心,建立医共体内部统一的临床检验中心与各乡镇卫生院分中心。利用区域临床检验系统,开展覆盖区域范围内的临床检验业务。乡镇卫生院无法开展的检验业务,只负责采集检验标本,统一运送到县级医院临床检验中心开展检验。检验结果分发到网上,供各卫生院调阅打印检验报告。

## 七、建立统一的区域影像诊断中心与分中心

以县医院为中心,建立医共体内部统一的影像诊断中心与各乡镇卫生院分中心。利用区域云 PACS,开展区域影像诊断和报告二次审核业务。乡镇卫生院无法诊断的影像片子或者需要审核报告确诊的,利用区域云 PACS 上传到县级医院影像诊断中心,协助基层开展心电诊断和二次报告审核工作,将最终报告分发到平台上,供乡镇卫生院浏览打印检查报告,定期开展教学指导工作。

## 八、建立统一的区域心电诊断中心与分中心

以县医院为中心,建立医共体内部统一的心电诊断中心与各乡镇卫生院分中心,连接各乡镇卫生院、村卫生室等。利用区域云心电系统,开展区域心电诊断业务。乡镇卫生院和村卫生室无法诊断的或者需要审核确诊的,则利用区域云心电网络系统上传到县级医院诊断中心,协助基层开展心电诊断和二次报告审核工作,将最终报告分发到平台上,供乡镇卫生院和村卫生室浏览打印。

## 九、建立统一的区域病理诊断中心

以县医院为中心,建立医共体内部统一的病理诊断中心。利用区域云病理系统,开展区域病理诊断业务。乡镇卫生院负责采集组织标本,统一运送到县级医院开展相关病理诊断业务,利用区域云病理网络系统上传病理诊断结果。

## 十、建立统一的药品计划采购管理中心

建设医共体是全县所有医疗、卫生机构部门全部参与的工作,实现医疗机构全覆盖不止一个医共体,也可能两个以上医共体同时存在。为了降低全县医共体运营及采购成本,建议在全县范围内或在医共体内,成立统一的药品计划采购管理中心,统一负责医共体范围内药品的集中计划采购管理和分发工作。各乡镇卫生院也要成立对应的管理部门,负责药品的领用计划管理工作。

## 十一、建立统一的医疗设备器械、物资采购管理中心

在全县范围内或在医共体内,成立统一的医疗设备器械和物资集中计划采购管理中心,统一负责医共体范围内的集中计划、采购管理和分发工作。各乡镇卫生院也要成立对应的管理部门,负责医疗设备器械和物资的领用计划管理工作。

## 十二、建立统一的网络与信息管理中心

为实现医共体集约科学化管理,实现医疗资源集中与共享,依托县级医院信息中心,建设医共体内部统一的网络与信息管理中心。负责医共体内部信息化顶层设计和具体建设及应用工作,负责对医共体内部各医疗机构信息化统一管理和业务指导。

## 十三、建立统一的临床教学管理中心

为了促进医疗健康教育工作,一般在县级医院建立健康管理培训服务中心。利用省级

医院师资力量,对县级医院重点开展住院医师规范化培训;对于乡镇卫生院加快开展全科医师的培训工作,面向乡镇卫生院、村卫生室医务人员开展医疗技术、健康服务、医疗科普宣传等培训工作。各乡镇卫生院也要成立办公室,安排专职或兼职人员负责组织开展这方面的工作。

为加强县域医共体临床教学管理,县域医共体总部建立完善的临床教学体系。总部成立临床教学服务管理中心,负责所属医院的临床教学管理活动,在所属医院条件允许的分别成立临床教学科室,负责医院内部的教学管理工作,接受总部临床教学服务管理中心的垂直业务管理领导,同时接受本院的领导和直接管理。

### 十四、建立统一的互联网诊疗服务中心

为了实现县域医共体内部各级医疗机构的医疗资源向社会开放,方便群众利用互联网工具预约专家门诊、检查、治疗、手术、床位等医疗业务服务,面向所在服务区域内居民提供线上预约服务,减少居民跑动次数,提供慢性病复诊等服务。

### 十五、建立统一的健康管理服务中心

健康管理和服务是基层社区卫生服务中心所承担的工作职责,该基层医疗卫生机构又是县域医共体的组成部分。县域医共体应发挥上下一体化管理与服务意识做好辖区内居民的健康管理和服务工作。成立县域医共体内部统一的健康管理服务中心,采取统一的健康管理与服务模式,为居民提供健康服务。

### 十六、建立统一的居家养老医疗护理服务中心

我国约90%老年人选择居家养老,居家养老与健康管理和医疗服务是分不开的。在县域医共体内部建立统一的居家养老医疗护理服务中心,利用医疗社区卫生服务中心所在居民社区的地理位置优势,联合上级医院开展居家养老医疗护理服务,为居家老人提供线上医疗问诊、上门专业护理等有偿服务,满足失能和半失能老人居家专业护理的服务。

### 十七、建立统一的120院前应急抢救指挥调度管理中心

为了便于县域医共体内部统一120院前应急抢救工作,在县域医共体内部或者联合辖区内120急救中心建立统一的120院前应急抢救指挥调度管理中心,为辖区内居民提供统一的应急抢救服务。

### 十八、建立统一的消毒供应中心

为降低运营及物料消毒成本,在县域医共体内部建立统一的消毒供应中心,负责对县域医共体内部所有的医院统一集中消毒和配送管理,三级医院及各二级医院不再建立消毒机构,仅设置一个供应计划协调管理机构,实现消毒物资集约化消毒的供应链管理。

### 十九、建立统一的物流运输配送服务中心

为实现县域医共体内部生物检验标本、检查标本、药品、物料、消毒器械等统一运送调度服务,成立医共体内部统一的运输配送服务中心,实行集约化管理服务,统一为医联体内部

成员服务。

为实现生物检验标本、检查标本、药品、物料、消毒器械等统一运送调度服务,成立集团内部统一的运输配送服务中心,实行集约化管理。

上述资源与机构整合,是从有利于医疗业务开展的角度,开展的系列机构与资源整合。从集团化人力资源管理等角度出发,依托三级医院各机关职能机构,成立人力资源管理中心、财务核算中心等。在成立上述机构的同时,依托三级医院已有的机构部门,充实与加强,可采取"一支队伍,两块牌子"的做法,降低人力资源成本。具体做法不再赘述,依据实际情况作出具体问题具体分析。

## 二十、建立统一的云 HIS

为了实现对乡镇卫生院和村卫生室医疗业务的统一规范化管理,建立县域医共体内部统一的云 HIS,有利于药品价格与医疗项目价格目录的统一规范化管理,每位医师利用分配的用户名和账号登录云 HIS 平台就可以开展医疗工作。云 HIS 使用的药品与医疗项目数据库根据医师所在的机构实现自动匹配。每个乡镇卫生院和村卫生室都有属于自己的药品数量数据库,药品名称与规格剂量数据库对于乡镇卫生院和村卫生室是统一的。同样,医疗项目价格数据库分别对应县级医院、乡镇卫生院和村卫生室有三个不同收费标准。

## 二十一、建立统一的临床电子病历系统

对于全县所有的乡镇卫生院,为了统一规范化管理,建立县域医共体内部统一的临床电子病历系统,针对县级医院与乡镇卫生院对电子病历的不同要求,采取两个版本。一个是县级医院的临床电子病历系统,另一个是适合乡镇卫生院的临床电子病历系统。

# 第八节 县域医共体信息化建设

## 一、如何处理医疗机构已建的信息化系统

根据不完全统计,我国大部分的县级医院、乡镇卫生院都建立了医院内部的信息化系统,包括 HIS、LIS、PACS 等院内信息化系统,实现了院内医疗数据共享。这些县级医院、乡镇卫生院的信息系统大都处于独立运行状态,大部分的村卫生室信息化建设还处于空白状态。

建设县域医共体所需要的信息化系统不仅要支持各医疗机构内部的业务运行,同时还要支持医共体内部之间的业务协调以及数据信息共享,原有的信息化系统绝大多数无法满足县域医共体三个方面的业务运行需要,包括:一是支持内部业务;二是支持相互协同;三是数据信息共享,支持县域医共体统筹管理业务的需要。

为适应县域医共体建设与业务运行的需要,原有的医疗机构内部信息化系统应尽可能地保留,如原有的内部 HIS、电子病历系统、LIS、PACS 等,尽可能保留并按照医共体业务协同、管理和数据共享的要求进行升级改造,降低建设费用。对于原有的这些信息系统,如果业务功能无法升级改造,其改造成本远大于开发一套新系统成本,则建议推倒重来,按照县域医共体管理和业务运行需要,全方位建设一套新的信息系统。

## 二、基于区域医疗卫生信息化平台建设县域医共体信息化平台

区域医疗卫生信息化平台,是连接规划区域内各医疗卫生等机构(医疗卫生机构、行政业务管理单位及各相关卫生机构)的基本业务信息系统的数据交换和共享平台,是让区域内各级医疗机构、公共卫生机构的信息化系统之间,进行有效的信息整合与交互,是将多个分布在不同医疗卫生部门的信息系统数据信息资源整合的一个综合业务平台,以实现医疗数据信息共享为目的。

过去十年左右,我国医疗卫生信息化建设重点内容之一是国家、省、市、县四级区域医疗卫生信息化平台的建设,其中基于健康档案的区域卫生信息平台建设是重点工作之一。在原国家卫生部信息化领导小组的统一领导下,强化医疗卫生信息化顶层设计,加强统筹规划和管理,建设国家、省、地市、县4级医疗卫生信息化平台,依托电子健康档案、电子病历、人口信息3大基础数据库建设,支撑公共卫生、医疗服务、医疗保障、药品管理、计划生育、综合管理6项业务应用。建立一个安全的卫生网络,加强卫生标准体系和安全体系建设,组成"46312"工程,而居民健康卡则是依托4级平台实现便民惠民的应用。区域医疗卫生信息化的核心工作任务是3个基础资源数据库的建设,即居民健康档案数据库、区域电子病历数据库、区域人口信息数据库。

1. 居民健康档案数据库

居民健康档案是以居民个人健康为核心,贯穿整个生命周期,涵盖各种健康相关因素,进行多渠道动态收集信息,及时更新、保持信息连续性的一份活档案。其信息来源于各级医疗卫生机构产生的医疗信息。在建设和应用的过程中,又不断地修订完善,成为我国居民健康档案建设的唯一标准,要求所有的国内外医疗IT厂商遵循该标准执行。

根据我国现行的医疗卫生机构设置及赋予的功能划分情况,居民健康档案的建立工作由社区医疗卫生服务中心和村卫生室承担,负责辖区内居民健康档案的建立和动态管理等工作。从目前居民健康档案建设与管理应用情况看,档案数据质量有待于完善和提高,这是目前居民健康档案存在的主要问题。随着经济的快速发展,人口流动愈发频繁,由于环境恶化和不健康的生活习惯等因素,导致慢性病、职业病发病率上升。及时完善和补充居民健康档案内容已成为迫切的工作。单纯地依靠人工收集、入户调查需要大量的人力、物力,因此需要进一步优化完善区域医疗卫生信息化平台的功能,利用医疗卫生机构信息系统互联互通和信息资源共享的优势,丰富和完善居民健康档案数据库内容。

2. 区域电子病历数据库

长期以来,我国医疗卫生信息化建设重要的任务之一就是构建区域电子病历数据库(资源库/概要库),其主要数据信息来源于各级医疗卫生机构的电子病历医疗数据信息。其目的是支撑区域内各医疗机构之间医疗业务协同工作、双向转诊、信息共享等服务。

区域电子病历系统的特点,是实时采集区域医疗卫生信息化平台中各医疗机构患者的电子病历数据信息,解决区域内电子病历数据信息共享问题。促进分级医疗服务体系建设,为实现分级诊疗、转诊业务奠定了基础,借助电子病历信息共享提高区域内医疗服务的可及性和公平性。

2009年12月,《电子病历基本架构与数据标准(试行)》由卫生部和国家中医药管理局联合颁布。

《电子病历基本架构与数据标准(试行)》是我国卫生领域制定发布的首部国家级具有中西医结合特点的电子病历业务架构基本规范和数据标准。试行以来,在促进区域范围内患者医疗信息共享、医疗机构之间互联互通和协同服务等方面发挥了积极的作用。

近年来,为了进一步推动医疗服务事业的发展,为卫生事业发展提供指导依据和规范,原卫生部出台了多项医疗业务规范,并颁布了一系列卫生信息标准。如 2011 版《住院病案首页》、2010 版《病历书写规范》、试行 2010 版《电子病历基本规范》《卫生信息基本数据集编制规范》等。随着新行业规范与标准的不断实施,《电子病历基本架构与数据标准(试行)》亟待修订完善。2011 年 6 月启动标准制修订工作,2012 年 5 月颁布《电子病历基本数据集》修订稿。

3. 区域人口信息数据库

区域人口信息数据库是建立管辖区域内户籍档案为主的基础人口信息数据库,实现"一人一档"与区域电子病历数据库、居民健康档案数据库一一对应。

### 三、基于统一业务管理的信息化系统建设

我国的基层医疗信息化建设和应用水平较为落后,因此在组建的县域医共体内,县医院的信息化建设可能好于乡镇卫生院。如果县域医共体采取集约化管理,需要建设一批新的信息系统或改造一批原有的信息系统。以采取集约化管理模式为例,介绍信息系统的建立。

1. 建立全县统一的区域医疗协同信息化系统

为实现医共体内部医疗业务协同化工作,需建立一系列统一的影像诊断中心、心电诊断中心、病理诊断中心、临床检验中心等机构,为支撑这些机构业务运行,需要建立区域云PACS、区域云心电系统、区域云病理系统、区域云 LIS,这些系统覆盖医共体所有的医疗机构,为医共体内部县级医院、乡镇卫生院等开展远程影像诊断、心电诊断、病理诊断等服务,解决乡镇卫生院医疗诊断技术薄弱的问题。

具体建立的方式及实现的功能,详见本书第十章内容。通过建立区域协同信息化系统,实现共同体内部优质医疗资源和设备资源的共享,降低运营成本,提升医疗服务水平。

2. 建立统一的人力资源管理与绩效考核系统

为适应县域医共体管理模式的需要,实现县域医共体内部所有医疗机构人力资源的统一管理与绩效考核,采取分级管理与绩效考核机制。县域医共体总部需要建立统一的人力资源与绩效考核管理系统,该系统支持两级或多级管理架构,支持集团统一的人力资源管理中心业务工作。

3. 建立统一的财务核算管理系统

为适应县域医共体财务管理模式的需要,需要实现县域医共体内部所有医疗机构财务统一管理,采取分级管理与核算机制。县域医共体总部需要建立统一的财务核算管理系统,该系统支持两级或多级管理架构,支持集团统一的财务核算管理中心业务工作。

4. 建立统一的医疗质量管理系统

为加强县域医共体医疗质量管理,建立统一的医疗质量管理规范和业务要求,需要实现县域医共体内部所有医疗机构采取统一的质量管理模式,采取分级质量管理与考核。总部需要建立统一的医疗质量管理系统,该系统支持两级或多级医疗质量管理架构,支持集团统一的医疗质量管理中心业务工作。

5. 建立统一的护理质量管理系统

为加强县域医共体内部医疗护理质量管理,建立统一的医疗护理质量管理规范和业务要求,需要实现县域医共体所有医疗机构采取统一的护理质量管理模式,采取分级护理质量管理与考核。县域医共体总部需要建立统一的医疗护理质量管理系统,该系统支持两级或多级医疗护理质量管理架构,支持统一的医疗护理质量管理中心业务工作。

6. 建立统一的临床教学管理系统

为加强县域医共体内部临床教学管理工作,建立统一的医疗临床教学管理规范和培训业务要求,需要采取统一的临床教学管理模式,建立统一的临床教学管理系统,支持两级或多级临床教学管理架构,支持县域医共体统一的临床教学管理中心业务工作。

7. 建立远程医疗协同服务平台

为实现县域医共体内部医疗机构之间远程医疗、转诊等业务的开展,需要建设一个统一的远程医疗协作服务平台,该平台集视频服务、会议调度、患者病史数据信息存储与管理、远程会诊、手术示教、疑难病例讨论等业务与管理为一体的协作服务平台。实现医共体内部远程会诊、双向转诊等业务协同。

借助于远程医疗协作服务平台,实现患者跨机构之间的远程医疗业务申请,将需要会诊的患者病史数据,通过数据交换信息平台,交换到数据中心会诊数据库中,供会诊医院专家利用会诊软件浏览患者病史数据,通过在线视频双方医师交流,作出诊疗方案。

当下级医院缺少必要的诊疗条件时,及时向上级医院申请转诊并将患者病史资料上传至转诊数据库中。上级医院接收到转诊申请后,及时安排临床科室床位,并反馈入住信息等。向下转诊也是同样业务流程。具体建设方法和实现的业务功能,详见本书第八章内容。

8. 建立统一的互联网医院系统

建立县域医共体内部统一的互联网诊疗服务中心,必须利用统一互联网医院平台建设思路,县域医共体内部所有的医疗机构根据能够提供的互联网诊疗服务内容,在统一的平台上提供线上慢病复诊、预约挂号、检查、治疗等服务。其目的是统一互联网诊疗活动的规范化管理,降低开发成本,利用统一的互联网医院系统平台开展诊疗服务。具体建设方法和实现的业务功能,详见本书第十一章。

9. 建立统一的健康管理服务系统

建立县域医共体内部统一的健康管理服务中心,必须利用统一的互联网医疗健康管理服务系统平台,县域医共体内部所有的基层医疗卫生机构联合二级和三级医院,利用该统一的系统平台为社区居民提供同质化的健康管理服务活动,有利于医疗卫生管理机构实现统一的监督和管理,规范其健康管理与服务行为,也有利于降低开发成本,利用统一的互联网医疗健康管理系统平台提供服务。

10. 建立统一的居家养老医疗护理服务系统

建立县域医共体内部统一的居家养老医疗护理服务中心,必须利用统一的互联网居家养老医疗护理服务系统平台,县域医共体内部所有的基层医疗卫生机构联合二级和三级医院,利用该统一的系统平台为社区居民提供线上诊疗咨询、上门护理服务预约、医疗检查治疗等预约服务,有利于形成统一的监督和管理,规范其服务行为,也有利于降低开发成本,利用统一的互联网居家养老医疗护理服务系统平台提供服务。

11. 建立统一的"互联网+"医用物品消毒供应物流信息系统

为实现县域医共体内部医疗物品统一消毒供应,实行集约化物品消毒供应管理,利用"互联网+"医疗物品消毒供应物流信息系统支持业务的开展。该系统适用于消毒供应中心、手术室和临床科室的过程控制与管理软件,包括物品回收、清洗消毒、包装、灭菌、存储、发放等环节。全过程采用条码标识物品,实现对消毒物品在整个流转过程全生命周期的追踪管理。通过全过程记录留痕管理,实现物品整个处理过程的回溯,从而帮助医院提高物品的质量,保证物品的安全。具体建设方法和实现的业务功能,详见本书第十四章。

12. 建立统一的"互联网+"医药供应物流信息系统

对县域医共体所属医院原有的药品供应保障体系进行改革,引入现代的库房管理理念,将库房划分西药库、中药库、卫生材料库、非医疗物资库和临床科室药品补给库等区域,实行规范化管理。所有入库药品按照管理实施分类,引入条码管理机制,每一个上架的药品都对应一个条码。

实现库房所存物资有序、严格地管理;建立面向科室和药房一级的智能配送服务体系,提高物资的质量和效率保障;建立医院非医疗物资"商超"寄售模式,实现医院非医疗物资一级库"零库存",降低医疗科室损耗率;建立面向供应商的管理协作平台,实现与供应商的数据联动,提升保障水平,提高工作效率。

为实现县域医共体内部医疗机构所需药品统一供应与配送,实行集约化药品统一保障供给,利用"互联网+医药供应物流信息系统"支持业务的开展。

13. 建立统一的"互联网+"医用物资供应物流信息系统

为了实现县域医共体内部科学化管理,降低库存减少不必要的损耗,建立一套科学的管理流程和运行体制,需要利用"互联网+物资供应物流信息系统"支持医用物资的科学化管理。该系统应用于县域医共体内部所有的医院,具体的功能包括物资计划采购、入库管理、出库配送发放、资产形成、供应商资质管理、低值消耗物品回收管理、财务账务管理、资产管理、供应链管理等。

物资从采购入库,到出库发放及资产管理全过程采用条码标识物资,实现对物资在整个流转过程全生命周期的追踪动态管理。通过全过程记录留痕管理,实现物资整个流转过程的回溯,从而帮助医院提高物资管理质量,保证物资不流失。具体建设方法和实现的业务功能,详见本书第十四章第四节内容。

14. 建立统一的"互联网+"医疗设备器械管理信息系统

为实现县域医共体内部医疗设备、器械统一采购和管理维护,利用"互联网+"医疗设备器械管理信息系统支持县域医共体内部业务的开展。对所属医疗机构,实行医疗设备、器械集中统一采购,有效降低采购成本、节约资金。为了做到采购招投标"公开、公正、公平",将采购计划互联网进行对外发布,实行网上竞标,有效降低成本。具体建设方法和实现的业务功能,详见本书第十四章第二节内容。

## 第九节　县域医共体大数据中心建设

为实现县域医共体内部医疗机构之间业务的协同服务,需要建立一个统一的数据中心实现县域医共体数据资源共享满足统筹管理与运营业务的需要。根据国家所倡导的区域卫生信息化平台建设要求,建设县一级的区域医疗卫生信息化平台,开展居民健康档案数据库、区域电子病历数据库、区域人口信息数据库三个数据库的建设,以数据库为核心构建县域医共体大数据中心。确保县域医共体范围内所有医疗卫生机构的数据信息实时同步到大数据中心中的三大数据库中,实现县域医共体数据资源交互共享。

同时,在该数据中心部署多种信息化软件系统,满足县级医院、乡镇卫生院、村卫生室内部协同工作,同时支持县级医院向地市级或省、市级医院开展远程医疗业务和转院业务。该平台应具备远程医疗、区域医疗、分级诊疗等业务功能。

## 一、县域医共体云数据中心建设

县域医共体数据中心一方面根据县域医共体建设所采用的各类信息系统的应用模式,根据本书中所描述的信息系统建设方式,既有云服务的方式,也有基于 C/S 架构的应用。基于云服务模式的信息系统采用私有云服务的方式建设,对于 C/S 架构的应用采取广域网 / 局域网的方式建设。对于私有云服务建设,可以采取自建方式,也可以采取租赁云资源的模式。为了保障数据的安全可靠与应用,需要对县域医共体数据中心建设做好详细的规划。不管租赁还是自建,县域医共体数据中心必须建设,包括数据中心服务器计算资源、存储资源、安全访问资源、数据库系统、容灾与数据备份系统等。具体建设方案和内容不再阐述,可请专业集成网络系统厂商协助规划设计。

## 二、网络环境建设

支撑县域医共体开展远程医疗、区域医疗和分级诊疗等协同业务,需要建立以县域医共体为中心的覆盖所有医疗卫生机构的网络系统。对于只有云应用的医疗机构租赁一条足够带宽的互联网专线即可开展业务,前提条件是做好互联网接入的安全防范措施。对于有 C/S 架构应用的客户,需要租赁运营商裸光纤实现网络链路互联互通,建设县域医共体专业网络系统。同时,县级医院内部需要建设覆盖医院内部各科室的局域网络,乡镇卫生院也需要建设覆盖所有医疗科室的局域专网,村卫生室一般不需要建设局域网络,以单点接入即可。具体建设方案和内容不再阐述,可请专业集成网络系统厂商协助规划设计。

## 三、服务器系统规划设计

建设数据中心需要部署数据库服务器、网页服务器、数据存储设备、各种业务应用服务器、视频会议服务器 MCU、视频业务管理服务器、公私网穿越服务器、录播服务器,智能呼叫中心、接入交换机、网络核心交换机、防火墙、入侵防御设备、核心路由器等设备。除了硬件设备之外,还需要部署数据库系统、服务器操作系统、存储备份系统、网络管理系统、应用软件系统等。

数据中心是县域医共体的大脑和中枢,数据中心设备和医疗专网系统运行必须稳定可靠,保证各业务能够 7×24 小时 365 天连续运行。数据中心规划设计需要依据接入的网络和终端数量及业务流量决定,根据医联体所属医院规模大小及业务量决定所部署的设备型号、性能、规格等,数据中心规划设计,见图 17-2。

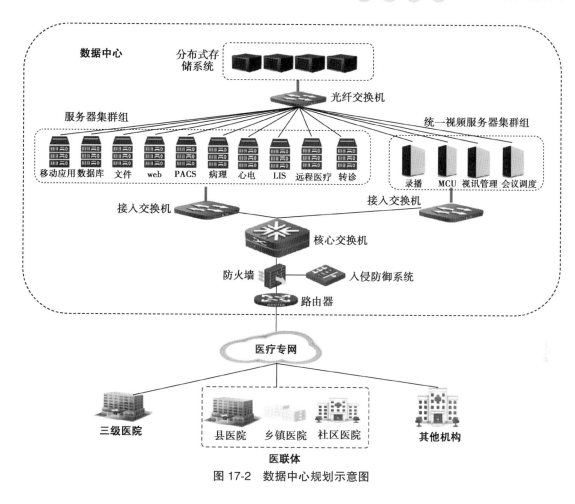

图 17-2 数据中心规划示意图

## 四、数据存储系统设计

从数据应用的不同角度对数据进行分类,不同类别的数据在存储、计算、传输时对应不同的要求和技术实现手段。根据医疗信息化数据分类原则,平台的数据划分为两个层级,第一层为结构化数据和非结构化数据。第二层将结构化数据划分为元数据和编码、各业务数据、基础管理数据;非结构化数据划分为文件数据(PACS影像数据、电子病历文件数据、心电数据、病理数据等)、流媒体数据、视频数据等。

业务数据根据实时性和综合性的不同,还可以分为指标数据和共享医疗数据,它们之间存在格式及处理的差异。在分类中,将指标数据和医疗共享数据从数据中分出并着重指出,便于之后数据存储与分布的设计。

依据电子病历共享服务平台的数据分类,结合医疗信息数据特点以及应用系统建设情况,对电子病历共享服务平台的数据存储和分布进行规划。主要分为核心数据区、元数据区、业务支撑数据区、数据缓冲区、非结构化数据区。

1. 核心数据区

数据中心数据区分为操作型数据仓储(operational data store,ODS)数据区、数据仓库区、数据集市区,在ODS区中存储患者结构化基础信息、医疗业务详细数据、患者主索引数据。患者结构化数据为远程医疗、分级诊疗业务申请提供基础数据支撑,使得医师申请业务时患者基础信息填写方便;医疗业务详细数据为患者就诊信息、结构化病历信息共享做存储服务;患者主索引数据为患者基础信息和就诊详细数据之间做链接服务。数据仓库按照业务模型保存 ODS 区的业务明细数据,同时进行部分数据的轻度汇总,为分析主题提供应用。ODS 指标监测数据进行数据归档形成指标历史数据。按照数据中心的建设技术路线,数据仓库保存业务长期历史数据。根据不同的分析主题,建立不同主题的数据集市,形成高度汇总的分析主题数据以及指标分析数据,为不同权限、角色用户提供主题分析模型数据。

2. 元数据区

元数据和编码数据区主要存储数据统计指标模型、业务监管数据模型、基础业务模型、GIS 数据等。

3. 业务支撑数据区

业务支撑数据区主要包含模块有数据共享与服务模块、信息查询模块、数据共享与分类模块、数据交换模块、信息决策模块、数据管理与维护模块、数据权限模块、数据更新模块、数据备份模块、数据监控模块等。

4. 数据缓冲区

数据缓冲区主要指远程会诊和分级诊疗业务实现患者就诊信息共享,包含医院 HIS、EMR 系统共享数据,这些数据作为原始数据进行存储,为下一步数据分析利用做准备。

5. 非结构化数据区

非结构化数据区主要存储多媒体视频数据、电子病历数据、影像检查数据、心电检查数据、病理检查数据等非结构化数据。

## 五、视频系统建设规划设计

视频是实现远程医疗业务的重要组成部分,视频分为硬视频和软视频两种。软视频是通过软件让计算机 CPU 进行视频解码处理,使视频流图像连续播放再现。软视频不依赖于繁多的可见硬件设备,投入小且使用范围广,安装有视频卡的计算机就支持视频会议。目前网络上常见的各种流媒体播放软件,都属于软视频范畴。

软视频的质量主要取决于视频软件、计算机 CPU 的图像处理能力、网络传输带宽等因素。主要缺点为受网络影响较大,会出现延迟、画面模糊等情况,图像质量不稳定。

硬视频是利用专用的视频硬件进行视频解压还原,使视频流图像连续播放再现。通过图形处理单元(graphics processing unit,GPU)运算进行视频解码处理(GPU 通常是指显卡),不依赖于 CPU,通过专用的设备单独完成视频解码,比如曾经的 VCD/DVD 解压卡、视频压缩卡都被冠以"硬解"的称号。现在实现高清硬解不需要额外的子卡,也不需要额外的投入,因为硬解码模块被整合在了 GPU 内部。

"硬解"其实更需要软件的支持,只是基本不需要 CPU 参与运算,从而为系统节约了很多资源开销。通过降低 CPU 占用率,可以给用户带来很多实惠。硬件视频会议系统主要构成有 MCU、会议终端、摄像头、麦克风、扬声器(条件不允许的情况下可以直接连接电视扬声,如果条件好点的可以连接调音台 + 功放 + 音箱)、电视。

在数据中心需要建立一套统一的视频系统,支持各种远程交互式视频业务类型,如"点对点交互式视频""一点对多点广播式交互类型视频""会议式交互视频"等,根据实际应用场景的需要设置不同的远程医疗视频会议场景。

远程医疗业务视频会议场景的设置,应预先设置不同的场景模板,根据实际需要选择即可。要求尽可能地实现远程医疗会议场景智能化管控,减少现场人为干预控制,让临床医疗业务人员能够快速操作和应用,满足交换式远程医疗业务场景设置的需要。

### 六、数据中心应用软件系统部署建设

支持县域医共体协同业务的"互联网＋远程医疗系统""互联网＋分级诊疗系统""互联网＋区域医疗系统""互联网医院系统""互联网＋医药供应物流系统""互联网＋医用物资物流系统""互联网＋医用物品消毒供应物流系统""互联网＋固定资产设备管理系统"、统一的人力资源管理与绩效考核系统、统一的财务核算管理系统、统一的医疗质量管理系统、统一的护理质量管理系统、统一临床教学管理系统、统一的健康管理服务系统、统一的健康养老管理服务等系统,都要独立部署到数据中心对应的云服务器上。

除了上述各种软件系统之外,用于医院内部的 HIS、电子病历系统、门诊系统等,如果也是基于云服务的模式,根据应用情况也需要统一数据中心。如果用于本医院内部业务,也可以部署到医院。

## 第十节　县人民医院信息化建设及互联网医疗服务

县人民医院大多数都是综合性医院,是国家重点加强扶持建设的医院,其综合能力在本县应该属于最强的医院。一所县级医院所应用的信息化系统一般不低于十几种。随着县域医共体建设步伐加快,医院内部原有的信息化系统需要改造和升级,还需要支持医共体之间协同业务,同时需要将医院电子病历等数据实时共享到县域医共体云数据中心,实现数据共享和管理的需要,下面介绍基于医院内部和协同业务需要的信息系统建设。

### 一、基于医院内部 HIS 以及临床电子病历系统建设

基于县人民医院信息化系统建设有两种思路供借鉴。县人民医院一般都建设有 HIS、临床电子病历以及门诊电子处方等系统,如果原有的这些信息系统具有相关接口,能够满足县域医共体建设数据共享和协同业务需要,这些信息系统不需要升级改造,与县域医共体区域电子病历系统、区域健康档案系统以及区域云 HIS(含门诊电子处方)等系统完成数据接口对接即可。如果原有的信息系统仅支持医院内部业务,不支持县域医共体统一建设的要求,则需要按照县域医共体建设要求进行升级改造或者统一部署新的县域医共体区域云 HIS、区域云电子病历、区域云门诊处方等相关信息化系统。

### 二、"互联网＋人、财、物信息系统"建设

一般情况下县医院原有的人、财、物信息系统大都是单一架构应用,不支持县、乡、村三级化管理,在这种情况下建议基于县域医共体一体化业务的需要,重新部署"互联网＋人、财、物信息系统",一般指"互联网＋医药供应物流系统""互联网＋医用物资供应物流系统""互联网＋医用物品消毒供应物流系统""互联网＋固定资产设备管理系统"、统一的人力资

源管理与绩效考核系统、统一的财务核算管理系统、统一的医疗质量管理系统、统一的护理质量管理系统、统一的临床教学管理等系统。这些信息系统均是基于 B/S 方式开发,以云的方式部署到县域医共体云数据中心,支持集团化的多级应用架构,通过后台管理系统分别给县级医院、乡镇卫生院、村卫生室分配不同的账号与权限,各级医疗机构建立各自的数据字典库并应用。

### 三、远程医疗系统建设

远程医疗系统一般是基于互联网 B/S 架构开发建设的,也支持多级应用架构,支持省、市、县、乡、村五级应用。该系统部署到县域医共体云数据中心,通过后台管理系统分别给县级医院、乡镇卫生院、村卫生室分配不同的账号与权限,各级医疗机构建立各自的数据字典库并应用。

该系统需具有与医院内部 HIS、临床电子病历系统数据交换接口,实现数据交互共享。也可以将该系统嵌入门诊电子病历和临床电子病历系统中,方便医师使用。同样云视频系统也嵌入远程医疗系统中,医师可以快捷地与医师或患者进行视频交流。

建成后的远程医疗系统可以实现市、县、乡、村四级医疗机构之间远程病例会诊、疑难病例讨论等业务。

### 四、分级诊疗系统建设

分级诊疗系统一般是基于互联网 B/S 架构开发建设的,也支持多级应用架构,支持省、市、县、乡、村五级应用。该系统部署到县域医共体云数据中心,通过后台管理系统分别给县级医院、乡镇卫生院、村卫生室分配不同的账号与权限,各级医疗机构建立各自的数据字典库,建立各自的应用。

该系统与远程医疗系统一样,须具有与医院内部 HIS、临床电子病历系统数据交换接口,实现数据交互共享。也可以将该系统嵌入到门诊电子病历和临床电子病历系统中,方便医师使用。

建成后的分级诊疗系统实现上级医院门诊全预约、双向转诊、检查预约、治疗预约、门诊手术预约、体检预约等业务功能。

### 五、区域医疗信息化系统建设

区域医疗信息系统一般指是区域 PACS、区域心电系统、区域 LIS、区域病理系统等。为实现县域医共体内检查检验数据互认共享,该区域医疗系统要部署到县医共体云数据中心,上述区域疗系统一般是基于互联网 B/S 架构开发建设的,也支持多级应用架构,支持省、市、县、乡、村五级应用。通过后台管理系统分别给县级医院、乡镇卫生院、村卫生室分配不同的账号与权限,各级医疗机构建立各自的数据字典库,建立各自的应用。

该系统需具有与医院内部 HIS、PACS、心电系统、LIS、病理系统数据交换接口,实现数据交互共享。也可以单独与相关的影像设备、检验设备、心电设备等对接采集电子数据信息。

建成后的区域 PACS、区域心电系统、区域 LIS、区域病理系统,可以实现上级医院托管或半托管下级医院的影像检查、心电检查、各种检验和病理检查等诊断业务。

### 六、互联网医院系统建设

县人民医院互联网医院系统建设,按照第十一章第四节,基于实体医疗机构互联网医院建设中描述的基于实体医疗机构互联网医院的业务功能进行建设,提供的门诊智能导诊、门诊就诊资源全预约服务、家庭护理预约服务、线上门诊预约挂号、线上专科门诊、线上专家门诊、线上支付功能、处方流转审核、药品物流配送、出院随访、体检预约与随访等业务功能进行建设。

互联网医院系统是建立在县人民医院实体机构之上,需要该系统与医院内部 HIS 等系统进行对接,实现数据信息互联互通和共享。

### 七、互联网健康管理服务信息化系统建设

县人民医院互联网健康管理服务系统建设,应借鉴比较成熟的互联网健康管理服务系统模式进行建设,要按照县级医院联合乡镇卫生院、村卫生室做好三级联合协同的健康管理与服务工作模式。建成的互联网健康管理服务系统,提供家庭医生签约与建档服务、社会人群健康筛查与分析、健康咨询服务、健康评估服务、健康干预服务、健康随访服务、健康教育服务、健康实时监测服务、基于医疗健康大数据的预防分析、决策、治疗等服务,建立全生命周期的健康档案数据资料,开展医疗健康大数据的分析研究工作,为疾病预防、治疗提供决策依据。

互联网健康管理服务系统基于互联网 B/S 架构开发建设的,也支持多级应用架构,支持县、乡、村三级联合应用。同时,给三级医疗机构专科医师、家庭医生以及居民提供健康 app,通过后台管理系统分别给县级医院、乡镇卫生院、村卫生室医师分配不同的账号与权限,各级医疗机构建立各自的数据字典库,开展各自的应用。

该系统需要县人民医院、乡镇卫生院、村卫生室信息系统对接,实现互联互通和数据信息共享。

### 八、互联网健康养老管理服务信息化系统建设

县人民医院互联网健康养老服务系统建设,应借鉴比较成熟的互联网健康养老管理服务系统模式进行建设,提供居家养老服务。包括线上门诊预约、专业家庭护理预约、康复护理、远程视频监控老年人生活、实时健康监测服务、电子围栏和定位等服务、体检服务、生活照料服务等服务。

互联网健康养老管理服务系统是基于互联网 B/S 架构开发建设的,支持多角色的养老服务。建成后,该系统需要与乡镇卫生院、县级医院建立养老服务关系,提供的医疗护理专业服务,需要医疗机构给予支持。该系统需要县人民医院、乡镇卫生院、村卫生室信息系统对接,实现互联互通和数据信息共享。

## 第十一节　县中医院信息化建设及互联网医疗康养服务

国家"十四五"规划等政策提出,要推动中医药传承创新,坚持中西医并重和优势互补,改革完善中药审评、审批机制,以提升中药质量,培养中医药特色人才,大力发展中医药事

业,推动中医药走向全世界。

县中医院一般是以中医为特色,兼顾西医,与县人民医院一样大多数趋于综合型医院发展,其本身内部的信息化建设与县人民医院大多是相同的,同时也有自己的中医特色,特别是临床电子病历、门诊电子病历等独具特色的系统。随着县域医共体建设步伐加快,医院内部原有的信息化系统也需要改造和升级,还需要支持医共体之间协同业务,同时应将医院电子病历等数据实时共享到县域医共体云数据中心,实现数据共享和管理的需要,下面重点介绍基于医院内部 HIS 以及临床电子病历系统、互联网中医院系统、互联网康养服务信息化系统的建设,其他信息化系统基于人财物信息系统、远程医疗系统、分级诊疗系统、区域医疗系统等建设可参照县人民医院开展,以下重点介绍两方面的内容。

## 一、基于医院内部 HIS 以及临床电子病历系统建设

县中医院信息化系统建设可借鉴参照县人民医院思路进行。县中医院一般都建设有HIS、临床电子病历以及门诊电子处方等系统,如果原有的这些信息系统具有相关接口,能够支持县域医共体建设业务的三个需求,满足数据共享和协同业务需要,这些信息系统则不需要升级改造,仅需与县域医共体区域电子病历系统、区域健康档案系统以及区域云 HIS(含门诊电子处方)等系统完成数据接口对接即可。如果原有的信息系统仅支持医院内部业务,不支持县域医共体统一建设的要求,则需要按照县域医共体建设的要求进行升级改造或者统一部署新的县域医共体区域云 HIS、区域云电子病历、区域云门诊处方等相关信息化系统。

## 二、建立"治未病"健康管理中心

中医医院一般具有"大门诊、小住院"的患者人群分布特点。中医医院的患者大部分为慢性病和康养调理患者,复诊需求量较大,患者与中医师之间的黏性较大,一般不会轻易流失。

目前,中医互联网医院的发展仍存在制约,中医传统的"望、闻、问、切"这四项基本功在线上不能全部实现,借助于信息技术可以实现其中三项"望、闻、问",而且要求网络传输技术相当高,"切"目前暂时无法做到。在这种情况下,患者需要面诊完成,导致符合复诊要求的患者比例有限。

中医在治未病和健康养生方面发挥的作用越来越大,特别是在健康管理方面中西医结合的方式,对促进国民健康水平有较大的作用。利用互联网技术,打造中西医结合的中医联合体,在县中医院建立"中西医结合"慢性病管理平台,以县中医院为龙头,建立"治未病"健康管理中心,联合乡镇卫生院、乡镇卫生中心医院以及村卫生室,实现中西医结合业务联动。县医院根据慢性病患者的体质以及慢性病康养特点,负责中医调理康养和西医治疗相结合的诊疗方案,乡镇卫生院负责诊疗方案的执行和落地服务,建立业务协同机制。联合乡镇卫生院对辖区内的慢性病患者进行全科慢性病管理、专科早诊早治,利用中医体检结合西医检查及诊断,实现"未病先防";通过县中医院和乡镇卫生院对慢性病患者进行生活习惯、起居、饮食、用药、运动、排便、睡眠等健康教育。

## 第十二节 县妇幼保健院信息化建设及互联网医疗服务

县妇幼保健院属于专科医院,与综合性医院工作内容不同,其服务的内容是为妇女(含孕产妇)、儿童提供健康与基本医疗服务。所需要的各类信息系统包括门诊电子病历系统、HIS、临床电子病历系统、院内 PACS、临床 LIS、心电和超声检查等系统,与县人民医院基本相同,只是这些系统在业务方面能够体现妇幼诊疗特色。其他基于人财物信息系统、远程医疗系统、分级诊疗系统、区域医疗系统等,与县人民医院基本相同,可参照县人民医院开展。下面重点介绍一下独具特色的妇幼保健综合信息管理系统建设。

### 一、建立与区域卫生信息平台互联互通的妇幼保健综合信息管理系统

基于区域卫生健康信息平台的妇幼保健管理是实现妇幼保健领域与其他领域或机构间关于妇幼保健信息互联互通的服务集合,是区域卫生健康信息平台的重要组成部分。其目的是通过公共卫生管理集成为其他领域提供关于妇幼保健的信息源,以及为妇幼保健医疗机构提供所需的妇幼保健及其他卫生信息。区域卫生健康信息平台提供的卫生信息服务包括以健康档案为核心的妇幼保健信息服务以及其他妇幼保健与计划生育相关的信息服务。

妇幼保健综合信息管理系统,包括一整套妇幼保健信息资源管理,如妇女儿童基本信息、婚前保健、孕产期保健、产后访视、疾病筛查、儿童保健、妇幼卫生监测,其中妇幼保健项目,包括农村孕产妇住院分娩补助项目、农村妇女两癌检查项目、补服叶酸项目、地中海贫血防治项目、新生儿疾病筛查项目、艾滋病、梅毒和乙肝母婴阻断项目、婚检项目、三网监测等。

妇幼保健综合信息管理系统,且支持多级应用架构,其他医疗机构如县级医院、乡镇卫生院及村卫生室,通过授权并分配用户账号互联网接入应用。

#### (一)支撑全县妇幼保健业务与管理

完善建成覆盖全县所有医疗机构的妇幼保健全过程闭环数据管理信息系统,实现区域内机构间的信息共享、业务协同和双向转诊,并为管理层面提供实时统计查询服务,为管理决策、业务监管、指导干预、资金划拨提供科学数据依据。

#### (二)与区域卫生健康信息平台对接

建成符合国家卫生信息化有关数据标准的妇幼保健信息系统,系统之间实现数据交换和共享,减少重复录入和"信息烟囱",与省妇幼保健信息平台互联互通。

### 二、建立"互联网+"妇幼保健服务系统

利用县妇幼保健院在本县域专业技术优势,建立"互联网+"云上妇幼保健服务系统,为全县孕产妇及儿童提供医疗保健服务。提供计算机 web 端云上妇幼保健服务系统和大众版 app,开展以下云上妇幼诊疗与服务。

#### (一)医师侧提供的服务

1. 健康评估

根据孕产妇检查、检测以及各项数据指标,对其健康状况进行评估,出具评估报告。根据对儿童身高、体重、听力、视力以及发育状况等进行检查、检测以及各项数据指标评估,出具儿童健康评估报告。

2. 健康方案

根据孕产妇的身高、体重、孕程等信息,为孕产妇提供个性化饮食方案、推荐食谱等。根据儿童现状信息,为儿童成长提供"定制化"的训练、饮食、兴趣、运动等计划方案。

3. 高危孕产妇管理

对于高危孕产妇实行评测、分级、动态监管和转诊管理。系统对高危孕产妇进行颜色醒目标注,准确显示高危风险等级和因素。根据不同的风险因素,提供特定的健康指导内容。

4. 定期产检

按照孕产妇产前要求,定期提醒督导孕产妇医院检测、监测胎儿以及本人情况,调阅查看孕妇历次的检查结果,提高对孕产妇的系统管理率。

5. 产检通知及报告

按照预约时间预约项目通知孕产妇按时产检,每次产检后都生成对应的产检综合报告。

6. 高危孕产妇随访

对高危孕产妇进行实时的随访,全面了解高危孕产妇状况。

7. 儿童健康检查服务

按照儿童成长发育健康要求,定期提供健康检查服务。

8. 健康咨询服务

为新生儿家长提供线上咨询服务。

9. 远程会诊服务

为其他医疗机构提供远程会诊服务。

10. 线上问诊

为孕产妇和儿童提供线上咨询及医疗问诊服务。

11. 线上随访

为孕产妇提供线上随访服务。

12. 远程教育

为其他医疗机构提供线上远程培训服务。

**(二)患者侧 app 提供的服务**

1. 预约业务

利用 app 预约妇幼专家线上、线下门诊。

2. 线上问诊

孕产妇和儿童与妇幼专家进行线上问诊。

3. 检查预约

利用 app 预约健康检查。

4. 远程教育

接受健康教育。

# 第十三节 乡镇卫生院信息化建设及互联网业务服务

根据国家 2019 年颁布的《乡镇卫生院服务能力评价指南(2019 年版)》,乡镇卫生院是公益性、综合性的基层医疗卫生机构,承担着常见病和多发病的诊疗、基本公共卫生服务、健康管理等功能任务,是农村医疗卫生服务体系的基础。

## 一、乡镇卫生院提供的医疗卫生服务

根据服务能力评价指南中条款,乡镇卫生院一般要提供如下几项服务。

1. 提供基本医疗服务

开展以内(儿)科、外科、全科、中医等科目的门诊服务和检验检查服务,同时开展急诊急救等服务,对常见的急危重症患者作出初步诊断和急救处理。

2. 提供预防保健服务

开展含健康教育、预防接种、传染病及突发公共卫生事件的报告和处理、卫生计生监督协管等预防保健服务。

3. 提供综合性、连续性的健康管理服务

对辖区内常住居民尤其是 65 岁及以上老年人、高血压及 2 型糖尿病等慢性疾病患者、0~6 岁儿童、孕产妇、严重精神障碍患者、肺结核患者等重点人群的健康危险因素进行全方位且连续的管理过程,达到维护或促进健康的目的。

4. 承担县(区)级卫生行政部门委托的卫生管理职能

卫生管理职能主要指对所辖区域卫生室(所)等的基本医疗及公共卫生服务行使管理的职责与能力。

5. 具有辐射一定区域范围的医疗服务能力

卫生院除服务本辖区居民以外,还有一定的服务辖区外居民的能力。

6. 承担对周边区域内其他卫生院的技术指导

在周边区域内医疗技术能力和基本公共卫生服务能力等方面具有领先地位,对周边其他卫生院进行技术指导。根据国家提出的乡镇卫生院建设标准,辖区内人口规模要按照二级综合性医院进行建设,虽然规模没有县级医院大,医疗科室、机关以及后勤科室设置相对比三级医院少一些,但对应的管理职责与业务功能部分相同。因此,虽有所区别,但其内部信息化建设大部分可参照县级医院的要求进行。

## 二、乡镇卫生院信息化建设

为适应县域医共体建设要求,医院内部原有的信息化系统需要改造和升级,还需要支持医共体之间协同业务,同时需要将医院电子病历、健康管理、妇幼保健等数据实时共享到县域医共体云数据中心,实现数据共享和管理的需要,下面介绍基于医院内部管理和协同业务需要的信息系统建设。

1. 基于医院内部 HIS 以及临床电子病历系统建设

乡镇卫生院一般都建设有 HIS、临床电子病历以及门诊电子处方等系统,如果原有的这些信息系统具有相关接口,能够支持县域医共体建设的业务三个需求,满足数据共享和协同业务需要,这些信息系统不需要升级改造,需要与县域医共体区域电子病历系统、区域云HIS、区域健康档案系统以及区域门诊电子处方等系统完成数据接口对接即可。如果原有的信息系统仅支持医院内部业务,不支持县域医共体统一建设的要求,则需要按照县域医共体建设要求进行升级改造或者统一部署新的县域医共体区域云 HIS、区域云电子病历、区域云门诊处方等相关信息化系统。

## 2. 基于"互联网 +"人财物等信息系统建设

基于医院人财务信息系统建设,建议重新部署基于县域医共体一体化业务的需要,部署基于"互联网 + 医药供应物流系统""互联网 + 医用物资供应物流系统""互联网 + 医用物品消毒供应物流系统""互联网 + 固定资产设备管理系统"、统一的人力资源管理与绩效考核系统、统一的财务核算管理系统、统一的医疗质量管理系统、统一的护理质量管理系统、统一的临床教学管理等系统。这些信息系统均基于 B/S 方式开发,以云端的方式部署到县域医共体云数据中心,支持集团化的多级应用架构,通过后台管理系统分别给各个乡镇卫生院分配不同的账号与权限,各级医疗机构建立各自的数据字典库和各自的应用。

## 3. 远程医疗系统建设

远程医疗系统部署到县域医共体云数据中心,通过后台管理系统分别给各个乡镇卫生院分配不同的账号与权限,建立各自的数据字典库和各自的应用。

该系统需具有与卫生院内部 HIS、临床电子病历系统数据交换接口,实现数据交互共享。也可以将该系统嵌入到门诊电子病历和临床电子病历系统中,方便医师使用。同样基于云视频系统也嵌入到远程医疗系统中,方便医师快捷地与医师或患者之间视频交流。

## 4. 分级诊疗系统建设

该系统部署到县域医共体云数据中心,通过后台管理系统分别给各个乡镇卫生院分配不同的账号与权限,各级医疗机构建立各自的数据字典库和各自的应用。该系统与远程医疗系统一样,须具有与医院内部 HIS、临床电子病历系统数据交换接口,实现数据交互共享。也可以将该系统嵌入到门诊电子病历和临床电子病历系统中,方便医师使用。

建成后的分级诊疗系统实现上级医院门诊全预约、双向转诊、检查预约、治疗预约、门诊手术预约、体检预约等业务功能。

## 5. 区域医疗信息化系统建设

区域医疗信息系统一般指是区域 PACS、区域心电系统、区域 LIS、区域病理系统等,该区域医疗系统要部署到县医共体云数据中心,通过后台管理系统分别给各个乡镇卫生院分配不同的账号与权限,利用该系统请求县级医院给予影像、心电、病理诊断等服务,县级医院也可以托管乡镇卫生院影像、心电、病理诊断以及临床检验等工作。

该系统需具有与医院内部 HIS、PACS、心电系统、LIS、病理系统数据交换接口,实现数据交互共享。如果乡镇卫生院没有部署相应的院内 PACS、心电等系统,也可以单独与相关的影像设备、检验设备、心电设备等对接采集电子数据信息。

建成后的区域 PACS、区域心电系统、区域 LIS、区域病理系统,可以实现上级医院托管或半托管下级医院的影像检查、心电检查、各种检验和病理检查等诊断业务。

## 6. 互联网医院系统建设

乡镇卫生院互联网医院系统建设,与县级医院有所不同。乡镇卫生院更多地利用互联网医院系统预约县级医院的资源,开展专家门诊、检查、治疗等预约。同时,向村民提供线上诊疗服务,包括门诊就诊资源全预约服务、家庭护理服务预约、线上门诊预约挂号、线上专科门诊、线上专家门诊、线上支付功能、处方流转审核、药品物流配送、出院随访、体检预约与随访等业务功能进行建设。

## 7. 互联网健康管理服务信息化系统建设

乡镇卫生院承担着居民健康管理的职责,互联网健康管理服务系统,支持乡镇卫生院开展家庭医生签约与建档服务、社会人群健康筛查与分析、健康咨询服务、健康评估服务、健康干预服务、健康随访服务、健康教育服务、健康实时监测服务等。

互联网健康管理服务系统基于互联网 B/S 架构开发建设,也支持多级应用架构,支持县、乡、村三级医疗机构联合应用。同时,给三级医疗机构专科医师、家庭医生以及居民提供健康app,通过后台管理系统分别给县级医院、乡镇卫生院、村卫生室医师分配不同的账号与权限,各级医疗机构建立各自的数据字典库,开展各自的应用。

该系统需要县人民医院、乡镇卫生院、村卫生室信息系统对接,实现互联互通和数据信息共享。

8. 互联网健康养老管理服务信息化系统建设

县人民医院互联网健康养老服务系统建设提供居家养老服务,其中包括线上门诊预约、专业家庭护理预约、康复护理、远程视频监护老人生活、实时健康监测服务、电子围栏和定位等服务、体检服务、生活照料服务等。

互联网健康养老管理服务系统基于互联网 B/S 架构开发建设,也支持多角色的养老服务。建成后的系统需要与乡镇卫生院、县级医院建立养老服务关系,提供的医疗护理专业服务,需要医疗机构给予支持。该系统需要县人民医院、乡镇卫生院、村卫生室信息系统对接,实现互联互通和数据信息共享。

## 第十四节 村卫生室信息化建设及互联网家庭医生签约服务

### 一、国家对村卫生室服务的定义

2014 年 6 月 3 日,国家卫生计生委、国家发展改革委、教育部、财政部、国家中医药管理局联合印发《村卫生室管理办法(试行)》的通知,明确规定了村卫生室承担行政村的基本医疗、健康教育、预防保健等公共卫生服务,主要包括以下几点。

1. 承担、参与或协助开展基本公共卫生服务。
2. 参与或协助专业公共卫生机构落实重大公共卫生服务。
3. 县级以上卫生计生行政部门布置的其他公共卫生任务。
4. 疾病的初步诊查和常见病、多发病的基本诊疗以及康复指导、护理服务。
5. 危急重症患者的初步现场急救和转诊服务。
6. 传染病和疑似传染病人的转诊。
7. 县级以上卫生计生行政部门规定的其他基本医疗服务。

村卫生室作为我国农村地区医疗卫生保障服务体系最底层的基层医疗机构,是农村地区三级医疗卫生服务体系中兜底部分。根据赋予的职责,其信息化建设主要完成云 HIS 接入和应用,互联网家庭医生签约系统接入和应用,公共卫生传染病系统接入和数据信息填报等工作,上级医院互联网医院系统和远程医疗系统接入和应用。包括线上专家门诊系统、远程会诊系统、检查/检验预约、住院/手术预约、医保费用结算等应用。村卫生室需要租赁互联网链路,配备有计算机和视频等设备,用于上述信息化业务的开展。

村卫生室利用云 HIS 为患者开具规范的药品处方,利用互联网医院和远程医疗系统,开展线上专家门诊、远程会诊以及住院检查预约等业务。

## 二、国家关于振兴乡村的政策

"十四五"时期,国家通过一系列政策文件对新发展阶段优先发展农业乡村、全面推进乡村振兴作出总体部署,为做好当前和今后一个时期的"三农"工作指明了方向。

根据 2018 年 1 月印发的《中共中央 国务院关于实施乡村振兴战略的意见》、2019 年 5 月印发的《数字乡村发展战略纲要》及《数字农业农村发展规划(2019—2025 年)》、2020 年 12 月《关于印发〈2020 年数字乡村发展工作要点〉的通知》等文件,我国的"数字乡村"建设已经如火如荼地开展起来。

其中,2021 年 10 月 19 日,国家卫生健康委下发了《关于成立乡村振兴工作领导小组的通知》,通知要求,加大农村地区医疗卫生设施及技术服务能力建设,财政部安排相应的资金给予支持。落实《数字乡村发展战略纲要》,完善远程医疗支撑体系,提高远程医疗和家庭医生签约等服务的质量。支持乡镇和村级医疗机构提高信息化水平,增强人民群众获得感。

数字医疗乡村建设是数字乡村建设的重要内容之一。当前,我国农村地区的医疗卫生基础设施相对于城市比较薄弱,加强农村地区村卫生室建设以及医疗资源下乡活动,是提升数字医疗乡村建设做的工作。数字医疗乡村建设是加强和促进县域医共体的重要手段,按照国家战略部署,广大农村地区的疾病诊治和预防教育工作须依托所在的县级医院和乡镇卫生院,提升村卫生室的诊疗技术水平须依靠县级医院的专业技术团队的支持。因此,把数字医疗乡村建设纳入县域医共体建设体系中,是各级医疗卫生行政管理机构需要优先考虑的工作。

### 参考资料:

[1] 国家卫生健康委员会.卫生健康委新闻发布会介绍紧密型县域医共体建设有关情况[EB/OL].(2021-11-30)[2022-09-25].http://www.gov.cn/xinwen/2021/11/30/content_5654999.htm.

[2] 国家卫生健康委员会.2020 年我国卫生健康事业发展统计公报[EB/OL].(2021-07-13)[2022-09-25].http://www.gov.cn/guoqing/2021/07/22/content_5626526.htm.

[3] 河南省卫生健康委.关于建立高质量推进紧密型县域医共体建设成效评估机制的通知[EB/OL].(2021-08-25)[2022-09-25].https://wsjkw.henan.gov.cn/2021/09-22/2316442.html.

# 第 十 八 章

# 区域城市医疗集团建设方法

## 第一节 区域城市医疗集团的建设

在城市一个区域内,以一家三级甲等医院为龙头,兼并或重组 M 家二级医院和 N 家社区医疗卫生服务中心,组建一种"1-M-N"模式的医疗联合体,在集团内部建立一种分工与协作的医疗模式,按照各级医疗机构业务分工与协作发挥各自的作用,称为区域城市医疗联合体。该医疗联合体一般实行人、财、物统一集中管理,属于紧密型区域城市医疗集团类型。如果不是紧密型医联体模式建立一种利益共同体,很难做到相互充分协作和三级医院的医疗资源下沉,也无法较好地提升基层医疗机构医疗技术服务能力,分级诊疗制度很难落到实处。

另外一种松散型城市医疗联合体,集团内部各成员独立法人、各自独立经营核算,医疗机构之间相互协作,三级医院帮助和指导基层医疗机构提升医疗服务能力,通过严格的监管与考核手段,达到实现分级诊疗的目的。本章重点阐述紧密型区域城市医疗集团的组建方式和相关信息化建设等内容。

自 2017 年国家卫生计生委颁布实施四种类型医联体建设形式以来,城市内组建区域城市医疗集团步履迟缓。为什么各级政府没有大刀阔斧地进行,原因在哪里? 痛点在哪里? 本章将详细阐述。

区域城市医疗集团是国家所倡导的医联体四种形式之一,是解决城市内部医疗资源分布不均衡的重要组织形式。在一个中、大城市内部,组建区域城市医疗集团难度较大,涉及的因素较多。城市人口规模越大,组建城市医疗集团的难度越大。首要的问题是医疗集团区域划分、规模大小、人事安排等。人口规模较小的城市,相对比较容易。

## 第二节 探索区域城市医疗集团建设的破局点

组建区域城市医疗集团是一项庞大的系统工程,真正的破局点在于市政府本身,如果政府能够重视并意识到区域城市医疗集团建设的重要性和紧迫性,在政府宏观管理的视野,在顶层规划设计、政策的扶持、人事制度改革、机构的重组等方面给予支持和把控,将有利于区域城市医疗集团建设稳步推进。在这场城市内部医疗服务体系完善重组过程中,是政府搭台、医疗机构唱戏一种行为。需要政府做好顶层规划设计,做好目标规划、机构重组、人事安排、资源重组与利益分配等系列改革工作。

## 一、成立政府领导牵头的领导小组

组建城市医疗集团需要统筹规划做好顶层设计,需要主管医疗卫生的政府官员挂帅,成立领导小组,市政府相关委、办、局作为成员参与并支持医疗卫生体制的改革。市卫生健康委一把手担任组建城市医疗集团领导小组办公室主任,负责具体组建的方案规划调研、设计、论证等事务工作。全市所有的大型三级医院、二级医院等单位行政一把手作为成员参与组建工作。顶层规划设计应从以下几个方面入手。

1. 对全市各级医疗机构现状及资源情况进行全面调查

根据城市发展,城市内部现有的各级医疗机构数量、床位规模、科室设置、人员配备、技术力量、医疗设备器械装备、房屋建筑、固定资产及所属机构等进行全面调查。

2. 对全市各级医疗机构业务开展情况进行全面调查

统计分析每个医疗机构门诊急诊业务量、出院患者数量、手术量及手术种类、诊治疾病谱、患者来源、所在区域及覆盖的服务面积等数据。全面调查各级医疗机构信息化建设和应用状况。

3. 按照医疗机构所在区域统筹规划区域医疗集团数量

依据城市内部三级医院的数量、所在区域及医疗覆盖面等综合因素,确定城市内部区域城市医疗集团数量,大致确定牵头组建城市医疗集团三级医院,划分每个医疗集团覆盖区域,包括二级医院和社区医疗卫生服务中心的范围。形成“1-M-N”医疗集团模式。每个二级医院负责多少个社区卫生服务中心,也需要明确,最终形成一个树状的层次架构。

上述工作都属于顶层设计的范畴,顶层设计方案需要反复征求各方意见,主要是牵头医院、二级医院和卫生服务中心的意见。同时,也要广泛征求社会各界意见,以问卷调查表开展调查研究。

## 二、制订相关配套政策

组建城市医疗集团属于当地政府重大医疗体制改革行为,为配合其顺利进行,需要制订相关配套政策,包括财政政策、人员调配政策、医保与医药支持政策等。组建城市医疗集团需要政府建立激励机制,对于做得比较好的牵头三级医院,应当给予奖励,对于做得差的给予处罚。

## 三、探索制订区域城市医疗集团监管措施

城市医疗集团建立后,政府应当从主导层面转为宏观管理与协调层面,退居幕后将医改的主角交付给组建城市医疗集团的三级医院,按照医联体与分级诊疗的要求实施医疗集团的组建和内部的改革等工作。从宏观管理层面,政府应当实施监管,但不干预集团内部的事务工作。主要监管的范围,一是监管是否实现了医疗体制改革的目标,分级诊疗制度得到有效落实,基层医疗机构技术服务能力是否得到有效提高,城市内部的医疗服务体系更加完善;二是医改之后出现的新问题新矛盾,从宏观层面给予指导解决;三是配套政策是否合理和需要进一步修订完善等。

#### 四、妥善安排好机构重组与兼并人员安置工作

组建城市医疗集团,不可避免地进行机构重组与改革,涉及人事关系调整、利益的调整与再分配,肯定会出现各种各样的矛盾,需要有充分的思想准备和化解矛盾的预案办法,否则将影响整个组建医疗集团的进程。同时,妥善安排好重组后的人员工作,让每个人都有一份工作,有一个岗位,有一份稳定的工资来源。切忌将矛盾交付给社会,造成影响社会稳定的不利因素。改革的目的是激发人的创造力,而不是让民众失业引发社会矛盾。

#### 五、组建区域城市医疗集团需要因地制宜、顺势而为

在规划城市医疗集团的过程中,如果部分三级医院已经与本地区范围内的二级医院或社区卫生服务中心,建成了类似于医疗集团化组织,应当尊重已经形成的集团模式,没有必要拆开重新组合。对于原有的三级医院、二级医院等区域内医疗机构,已经形成比较默契的联合体形式,在规划过程中,应当充分考虑医疗机构合理的诉求及历史背景,因地制宜顺势而为。医疗体制改革是一场攻坚战,须考虑到任务的复杂性和艰巨性,采取策略和方法,力争以最小的代价达到改革的目的。

## 第三节　城市区域卫生信息化平台建设

### 一、区域城市医疗集团建设数量

在一个城市内部,可根据城市规模大小以及三甲医院数量来评估建设区域城市医疗集团的数量,对于中等规模的地级城市(不包括省城和直辖市),一般情况下建设数量维持在2~4 家。也可以依据地级市下辖行政区的数量建设,有几个行政区就可以建设几个区域城市医疗集团。如果下辖行政区内没有三甲医院,也可以根据具体情况考虑区域城市医疗集团数量。如江苏省镇江市的区域医疗集团建设,在一个地级市内部组建两大区域城市医疗集团。

在我国城市中,如北京、上海、天津、重庆、武汉、郑州、西安、成都、石家庄、南京、广州、深圳等,其内部存在众多医疗技术较好的三甲医院,为了发挥这些三甲医院技术先进的特点,一方面考虑到这些省会城市下辖的行政区数量,更主要的是考虑是这些城市有多少家知名的三甲医院,考虑这些三甲医院的综合服务能力以及所能覆盖的服务人口数量,同时考虑到专科医院的服务属性,根据综合情况考虑规划建设区域城市医疗集团的数量。

### 二、在城市区域卫生信息化平台基础上建设

城市区域卫生信息化平台是实现城市管辖范围内各级医疗卫生机构信息共享交换的基础平台,主要包括区域人口数据库、区域电子病历数据库、区域健康档案数据库,这些是每个常住居民唯一的基于全生命周期的医疗卫生健康数据库,所有的医疗卫生机构每天发生的医疗卫生业务数据均要与其交换共享。建设区域城市医疗集团,同样也要遵守这个基本数据共享与交换原则,在区域城市医疗集团内部实现数据交换共享的基础上,遵循与区域城市卫生信息化平台实时交互与共享。如果一个城市内部建设有多个区域城市医疗集团,视每

个区域城市医疗集团为一个特殊的大型组织,与区域卫生信息化平台实现交互共享。

# 第四节 区域城市医疗集团资源与机构整合

区域城市医疗集团的建设与县域医共体建设方法从理论上讲是基本相同的,是两个相对独立的医疗卫生服务体系在不同的地点开展的两场类似的改革重组"竞赛"。区域城市医疗集团建设面临的是机构重组和资源整合服务体系完善问题,指导思想是布局并建设好医疗卫生服务保障体系建设,确保人民群众的健康有所保障。县域医共体建设面临的问题不仅有区域城市医疗集团建设难题,还有一个重要的任务是全面提升基层的医疗技术服务能力,利用城市优质的医疗资源来帮助提升县、乡、村三级医疗技术服务能力。区域城市医疗集团信息化的具体建设方法、步骤可以参照县域医共体的路线图进行,在此不再赘述。

区域城市医疗集团的组织管理呈现一个树状组织架构,见图 3-4。为实现医疗集团集约化管理,优化内部管理结构,降低运营成本,提升服务质量,对现有各种资源进行整合,建立现代化的企业治理体系,实行中心垂直专业化管理模式。

## 一、建立统一的人力资源管理中心

为实现医疗集团对人力资源的统一管理,需要成立人力资源管理中心,统一负责对集团内部人力资源的科学化管理。同时,在集团所属医院分别成立人力资源分中心,负责对医院内部的人力资源进行管理工作,接受集团人力资源管理中心的垂直业务管理领导,同时接受本院的领导和直接管理。各二级单位人力资源管理分中心负责人的任免权,由所在医院决定,报集团公司批准。

## 二、建立统一的财务核算管理中心

为实现医疗集团统一管理运营,需要成立统一的财务核算管理中心,负责集团的财务运营管理,统一负责对集团所属医院指导和监督,所有医院须按照现代企业管理制度,实行科学化管理。集团所属医院分别成立财务核算管理科室,负责对医院内部的财务经营核算管理工作。接受集团人力和财务核算管理中心的垂直业务管理领导,同时接受本院的领导和直接管理。实行"独立核算、自负盈亏"的管理模式。

## 三、建立统一的医疗质量管理中心

医疗质量关系到每个医院的生命线,是医院最为重要的管理内容之一,医疗集团内部应建立完善的医疗质量管理体系。集团总部成立医疗质量管理中心,负责集团所属医院的医疗质量监管,统一负责对集团内部指导所属医院医疗质量的监督、检查、考核及评价工作。同时,在集团所属医院分别成立医疗质量管理科室,负责医院内部的医疗质量管理。接受集团总部医疗质量管理中心的垂直业务管理领导,同时接受本院的领导和管理。

## 四、建立统一的护理质量管理中心

护理质量是医疗质量的重要组成部分,也关系到每个患者的安危。为了加强护理质量管理,医疗集团内部应建立完善的医疗护理质量管理体系。医疗集团总部成立护理质量管理中心,负责集团所属医院的护理质量监管,统一负责对集团内部指导所属医院护理质量监督、检查、考核及评价等工作。同时,在集团所属医院分别成立护理质量管理科室,负责对医院内部的护理质量进行管理。接受集团总部护理质量管理中心的垂直业务管理领导,同时接受本院的领导和管理。

### 五、建立统一的科研与技术转化管理中心

科研管理是大型三级医院医务工作者开展临床应用研究和技术转化的重要内容,对提升医院的技术服务水平具有较大的推动作用。为加强科研与技术转化管理,医疗集团建立完善的医疗科研与技术转化管理体系。医疗集团总部成立科研与技术转化管理中心,负责集团所属医院的科研与技术转化管理服务。同时,在集团所属医院分别成立科研管理科室,负责对医院内部的科研和技术转化管理。接受集团总部医疗科研与技术转化管理中心的垂直业务管理领导,同时接受本院的领导和管理。

### 六、建立统一的临床教学服务管理中心

医疗集团内部三级甲等医院,大都是本地区医学院校的临床教学医院,这些大型三级医院高年资医师承担着部分临床教学工作。通过临床教学工作,对促进三级医院"教学相长"发挥积极的作用,对促进临床医疗技术水平提高有较大的促进作用,有利于更好地培养低年资医师。为加强临床教学管理,医疗集团建立完善的临床教学体系。医疗集团总部成立临床教学服务管理中心,负责集团所属医院的临床教学管理活动,在集团所属医院有条件的分别成立临床教学科室,负责医院内部的教学管理工作,接受集团总部临床教学服务管理中心的垂直业务管理领导,同时接受本院的领导和直接管理。

### 七、建立统一的信息管理中心

为实现医疗集团集约科学化管理,对集团内部所属医院的信息化建设与应用实行统一规划管理,支撑集团内部业务管理的信息化,达到实现医疗数据信息资源共享的目的。依托三级医院信息中心,建设集团内部统一的信息管理中心。具体负责集团内部信息化顶层设计和具体建设及应用工作。集团内部所属医院也要成立相应的信息中心,负责所属医院内部的信息化建设和具体应用维护工作,接受集团总部信息管理中心的统一管理和业务指导,同时接受本院的领导和直接管理。

### 八、建立统一的临床检验中心与二级分中心

依托三级医院临床实验室,建立集团内部统一的临床检验和质量控制中心,实行"四统一"管理。一是对集团内部的检验质量统一控制和管理;二是对集团内部各级医疗机构检验设备统一配置与管理;三是对检验试剂统一集中采购,降低采购成本;四是将各级医疗机构检验业务量少的检验项目,统一集中到临床检验中心开展,提高检验试剂的使用效率。对二级医院和社区卫生服务中心的检验业务进行指导和监督,建立集团内部检验标本统一调度和运送中心。

在集团内部各二级医院建立临床检验分中心,为社区卫生服务中心配置快速检验设备,

二级医院与社区卫生服务中心无法开展的检验项目,只负责采集标本,将采集好的各类标本按照统一要求,在规定的时间内运送到临床检验中心,由临检中心开展检验工作,利用网络将检验报告自动传送到申请检查的医院。

### 九、建立统一的影像诊断中心与二级分中心

依托三级医院影像室,在三级医院建立集团统一的临床影像诊断中心,负责对集团内部的影像诊断质量统一控制和管理,负责对集团内部影像设备统一配置与管理,对二级医院和社区卫生服务中心的业务进行指导和监督。在集团内部各二级医院建立临床影像诊断分中心,对疑难病例提交诊断中心进行会诊诊断。社区卫生服务中心只配置影像检查技术人员,诊断工作由分中心或中心完成并下发诊断报告。

### 十、建立统一的心电诊断中心与二级分中心

依托三级医院心电监测室,在三级医院建立集团统一的临床心电诊断中心,负责对集团内部的心电诊断质量统一控制和管理,负责对集团内部心电设备统一配置与管理,对二级医院和社区卫生服务中心的业务进行指导和监督。在集团内部各二级医院建立临床心电诊断分中心,对疑难病例提交诊断中心进行会诊诊断。社区卫生服务中心只配置心电检查技术人员,诊断工作由分中心或中心完成并下发诊断报告。

### 十一、建立统一的病理诊断中心

由于病理诊断人才匮乏,一般二级医院不具备病理诊断技术条件,依托三级医院病理科,建立集团内部统一的病理诊断中心。负责对集团内部的病理诊断及诊断质量统一控制和管理,以及病理设备的统一配置与管理,对二级医院的业务进行指导和监督。建立集团内部病理标本统一调度和运送中心(与检验标本一样)。二级医院只负责标本的采集,将采集好的各类标本按照统一要求,在规定的时间内运送到临床病理诊断中心(社区医院不开展这类业务)。

### 十二、建立统一的消毒供应中心

为降低运营及物料消毒成本,在集团内部建立统一的消毒供应中心,负责对集团内部所有的医院统一集中消毒和配送管理,三级医院及各二级医院不再建立消毒机构,仅设置一个供应计划协调管理机构,实现消毒物资集约化消毒的供应链管理。

### 十三、建立统一的药品计划采购管理中心

为降低运营及采购成本,在集团内部建立统一的药品采购与供应配送管理中心,负责对集团内部所有的医院统一按需配送,三级医院及各二级医院和社区卫生服务中心不再建立药品采购机构,根据业务情况设置一个药品供应计划协调管理机构,负责本单位内部药品采购计划管理,实现城市集团内部统一的集约化药品采购供应链管理。

### 十四、建立统一的物资计划采购管理中心

为降低运营及采购成本,在集团内部建立统一的物料采购与供应配送中心,负责对集团

内部所有的医院统一按需配送,三级医院及各二级医院和社区卫生服务中心不再建立物资采购机构,根据业务规模设置一个物料供应计划协调管理机构,负责本单位内部物资采购计划管理,实现城市集团内部统一的集约化物资采购供应链管理。

### 十五、建立统一的医疗设备、器械采购计划管理中心

为降低运营及采购成本,在集团内部建立统一的医疗器械采购与管理中心,负责对集团内部所有的医院统一集中采购、管理和维修,三级医院及各二级医院和社区卫生服务中心不再建立单独的机构,各级医疗机构设置医疗器械计划配置管理机构,实现集约化采购管理。

### 十六、建立统一的运输配送服务中心

为实现生物检验标本、检查标本、药品、物料、消毒器械等统一运送调度服务,成立集团内部统一运输配送服务中心,实行集约化管理。

上述资源与机构整合,是从有利于医疗业务开展的角度进行的。从集团化人力资源管理等角度出发,依托三级医院各机关职能机构,成立人力资源管理中心、财务核算中心等。在成立上述机构的同时,依托三级医院已有的机构部门进行充实与加强,可采取"一支队伍两块牌子"的做法,降低人力资源成本。具体做法不再赘述,具体问题具体分析。

## 第五节　区域城市医疗集团信息资源整合

在组建区域城市医疗集团之前,各医院的信息系统不一定采用同一医疗 IT 公司的软件系统。为实现集团集约化管理,建立扁平化的管理组织结构,提高管理与执行效率,通过信息与情报及时掌握和实现对各医院的运营情况实时监管,需要对信息系统进行整合,实现信息资源集中与共享,建立集团内部统一的医疗数据中心,成立统一的信息化管理中心组织机构。

为实现上述目标,需要做好顶层规划设计与实施方案。具体的实现方法有多种,其中典型的有两种。一是保留各自原有的信息系统,在原有基础上实施改造与升级,采取策略实现信息资源集中与共享。二是打破原有的信息系统,重新设计一套自上而下的信息系统,实现既定目标,满足管理与业务的需要。采取哪种实现方式,依据各医疗机构信息化建设与应用实际状况具体分析,以便作出决策。

如果原有的信息系统使用年限已久,功能和升级潜力有限,则推倒重来重新规划设计与建设,是比较好的选择。如果原有的信息系统能够满足各医疗机构内部业务与管理,而且系统设计架构与技术比较合理,建议采取改造与升级方式,可以节约成本。无论采取哪种方式,都需要重新规划设计满足集团化运营管理的信息系统,下面将从几个方面着重阐述实现信息资源集中与共享的信息建设理念。

本节主要介绍在保留医疗集团内部各医疗机构信息系统的基础上,建设一个数据信息交换与共享医疗服务平台,实现所有医疗机构的信息系统与平台进行数据信息交换和存储,将医疗机构内部主要的数据信息统一共享到服务平台上,最终实现医疗集团管理和经营的需要。

## 一、数据信息交换平台

数据信息交换平台是指将分散建设的若干应用信息系统进行整合,通过计算机网络构建的信息交换平台,它使若干个应用子系统进行信息/数据的传输及共享,提高信息资源的利用率,成为进行信息化建设的基本目标,保证分布异构系统之间互联互通,建立中心数据库,完成数据的抽取、集中、加载、展现,进行统一的数据处理和交换[1]。

数据信息交换平台具有集成协议转换、加密、压缩、交换过程监控等多种功能,保证各系统之间数据的有效交换,交换过程中涉及的功能调整均通过调整交换平台的应用得以实现,减少功能调整带来的对数据源系统和数据目标系统的影响[2]。

数据信息交换平台将客户接入端软件部署在每个应用系统的前置机上,实现数据交换平台和各信息系统的有机结合,在客户接入端实现数据的自动提取与转换,同时支持手工录入与审核数据。它是一个为不同数据库、不同数据格式之间,进行数据交换而提供服务的平台。它要解决企业、政府机构在不同信息库间信息数据无法自由转换的问题[3]。

数据信息交换平台采取 XML 技术、Web Service 技术,见图 18-1。

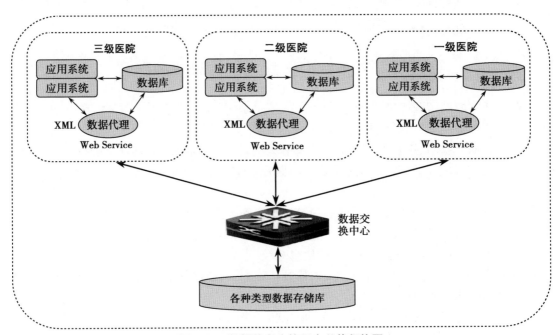

图 18-1　数据信息交换平台总体架构图

## 二、数据信息交换平台实现的功能

能够识别不同的应用系统类型以及数据接口,可以方便地与各类型的数据库、文件、消息街口等建立集成机制,实现数据通信及数据交换机制[4]。

解决跨多系统之间信息的有序交换,任意系统之间都可以实现主动发送、请求/应答、订阅/发布交换模式,并通过路由控制实现分布式网络中的信息交换[5]。

除此之外,为了满足集团公司业务管理的需要,利用数据信息集成共享技术,开发满足集团公司业务的信息系统,实现管理的目标,见图 18-2。

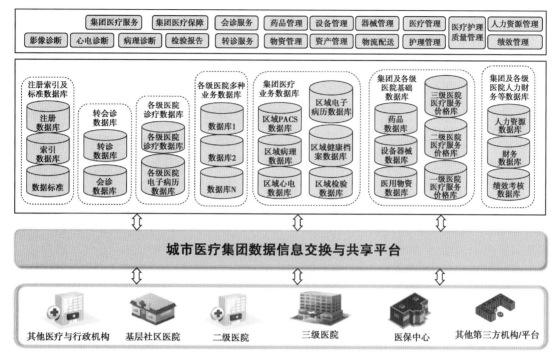

图 18-2　城市医疗集团数据信息交换与共享平台应用架构图

# 第六节　建立支撑区域城市医疗集团运行的信息化系统

为实现区域城市医疗集团内部医疗机构之间业务的协同服务,需要在数据信息交换平台的基础上,建设一个具有多种业务协同服务功能的平台,满足内部有效协同工作。该平台应具备远程医疗、区域医疗、分级诊疗等业务功能,同时还要建设统一的人、财、物管理系统。本节仅介绍部分内容,具体信息化建设方法与县域医共体有共同点。

## 一、建立统一的远程医疗协作服务平台

为实现集团内部医疗机构之间远程医疗、转诊等业务的开展,需要在数据信息交换平台基础上,建设一个统一的远程医疗协作服务平台,该平台集视频服务、会议调度、患者病史等数据信息存储与管理、远程会诊、手术示教、疑难病例讨论等业务于一体的协作服务平台,实现集团内部远程会诊、双向转诊等业务。

借助于远程医疗协作服务平台,实现患者跨机构之间的会诊业务申请,将需要会诊的患者病史数据,通过数据交换信息平台,交换到数据中心会诊数据库中,供会诊医院专家利用会诊软件浏览患者病史数据,通过在线视频双方医师交流,作出诊疗方案。

当下级医院缺少必要的诊疗条件时,及时向上级医院申请转诊并将患者病史资料上传至转诊数据库中。上级医院接收到转诊申请后,及时安排临床科室床位,并反馈入住信息等。

向下转诊也是同样的业务流程。

## 二、建立集团内部区域协同信息化系统

为实现集团内部业务协同化,如本章节上面所述的建立一系列统一的影像诊断中心、心电诊断中心、病理诊断中心、临床检验中心等机构,为支撑这些机构业务运行,需要建立区域云 PACS、区域云心电系统、区域云病理系统、区域云 LIS。具体建立的方式及实现的功能,详细参见第八章内容。通过建立区域协同信息化系统,实现集团内部优质医疗资源和设备资源的共享,降低运营成本,提升医疗服务水平。

## 三、建立集团统一的消毒供应信息系统

为实现医疗集团内部医疗物品统一消毒供应,实行集约化物品消毒,需要建立一套基于“互联网 +”医疗物品消毒供应信息系统。该系统适用于消毒供应中心、手术室和临床科室的过程控制与管理软件,包括物品回收、清洗消毒、包装、灭菌、存储、发放等环节。全过程采用条码标识物品,实现对消毒物品在整个流转过程全生命周期的追踪管理。通过全过程记录留痕管理,实现物品整个处理过程的回溯,从而帮助医院提高物品的质量,保证物品的安全。

为了减轻操作人员的工作量和减少污染源的产生,系统采用的是二维码技术,在每个消毒物品(或手术包)粘贴一个防高温和水的条形二维码标签,通过无线掌上终端(PDA)实现数据的扫描和传输,系统对物品所经历的过程进行追踪,随时掌握物品的状态。一旦发现有物品质量不合格,通过系统记录即可追溯全过程中的每个工作环节。下面阐述该医疗物品消毒供应信息系统应具备的功能。

1. 物品申请

提供手术室器械申请功能,提供临床科室器械和医疗物品的申请、更换和借用功能。

2. 物品发放

支持一次性物品、无菌物品、手术器械的发放。发放时系统自动核对数量和有效日期,当物品种类和数量完全正确且均在有效期内时,才允许发放。对于一次性物品,需要工作人员确认生产批号和厂家,从而确保信息的完整记录。

3. 物品使用

手术室和临床科室使用治疗包前进行登记,同时将二维码分别贴在病历本、手术记录单以及回收器械筐,同时进行扫描登记和检测。

4. 物品回收

各科室使用后的器械或未使用但被污染的器械可以在消毒供应室的回收中心做回收处理,回收人员只需扫描工作牌二维码和器械包上面的二维码,核对实际器械包中的器械与系统中显示的器械包是否一致即可。若不一致则及时与器械包使用科室联系,处理后续工作。

5. 物品清洗消毒

物品清洗消毒分为手工清洗和机器清洗(全自动清洗机)两种方式。手动清洗的器械需要记录工作人员和清洗的步骤(包括冲洗、洗涤、漂洗、终末清洗等)。全自动清洗的器械,工作人员通过扫描二维码令牌,记录每个篮筐编号、清洗器编号、清洗程序、清洗开始时间和

结束时间,最后对清洗消毒的打印数据拍照存证。

6. 物品打包

对于烘干完的物品即可开始打包,打包时,软件界面上会显示该治疗包中应包含的物品种类和数量,以及图片和文字显示该包的具体器械和物品,并自动为该物品生成条形码标签。在完成该包操作后,贴上标签。

7. 物品灭菌

对于打包好的物品,根据物品的特性合理地区分放到高温灭菌器或低温灭菌器(环氧乙烷、等离子)里做灭菌处理,灭菌人员只需扫描工作牌号以及器械包和灭菌机器二维码。灭菌是非常重要的一个环节,因此对灭菌的结果检测和记录是必不可少的。灭菌前和灭菌时按照相关法律法规做灭菌监测(包括物理检测、化学检测和生物检测),系统全面满足 BD 试验、生物检测、化学检测的追溯。

8. 物品存储

灭菌后的物品包属于无菌物品,存储在无菌区,提供给各科室使用。物品存储时,工作人员只需扫描工作牌二维码和物品包以及货架的二维码,发放的时候根据存放的货架快速定位到包。

9. 追溯管理

详细追踪回收、清洗、包装、灭菌、发放的每一个细节。物品的使用能够追溯到何时何人。灭菌失败时,可迅速追溯出同一批次治疗包,便于召回。

10. 提供丰富的管理功能

全视角地查询统计,提供工作量管理、设备管理等多项管理功能,为成本核算提供依据。

11. 辅助功能

提供标签自动打印功能。

## 四、建立集团统一的"互联网 + 医药供应物流信息系统"

医院传统的药房管理模式是设置一个药剂科,下设中药房、西药房、药品计划采购室、药品供应室等相关科室。负责全院药品的计划、采购、供应等药品保障工作。

随着医疗卫生体制的改革,取消医院药品加成比例,实行集中统一采购招标,极大地压缩了医院自主采购空间,药品供应保障工作变得越来越重要。近几年来,"互联网 +"医疗技术在国内迅速展开,一批新型的"互联网 + 医药供应物流信息系统"应运而生,改变了传统的药品供应物流模式,同时也极大地减轻了医院药品供应负担。本节重点介绍"互联网 + 医药供应物流信息系统"的特点及功能。

1. 对传统药品供应机制改造升级

通过对城市集团内部各个医院原有的药品供应保障体系进行梳理,对现有的药品库房按照现代物流供应体系实施改造,引入现代的库房管理理念,将库房划分若干区域,如西药库、中药库、卫生材料库、非医疗物资库和临床科室药品补给库等,实行规范化管理。所有入库药品按照管理实施分类,引入条码管理机制,每一个上架的药品都对应一个条码。

实现库房所存物资有序、严格地管理;建立面向科室和药房一级的智能配送服务体系,提高物资的质量和效率保障;建立医院非医疗物资"商超"寄售模式,实现医院非医疗物资一级库"零库存",降低医疗科室损耗率;建立面向供应商的管理协作平台,实现与供应商的数据联动,提升保障水平,提高工作效率。

2. 建立医院、临床科室、病区、药房统一的配送服务体系

建立医院、临床科室、病区、药房统一的药品供应配送服务体系。一是根据各医院所属医疗科室提供的药品电子申请单,在规定的时间内由物流服务人员送到现场交接,通过扫描药品条码,按照要求清点药品品种和数量。二是为了保障药品的供应,不至于药品断货,根据药房最低库存量限额,自动向药品供应链厂家提供电子药品补货单。由上端供应链厂家补给药房药品。做到医疗科室"一键请领"、管理人员"一键审核"。

3. 采取药品计划采购新模式

医疗集团内部药品物流供应是一项重要的任务,为了保障临床医疗工作顺利开展,做到药品保障不断货。实现药品供应物流信息系统与药品供应商(厂商)系统建立平台之间数据信息互联互通。计划采购也是一项重要的工作,根据各医院药品消耗情况,建立药品用药大数据分析机制,针对每个品种药品动态消耗情况,及时调整采购计划。建立每一个药品品种采购计算模型,结合动态消耗趋势及价格变化,引导计划采购。做到库管人员"一键入库"、计划采购人员"一键采补"。通过智能化的补采购计划,让更多的医务工作者从繁重的琐碎任务中解脱出来,致力于患者和医疗质量的提升,让医院工作回归到治病救人的本质上来。

4. 医疗科室用药申领模式

临床科室日常用药是采取临床医嘱"一键申领"模式,生成申请药品清单,由临床药房配给供应。临床科室除了临床医嘱申领模式外,还有一种应急抢救药品保障。模拟建立一个临床科室应急小药房,按照供应基数保障供应。结合日常应急保障药品消耗和有效期情况,采取"一键补充"方式。对于临床科室的非医疗物资,由总库房代管、代发。

5. 实现资金的动态监督管理

药品所需要的资金流量所占比重较大,加强药品资金的动态监督管理是非常必要的。在集团内部建立统一药品物资采购途径、统一出入库及退货电子化手续、统一财务销售清单格式,加强从采购、入库、出库、消耗、补给各个环节的质量管理和资金管理。加强药品损耗管理,拟订药品损耗管理办法。加强药品的采购价格管理,每个月与供应商核对入库数量及金额。

6. 建立药品供应资质与有效期联动管理机制

为加强药品供应管理,确保患者用药安全,需要对入围的药品供应商资质进行严格审核,实行一票否决制度。通过审查的供应商要实施药品供应商资质系统备案,对药品供应商资质效期进行报警处理。

同时,加强对药品效期进行管理,系统自动统计即将过期的药品,同时通过药品消耗大数据模型分析,与库存量和消耗趋势对比,及时做出药品库存调整或退货调剂处理,降低医院损失。

## 五、建立集团统一的"互联网 + 物资供应物流信息系统"

医院传统的非医疗物资供应管理模式是设置一个物资供应科,下设若干个库房、计划采购室、配送室等相关部门。负责全院非医疗物资,除药品、医疗设备和器械之外所有的日用物资的计划、采购、供应保障工作。包括低值消耗品和固定资产物资,如办公座椅、沙发、饮水机、柜子、凳子等。

近几年来,"互联网+"技术在国内迅速应用展开,一批新型的基于"互联网+物资供应物流信息系统"应运而生,改变了传统的计划、采购、入库、发放供应物流模式,同时也极大地减轻了医院物资供应负担。为了达到科学化管理,降低库存,减少不必要的损耗,建立一套科学的管理流程和运行体制,需要开发建设一套"互联网+物资供应物流信息系统",本节重点介绍"互联网+物资供应物流信息系统"的特点及功能。

该系统应用于集团内部所有的医院,具体的功能包括物资计划采购、入库管理、出库配送发放、资产形成、供应商资质管理、低值消耗物品回收管理、财务账务管理、资产管理、供应链管理等。

物资从采购入库,到出库发放及资产管理全过程采用条码标识物资,实现对物资在整个流转过程全生命周期的追踪动态管理。通过全过程记录留痕管理,实现物资整个流转过程的回溯,从而帮助医院提高物资管理质量,保证物资不流失。信息系统应具备的功能如下。

1. 物资采购计划

大宗物资采购根据年度计划进行招投标采购,零星物资采购,根据科室电子申领单,通过物资供应链管理系统,同类产品价格自动比较,给出订购方案,作出最佳选择,供应商供货上门。

2. 物资供应商资格审查

凡是纳入物资供应的厂商,必须签订合作协议书,所提供的产品必须符合国家规定,来自合格的生产厂家、具有销售资质的销售厂家、物资生产日期、使用年限、保质期等。

3. 物资入库

所有采购物资,需要经过验收合格后,实施分类管理,对于一次性消耗物品,出库后不再形成资产管理。对于价格达到规定标准的,办理电子标签手续,每个物资上面都要粘贴"电子身份证"和条码,便于追踪和资产管理。

4. 物资申请

各医院所属科室,根据业务工作需要,利用物流供应系统填写物资申请表,生成的物资申请表流转至相应的审批管理部门。

5. 物资审批

经过相关部门和领导批准后进入到本院物资采购管理科室,如库房有存货,立即配送发放;如没有执行供应链管理采购,对于特殊贵重一次性医疗耗材,则实行严格审批制度。

6. 物资发放

发放时系统自动核对数量和有效日期,当物资种类和数量完全正确且均在有效期内时,才允许发放。对于一次性物品,需要工作人员确认生产批号和厂家,从而确保信息的完整记录。对于形成资产的,则办理交接手续。

7. 物资回收

各科室使用后的物资,经过若干年资产报废后或者中途损坏,需要安排人员回收物资,同时办理回收手续,从资产库中注销该笔资产等。

8. 物资存储

物资存储时,工作人员只需扫描工作牌条码,发放的时候根据存放的货架快速定位到物资存放地点。

9. 追溯管理

建立物资详细的追溯管理体系,包括计划采购、供应厂商、领用科室、领用人、领用时间、使用年限等每一个细节。

10. 财务账务管理

物资采购所需要的资金流量所占比重较大,加强物资资金的动态监督管理是非常必要的。在集团内部建立统一物资采购途径、统一入出库及退货电子化手续、统一财务销售清单格式,加强从采购、入库、出库、消耗、补给各个环节的质量管理和资金管理。加强物资损耗和资产管理,每月与供应商核对入库物资数量及金额。

## 六、建立集团统一的"互联网 + 医疗设备、器械管理信息系统"

二级以上的医院一般均设置设备科,主要根据年度设备、器械采购资金计划实施采购,对于所有的设备、器械都按照规定实行公开招标。实行集团化集约管理后,对集团内部所有的医疗机构,实行医疗设备、器械集中统一采购,有效降低采购成本、节约资金。为了做到采购招投标"公开、公正、公平",将采购计划互联网进行对外发布,实行网上竞标,有效降低成本。

为了做到科学采购和设备资产管理,需要开发建设集团内部的医疗器械管理信息系统,应具备如下功能。

1. 计划管理

医疗器械采购根据年度计划进行招投标采购,落实采购资金,向集团总部上报电子采购计划。集团公司审核通过后,挂网公开招标。

2. 采购管理

招标方式分为网上竞标和现场投标。通过互联网报名响应厂商进行资格和资质审核,符合规定的入围。

3. 合同管理

采购医院与中标单位签署电子合同。合同需要相关部门审核批准,系统具备合同流转审批功能。

4. 入库管理

所有采购设备器械,需要经过验收合格后,实施分类管理,对每一台设备建立电子标签,每个设备器械上面都要粘贴"电子身份证"和条码,便于追踪和资产管理。

5. 出库管理

建立好户口身份的设备与器械,按照科室申报计划,出库到对应科室,实施安装验收管理。

6. 资产管理

设备器械一旦出库,立即形成资产,从这一时刻起建立固定资产折旧记录。通过信息系统可以管理到集团所有的设备器械资产总值、折旧率等资产指标。也可以管理到某一医院或某一科室的资产。

7. 设备器械维修管理

设备器械在使用的过程中,需要维护保养和维修,通过系统建立每次维修保养记录。

# 第七节 建立有效的分级诊疗制度

实施分级诊疗工作是一项探索与实践相结合的过程,如何在集团内部有效地实施分级诊疗,并且让政府、群众、医疗机构三方都满意,需要从几个方面着手并取得突破。一是完善集团内部三级医疗服务体系建设,提升基层医疗机构服务能力;二是建立必要的上、下级医院远程会诊和双向转诊制度;三是从宏观政策调控层面引导群众从基层就医做起;四是发挥集团管理优势,寻找分级诊疗有效突破口,发挥"以点带面"的示范效应。

## 一、三级医疗服务体系建设

在城市内部,二级、三级医院的服务体系比较健全,医疗科室、机关后勤科室设置比较齐全,拥有比较完整规范的体系制度建设,拥有规范的临床、护理、医疗技术支撑与保障体系。目前,三级医疗服务体系中,比较薄弱的环节依然是社区医疗卫生服务中心,医疗技术与服务能力有待于提高。无论是硬件服务设施、还是技术与能力建设,需要进一步加强。重点加强全科医师人员培训和能力建设,使他们成为能够担当起基层医疗卫生服务机构的责任。

## 二、基层医疗机构服务能力建设

在城市医疗集团建设的过程中,需要重点考虑的是基层医疗机构的赋能建设,一是大力培养全科医师;二是加强医疗技术服务能力培训;三是基层服务设施建设。

赋能建设是一项长期艰巨的任务,在赋能的方案设计中,需要遵循国家现阶段给基层医疗机构功能定位。在城市围绕社区医疗卫生服务中心功能定位开展能力建设。能力建设的核心是人和效率。对全科医师的培养需要一个过程,如何快速补缺当前因全科医师少的局面,是医疗集团应该着重考虑的问题。

另一方面,在科技飞速发展的今天,利用成熟的人工智能技术、互联网远程问诊技术为基层赋能也是一种有效的手段,如慢性病、常见病、多发病的机器人智能问诊及影像诊断,减轻了基层医疗机构大量的工作。利用可穿戴设备,建立慢性病实时监测管理中心,把健康管理与医疗有机地结合,应该是未来发展的方向。

## 三、建立各级医疗机构病种收治与手术目录

根据各级医疗机构的功能定位,组织医疗技术专家,按照目前本地区已发现的病种和能够开展的手术,拟定一级、二级、三级医院诊疗目录和手术范围。经过充分讨论完善,各级医疗机构参照该诊疗目录和手术范围执行。

制订这个目录是为了医疗机构之间有一个比较明确的诊疗和服务范围,有利于分级诊疗落地执行,但它不是国家或本地区的强制性标准。执行的过程中,主要依据各级医疗机构的医疗技术能力准确把握,不能一概而论,切忌形而上学思维,灵活掌握。当所属的医疗机构,缺乏足够能力医治某个应属诊疗范围内的疾病或手术时,应当将患者上转至上级医院,而不是勉为其难。

当医疗集团内部三级医院对某一疾病或手术无能为力的时候,应当向更高级别的医院转院。

#### 四、建立集团内部上下级医院之间远程会诊制度

在集团内部各医疗机构的医疗业务过程中,碰到诊断和治疗效果不好等困惑时,需要请教上级医院的专家给予帮助与指导,这样的行为将有助于提高医师诊断与治疗服务能力,避免医疗差错和纠纷有较大的作用。因此,建立集团内部医院之间远程会诊制度是非常必要的,也是落实和促进分级诊疗工作的重要举措。

在现代通信与科技发达的社会,落实远程会诊制度,需要建立集团内部一套覆盖所有医疗机构和医疗科室的远程医疗系统。医务人员在科室或者工作电脑上,及时方便地与上、下级医院开展远程会诊或疑难病例讨论,有助于提高远程会诊工作的积极性。

将"远程医疗"建设在医师的工作电脑和手机上,是发展趋势,也是医师职业角色所决定的。生命科学是无止境的,至今还有很多未知领域。临床医学又是一门实践医学,需要不断地学习和探索。"远程医疗"是为医师打开了一个对外交流和学习的窗口,通过该窗口不断地汲取营养丰富的理论和实践技能。

#### 五、建立集团内部双向转诊业务规范与操作流程

实施分级诊疗一个重要措施是医疗机构之间建立通畅的转诊机制,当下级医院收治的患者受各方面因素制约或缺少医治条件时,则请求上级医院及时接纳患者。当三级医院的手术等患者处于康复期时,需要转到下级医院介绍康复等治疗时,下级医院也能够接得住并及时安排床位。在城市医疗集团内部建立一套流畅的转诊机制,使转诊不单纯是患者在医院之间的位置移动,患者的住院病历资料也要跟着患者流转。不仅要建立一套转诊管理机制,还要建立转诊患者电子病历流转机制,保持上下级医院对患者充分了解,有利于医治工作的进展,减少不必要的检查,遏制过度医疗行为。

1. 上转机制与业务流程

当患者在接受治疗的过程中,出现这几种情况,主管医师将启动转诊工作。

一是患者的诊断不明确,无法找出疾病诱因和明确诊断,则启动远程病例会诊或多学科会诊,经过上级医院专家远程会诊后,明确需要上转的患者,启动上转绿色通道。下级医院通过分级诊疗平台上传转院申请单,上级医院科室接收通知单并安排床位,下传转院专科通知单,下级医院在规定的时间内将患者的病史资料和转院医嘱及时上传至上级医院科室,同时安排车辆将患者安全地运送到上级医院科室。

二是患者入院治疗效果不佳,没有明显的效果,启动远程病例会诊或多学科会诊,经过上级医院专家远程会诊后,明确需要上转的患者,启动上转通道。转院业务流程同上。

三是患者在治疗期间病情加重或恶化,缺少救治经验,经过转院申请和病史资料上传,上级医师确认同意后,启动上转通道,转院业务流程同上。

四是急、危重症患者,缺少救治经验和 ICU 监护条件,经过转院申请和病史资料上传,上级医师确认同意后,启动上转通道,转院业务流程同上。

2. 下转机制与业务流程

当患者病情经过一段时间治疗后,处于平稳和康复阶段,上级医院向下级医院开写下转申请单,下级医院核实床位后,开启下转通道。上级医院医师通过信息化协作平台将患者住院期间病史资料和转院医嘱一并下传给下级医院,有利于下级医院继续治疗。

3. 建立规范的双向转诊档案资料

为了规范双向转诊业务,转诊后必须留存必要的档案资料。向上转诊必须有转诊申请单、转诊回执单。转诊申请单内容包括申请转诊医院、转诊科室、申请转诊医师、患者姓名、出生年月、住院号、医保号、身份证号、性别、族别、职业、入院诊断、转诊理由、患者病史简介、转诊医嘱、申请日期等。转诊回执单内容包括接收医院、接收科室、受理医师、受理日期、预安排床位、入院日期、患者姓名、出生年月、医保号、身份证号、性别、族别等。

向下转诊时,转诊医师也必须开具电子下转申请单和下级医院转诊回执单。转诊申请单内容包括申请转诊医院、转诊科室、申请转诊医师、患者姓名、出生年月、住院号、医保号、身份证号、性别、族别、职业、入院诊断、出院诊断、转诊理由、患者病史简介、转诊医嘱、申请日期等。转诊回执单内容包括接收医院、接收科室、受理医师、受理日期、预安排床位、入院日期、患者姓名、出生年月、医保号、身份证号、性别、族别等。

在申请向上、向下转诊时,申请医师须同时利用分级诊疗平台,将患者病史资料一同上传给上级医院。需要在分级诊疗平台上建立一套标准化的电子病历存储数据库,用于接收转诊患者的电子病历资料。

4. 建立双向转诊绿色通道

当双向转诊机制建立后,上下级医院之间要建立转诊绿色通道,每个科室都要预留床位,确保转诊患者能够及时入住。另一方面,上下级医院科室不得以任何理由推托接收患者。建立双向转诊监督管理机制,利用手机 app 实时对转诊申请进行响应监管,应在规定的时间内给予响应,否则将进行考核。因此,应该建立必要的上下级医院临床科室之间双向转诊考核指标,确保转诊绿色通道通畅进行。

**参考资料:**

[ 1 ] 梅立军,付小龙,刘启新,等. 基于 SOA 的数据交换平台研究与实现[ J ]. 计算机工程与设计,2006,27 (19):4.

[ 2 ] 唐俊伟,薛贺. 基于 XML 和 Web Services 的数据交换平台的研究与设计[ J ]. 微电子学与计算机, 2006,23（1）:5.

[ 3 ] 孙丕石,曹占峰,王亚玲,等. 国家电网公司数据交换平台研发与应用[ J ]. 电网技术,2008,32（22）:6.

[ 4 ] 王银杰,宋顺林. 电子政务数据交换平台的技术与架构[ J ]. 计算机应用,2004(S1):2.

[ 5 ] 汪勇,王备战. 基于 Web Service 的数据交换平台解决方案[ J ]. 微处理机,2007,28（4）:4.

# 第十九章

# 国家远程医疗与互联网医学中心
# 协同网络建设应用

## 第一节 建设历程

20世纪50年代,随着电话通信的普及,医师通过电话会诊求救于其他医师为本地的患者制定有效的诊疗方案,开启了远程医疗的先河。随着通信技术的发展,远程会诊的概念逐渐被医师们关注。1998年,卫生部分别于1997年、1998年批准授权解放军总医院和中日友好医院开展远程医疗试点工作,致力于信息技术在远程医疗领域的应用和示范作用,由于采用卫星通信,医疗病历数字化程度很低,数据传输受到极大局限,因此远程医疗难以普及,推广很慢。从国家"十五"规划到"十二五"规划期间,科技部、卫生部等都加大了数字化医疗的技术研发和推广力度,为远程医疗带来了发展契机。

2010年,卫生部启动远程会诊系统建设项目,建立以12家国家级综合性医院和中西部省级医院为核心,连接基层医院的远程会诊系统,以提高中西部省(自治区、直辖市)基层医院的医疗服务能力,缓解群众看病就医问题,其中中日友好医院是该项目的12家试点单位之一。同年,卫生部将中日友好医院远程医学中心作为远程医疗工作的示范单位。

2012年10月22日,经卫生部办公厅《关于在中日医院设立卫生部远程医疗管理培训中心的函》(卫办医管函〔2012〕57号),批准在中日医院设立"卫生部远程医疗管理与培训中心",主要开展以下工作:①收集分析国内外有关远程医疗的信息,研究提出我国远程医疗体系建设发展的意见和建议;②协助国家卫生计生委组建全国远程医疗质控网络,组织和指导开展质控工作;③组织起草远程医疗管理相关规范标准,开展远程医疗相关专业人员的培训。

中共十九大以来,为进一步贯彻落实关于健康医疗的发展目标,中日医院在国家卫生健康委的指导下,基于"国家卫生计生委远程医疗管理与培训中心"的工作,于2018年成立"国家远程医疗与互联网医学中心"(以下简称"国家中心")。主旨是针对我国人民日益增长的美好生活需要和不平衡不充分的发展之间的矛盾,整合优化医疗资源供应侧结构,建成一支我国远程医疗与互联网医学领域的国家队。国家中心的主要职责是整合优化全国委属委管医院和省级医院等优质资源,建立远程医疗规范化运行示范模式,带动基层医院学科建设。利用互联网和信息技术,支持各类医联体的医疗协同,辐射贫困、边远地区带动基层医疗卫生能力建设,推动落实分级诊疗制度。建立重大慢病防控体系,面向边远贫困地区推进医疗卫生精准扶贫计划。提高重大疾病救治的协同效率,提升基层临床诊治能力,提高家庭医疗卫生保健的质量。建立看病就医和大病转诊的专业渠道,缓解群众寻医问药难题。领衔技术创新,推进成果转化,引领远程医疗和"互联网+"医疗卫生实践向规范、有序、高效、安全的方向发展,促进医联体分级诊疗形成新业态。

2018年12月,国家卫生健康委又在上述两个国家中心的基础上,设立"国家卫生健康委基层远程医疗发展指导中心",该中心将积极整合相关资源,开展基层远程医疗业务功能规范、设备配置及相关配套政策等调研,指导地方基层远程医疗服务体系建设,组织基层医务人员远程培训,推动基层适宜技术转化和推广,并评估基层远程医疗项目的实施,多方面促进基层医疗卫生服务能力提升。

## 第二节　确定技术体系

国家中心拥有专用远程会诊、远程培训室30余间,在医院中设置了20个病房终端,配置了多套不同层次、适应各种条件的远程医疗系统,包括高清视频远程医疗系统,2D、3D远程手术示教系统,软件视频系统等共计20余套。在通信方式上,中心支持SDH以太网专线(10M带宽)、国际VPN网络、Internet(2~20Mbit/s带宽)等多种通道。多套配置方案的采用能够满足各地不同远程医疗业务需求,可确保在最短时间内与基层医院实现远程系统互联。

国家中心汇集了国内数十家公司先进的远程医疗等技术,集成创新建成了国内先进的远程医疗业务协同数据平台,把远程会诊和双向转诊系统、影像和病理及电生理等远程诊断系统、远程培训系统、基层医疗卫生和慢性病管理系统、视频会议系统、大数据云平台及数据可视化呈现平台等整合到统一的业务平台中,从顶层设计就避免因为平台分期分工建设导致的信息孤岛和碎片化数据的风险。系统自下而上,分为数据层、业务逻辑层、表示层三个层面。数据层主要包括了系统所涉及的几类资源,如医院远程会诊业务方面的业务资源、共享资源以及交换数据等。业务逻辑层主要包含了合作机构管理、人员信息管理、专家排班管理、会诊随访管理、病历资料管理、临床会诊管理、影像会诊管理、病理会诊管理和双向转诊管理等医院远程会诊业务日常业务组件。表示层主要是数据层和业务逻辑层共同支撑下所展现的公开平台(图19-1和图19-2)。

国家远程医疗业务协同数据平台的功能实现参照原国家卫生计生委发布的《远程医疗信息系统建设技术指南(2014年版)》内容建设,实现了包括各类远程会诊及远程监护、示教等服务功能,实现资源管理、业务支撑、运行维护、安全保障的运维功能,同时还具有各类监管功能,以保障国家中心业务的平稳运行。

1. 创新性

国家中心业务平台采用B/S架构,遵循J2EE技术规范,以医院业务信息管理和医院资源管理为基础,以业务过程控制管理为核心,支持Web服务和XML,支持工作流管理和业务流程重组,支持主流数据库系统及跨操作系统应用。

2. 灵活性

国家中心业务平台提供较好的灵活性,满足不同用户的个性化需求。在对各业务系统进行数据采集时,提供灵活多样的界面组态。为适应不断更新的管理理念,系统随时可以添加、删除、修改现有的指标体系和定义代码内容。

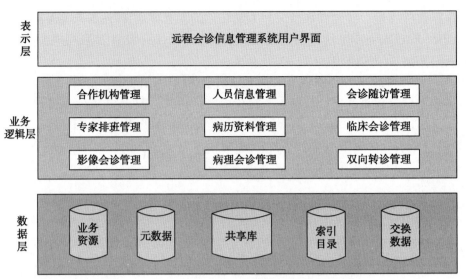

图 19-1　远程医疗业务协同数据平台总体架构图

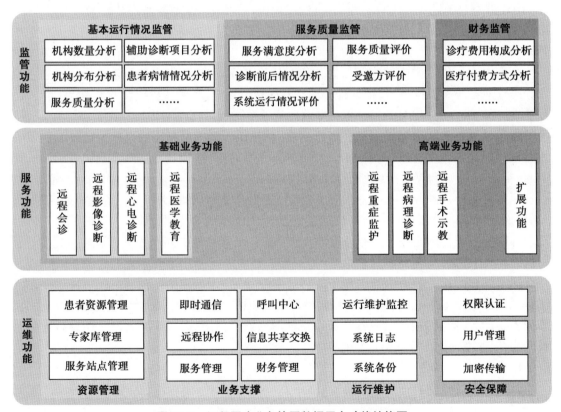

图 19-2　远程医疗业务协同数据平台功能结构图

**3. 扩展性**

国家中心业务平台体系架构和软件体系结构具有可扩展性,充分考虑医院未来远程会诊业务发展和管理变化。在系统体系结构和软硬件配置方面既考虑当前需要,又考虑未来的扩展。

### 4. 可靠性

国家中心业务平台保证系统 $7 \times 24$ 小时持续、稳定、安全地运行。对关键数据进行密文存储,并按用户角色建立功能不同层次不同的操作权限。建立系统日志文件,记录每一个用户系统操作的细节。制定数据备份恢复策略、安全控制机制和故障处理方法。有相应的应急处理措施和灾难恢复等功能。

### 5. 处理能力

国家中心业务平台采用虚拟化应用服务器模式,支持负载均衡和热备,能保证系统在某一台机器出现故障时具有容错性,不影响正常使用。

### 6. 安全性

国家中心业务平台完全基于 B/S 结构,可利用 Web Server 及 Browser 支持安全套接字层(secure socket layer,SSL)的资料加密传输协定,从而实现将具有机密性质的网页设定在加密的传输模式,避免信息在网络上传送时被其他人窃听。系统采用用户单点登录模式,提供用户密码修改功能,保证用户账户安全有效。另外,国家中心业务平台可通过集成其他安全认证系统,如动态口令系统、指纹识别、数字证书等方式来保证访问控制的安全性。

## 第三节　建立业务体系

国家中心经历了前期的探索,逐步完善专家管理机制和各类业务标准规程,探索国际远程医疗合作机制和管理规范,在管理规范、技术标准、运行模式等诸方面夯实了基础,积累了丰富的经验。

国家中心积极探索多种运行机制,"远程医疗协作网络"实践体系日趋成熟,通过该网络广泛与各省级远程医疗中心、兄弟医院及第三方运营公司进行合作运行,形成覆盖机构纵向到底,开展业务横向到边的远程医疗综合业务网,确保远程医疗长效、可持续发展(图 19-3)。

### 一、合作机制

国家中心的合作运行机制灵活多样,与各协同网络内的医院根据情况不同,主要采用 3 种合作模式。

一是与医疗机构直接建立远程医疗合作关系。国家中心与对口支援单位、专科医联体的兄弟医院建立了远程医疗合作关系。机构间的合作方式更为灵活,可以根据双方的不同情况,开展不同的远程医疗项目,建立学科间更加紧密的联系,如带教帮扶、学科共建、预约转诊等。

二是与各省级远程医疗中心或区域远程医疗中心建立远程医疗合作。国家中心与山东省、贵州省、云南省、新疆维吾尔自治区克拉玛依市等多个省级或区域远程医疗中心开展远程医疗合作。通过与省级、区域中心无缝对接,开展远程疑难病会诊、远程教学查房等业务,提高地方三甲医院急重症救治能力。

三是与远程医疗服务运营第三方公司合作运行。第三方公司的运营机构均与国家中心开展了远程医疗业务。利用第三方公司的服务网络,将国家中心的优质医疗资源进一步下沉到更多县级及以下医院,带动基层医疗卫生能力建设,提高家庭医疗卫生保健的质量。

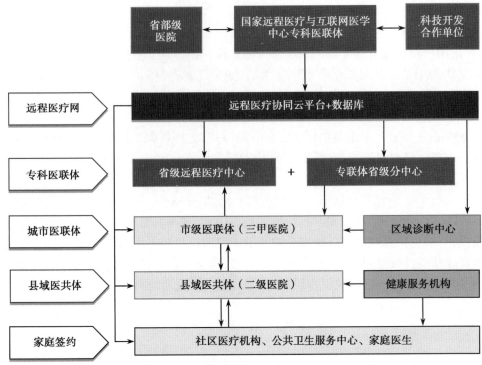

图 19-3　国家远程医疗与互联网医学中心远程医疗协作网络示意图

## 二、商业模式

良好的商业模式是远程医疗长期、健康发展的保障,与灵活的合作运营模式结合,国家中心也建立了一套可落地可持续的商业模式。

1. 快速建立协作关系

国家中心与各合作医院均采取协议合作的模式,凡申请加入国家中心远程医疗协作网的单位,在国家平台通过网络签约框架协议建立协作联系,并根据双方实际情况制定落实框架协议的细则,签署远程医疗合作协议。

2. 创新项目定价

为调动各方积极性,促进远程医疗常态化运行,助推优质医疗资源持续下沉,国家中心专门根据具体业务模式对医院远程医疗价格形成进行探讨,按照远程医疗业务组成结构对项目进行定价。将远程医疗业务拆分成邀请方、受邀方、技术维护、商务运营 4 个部分,针对邀请方、受邀方采用当量法进行项目定价,对技术维护、商务运营采用竞争性谈判确定定价,组成最终项目定价。

3. 建设经济运营管理体系

国家中心建立以成本分担为原则的经济运营管理体系,累计邀请方、受邀方和运维方各"服务单元"的运行成本,建立了物价体系,并完成了物价备案;基于成本分担比例实行收益分配,保证各参与方的积极性和长效运行机制,也得到了患者的认可。合理的物价体系规避了免费和低价导致对患者资源的虹吸现象,也避免了利益输出等腐败现象。远程医疗中心分级分项实行远程诊断和远程会诊及培训收费体系,近三年业务收入每年递增 20%~30%,

用于分担运行中的人员和技术成本,减少了政府投入的负担。

### 三、质量控制

高质量的各类远程医疗业务是国家中心的立足之基,早在中心建立初期,我们就制定了完整的质控体系,形成诊前、诊中、诊后闭环质控管理系统,同时加入专家团队的诊后随访机制,多方共同保障各项业务的有序开展。

1. 病例前质控

所有提交到国家中心业务平台的远程医疗病例,都将由具有临床背景的医护人员按照临床标准,对病例内容及所提交的检查检验资料进行审核,审核通过的病例将按照患者病情及会诊目的分诊至适当的专家团队进行会诊。

2. 远程会诊诊中质控

在交互式远程会诊过程中,中心质控人员全程参与会诊,引导基层医院汇报病例、提出问题,掌控会诊进度,确保远程会诊流畅、高效地进行。

3. 报告后质控

由专人对每一例会诊的专家意见进行审核,核对无误地进行咨询意见单发布。同时对该专家的远程会诊进行多种维度评价,确定该专家该次会诊绩效金额。

4. 诊后随访

由专家团队,对疑难病、慢病等有随访需要的病例,进行诊后随访,评价远程会诊疗效,指导后续治疗。

### 四、绩效考核

合理的绩效激励能够保证中心的工作人员高效高质地完成各项工作任务,是国家中心流畅运转的重要条件。国家中心绩效考核分为两方面,一方面是对参加远程医疗业务的专家进行绩效考核;另一方面是对中心内部工作人员的绩效考核。

1. 专家绩效考核

根据远程医疗业务不同,按照医院规定比例,按月按工作量为参加远程医疗活动的专家发放专家劳务费。同时,每月分学科按照专家评价对参加远程医疗的专家进行排位,优先邀请排位靠前的专家参与远程医疗。年底时,综合各月排位,对优秀专家进行激励。

2. 工作人员绩效考核

国家中心在这方面做了有益尝试,绩效考核方式区别于医院平均奖和科室计件绩效方式,采用岗位绩效评价和计件绩效相结合的方式,按月发放人员绩效。

首先根据远程医疗业务特点,进行中心岗位分析,编制工作说明书,设置中心岗位。中心设置远程门、会诊管理员,远程影像会诊管理员,远程病理会诊管理员,远程查房、疑难病例讨论管理员,远程教育培训管理员,远程档案管理员,远程质控管理员,远程设备运维员,远程网络管理员,远程系统建设专员,远程业务拓展专员,远程技术发展总监和远程业务规划总监 13 个岗位。

在此基础上,实施工作评价,对所设置岗位进行加权评分,计算出每个岗位的绩效分值。然后针对操作性岗位,将工作按步骤分解,为每一步制订计件绩效。最终上述两部分构成员工每月绩效。

近五年以来,实行合理收费和按照服务单元付费的分配机制后,远程医疗的疑难病占比和业务收入都在稳定上升,并没有因为价格高于专家门诊医事费而影响业务量合理增长。远程医疗大幅度降低了患者外出就医的非医疗性家庭经济负担;避免了"黄牛党"的恶意垄断和炒作资源。合理物价和分配机制是激励远程医疗各参与方的积极性、促进分级诊疗的基本保障。

## 第四节　运 行 成 效

### 一、推行规范管理,深化远程医疗应用

国家中心利用互联网远程医疗协同网络,整合优化全国专科医联体优质资源,支援各地区的城市医联体,帮扶县域医共体,辐射基层医疗机构,指导全科医师开展家庭医生签约服务。建立慢性病管理、急症就诊、重症救治、基层康复的医疗协同和双向转诊机制,上下联动,急慢分治,减少误诊误治和延误救治,提高专科专病领域对重大慢性病防控和急危重症救治的协同能力,形成分级诊疗新格局。

目前,国家中心远程医疗协同网络已覆盖全国 34 个省级行政区的 4 000 余家医疗机构。在国家级远程医疗协同平台框架下,建立了 26 个省级协同中心、6 个专科协同中心、72 个市级协同中心以及 23 个协作单位,覆盖 60 余个专业学科,其中参与专家 6 000 余名。远程医疗中心的网络已经与贵州省、云南省、山东省、青海省、新疆维吾尔自治区、内蒙古自治区 6 个省级远程医疗中心完成业务互联互通。

在近五年的普及推广过程中,国家中心的会诊预约周期从 7 天缩短到 2 天,急危重症患者会诊不超过 4 小时,应急救援可以在 30 分钟内建立全新的远程协同信息通道。目前,已完成疑难病远程会诊 22 417 例,针对医院临床、护理、医技、管理等人员开展远程教育培训超过 1 000 期次,保守估计为基层医院患者节约综合就医直接成本 9 000 万元,培训医院专科、专业人员超过 50 万人次。同时还接受国家卫生健康委及北京市科委等的委托课题 4 项,研究制定远程医疗项目管理规范和质控标准 10 项,并制定了一整套物价体系和分配机制。

### 二、远程医疗支持临床研究

国家远程医疗与互联网医学中心基于远程医疗网络建立专科医联体大数据中心,牵头研制规范化诊疗引导下的专科专病名词标准化、专科电子病历结构化、医疗大数据采集标准等,为建立科学的医疗大数据标准奠定基础。现已完成了呼吸专科中 5 个专病的名词标准化和专病结构化电子病历,让专科医师遵循数据科学标准撰写结构化电子病历,为开发人工智能系统奠定数据基础。

联合协作单位开展多中心临床研究,承担科技部"十三五"重大专项临床研究课题 7 项。与全国 200 余家医院开展了慢性呼吸疾病研究;在精准医疗领域已有 1 360 余家医疗机构参与开展精准医疗集成示范体系推广研究,已经发表《中国精准医疗质量管理专家共识》《精准医学:药物治疗纲要》,在 *Science*(Precision Medicine in China,2016)等杂志发表论文。

通过远程医疗改善专科领域医疗协同效率,整合碎片化的资源,形成科学的协同体系;推行"互联网 + 医疗卫生",改善地区间不均衡的局面;通过专科医联体开展"医、教、研、防"

同质化学科建设,提升基层医疗卫生能力建设,落实分级诊疗制度,促进基本医疗技术在县域内的普遍可及。

## 三、优势和障碍

国家中心牵头建设的国家级远程医疗协同平台,其运行机制突破了医院围墙的概念,整合各方优势资源。以专科医联体和专病协作组的形式组建专科、专病专家委员会,在国家远程医疗与互联网医学中心的平台上建立专家合作机制。国家中心建立合理的业务流程和管理规范。遵循远程医疗的管理办法和指导意见,形成线上线下相结合的协同机制,业务包括:①医学咨询和就诊指导;②基层医院首诊指导;③远程会诊和双向转诊;④远程培训和规范进修;⑤远程随访或复诊;⑥基层慢性病管理和基层康复;⑦专科医联体精准扶贫。

引进社会资源参与远程医疗体系建设,大型国有企业联合共建技术平台和融合通信网络,开展集成创新和技术转化研究。业务协同平台软件对各地卫生健康委员会和成员单位医院开放共享,并与已有的远程医疗平台实现数据接口互通。创新医疗协同模式,基于私有云技术建立多中心医疗大数据资源共享与管理平台,病历数据以各医疗机构为存贮中心的形式管理,基于保护知识产权利益的原则建立病历数据管理规则和安全防护措施,支撑临床研究数据平台,促进医疗数据互联互通。

用经济规律引导第三方运行维护机制,基于成本分担原则建立利益分配机制。推进物价形成机制和医保支付体系,引导商业保险支持新技术应用。发挥优质医疗资源的作用带动周边产业链条,促进远程医疗体系与养老产业、家庭护理、药事指导等业务逐步融合,促进现有资源发挥更大效益,带动"互联网+"创新产品、创新技术的研发和转化。建立规范有序的"互联网+健康医疗模式",带动大健康、大数据、人工智能领域产业链条整体发展。

目前,业务开展的掣肘主要是国家医保体系还没有将远程医疗作为常规项目纳入医保,无论是社会基础医疗保险还是商业医疗保险,仅有个别地区或公司进行了试探性尝试。未来若将远程医疗纳入基本医疗保障体系,必将迎来新的发展机遇,造福更多百姓。

# 第 二 十 章

# 复旦儿科医联体建设与应用案例

## 第一节　复旦大学附属儿科医院概况

### 一、医院简介

复旦大学附属儿科医院创建于 1952 年,是集医、教、研、防、管于一体的综合性儿童三级甲等专科医院,全国儿科学重点学科、国家"211""985"和"双一流"工程建设单位,最早被国家授予儿科学硕士、博士学位授权点、临床医学(儿科)博士后流动站。在中国医学科学院发布的中国医院科技量值排行榜、复旦大学发布的中国医院最佳专科声誉排行榜和北京大学发布的中国医院最佳临床学科排行榜,儿科学领域均位居前列。2017 年获批成为国家儿童医学中心。

经过 70 多年的发展,医院学科综合实力领先,临床专科优势突出。拥有一批国家级重点学科和平台,包括 7 个国家临床重点专科、4 个卫生部临床学科重点专业、国家新生儿先天性心脏病筛查项目管理办公室、国家儿科专业医疗质量控制中心、国家远程医疗与互联网医学中心儿科协同中心、国家卫生健康委新生儿疾病重点实验室等。

2014 年牵头成立复旦儿科医联体,将国家级优质儿科资源辐射至区域综合医院及基层医疗机构。

### 二、医院远程医疗工作简介

医院从 2007 年起开始建设远程会诊平台,通过逐渐发展和完善,于 2018 年正式建立远程医学中心,是国内首个国家远程医疗与互联网医学中心儿科协同中心。目前,可实现远程会诊、远程查房、远程病例讨论、远程心电监护、远程病理等功能。远程医疗平台实现与医院 HIS、互联网医院、预约挂号等系统的有效衔接。

复旦大学附属儿科医院互联网诊疗平台采用医院主导模式,于 2020 年 5 月 22 日正式开放互联网医院服务,依托复旦大学附属儿科医院雄厚的专科实力,互联网诊疗平台提供初诊咨询和智慧导诊、预约挂号等线上服务;针对复诊患者,提供线上诊疗业务涵盖线上咨询、线上诊疗、检验及检查申请预约、在线支付、在线审方、电子签名、病历查询、药品快递到家等。通过线上线下互为补充,构建儿童专科互联网医院慢性病管理服务模式,逐步形成以线下专科为管理单位的线上线下全流程互动的专科慢性病服务模式。截至 2021 年年底,互联网诊疗平台上线 24 个科室,共 334 名医师线上出诊,占全院医师总量的 71.21%,累计看诊 10.5 万人次。

## 第二节　复旦儿科医联体建设情况

### 一、项目概况

儿童健康事关家庭幸福和民族未来。我国儿童人口数量位居世界第二位,儿童健康服务需求的持续增长导致儿科服务资源不足,同时儿科资源配置结构不合理导致资源利用不均衡。因此,为补长儿科资源紧缺短板,助力儿科分级诊疗建设,复旦大学附属儿科医院于 2014 年成立复旦儿科医联体,创新构建"三平移"(管理平移、技术平移、品牌平移)和"四统一"(统一医疗安全和质量要求、统一医疗服务模式、统一学科发展规划、统一信息化共享系统)的发展策略,构建多层级区域儿科医联体,优化儿童健康资源配置,推进区域儿科协同发展,探索儿童分级诊疗路径。2016 年,该模式被上海市政府采纳并在全市推广,推进形成以上海五个区域儿科医联体模式,提高儿童健康服务体系运行效率的创新运行机制。

### 二、管理架构

复旦儿科医联体成立管理委员会,作为医联体领导层,由复旦大学附属儿科医院院长、复旦大学上海医学院医院管理处处长及徐汇、闵行、松江、金山、青浦五区卫生健康委主任组成。下设复旦儿科医联体办公室,挂靠复旦大学附属儿科医院医联体办公室,由医疗副院长担任办公室主任。同时,成立医联体培训管理、医疗服务、儿童保健、信息管理 4 个工作小组,负责落实具体工作。

为促进复旦儿科医联体可持续发展,复旦儿科医联体制定了《复旦儿科医联体管理章程》《学术主任制度实施办法》《柔性流动人才门诊管理办法》等管理制度。

### 三、发展阶段

复旦儿科医联体通过"四步走"构建多层级区域儿科医联体:①首先由复旦大学附属医院中提供儿科及新生儿科服务的 10 家医院,以学科为纽带组建横向儿科医联体;②在成功运行的基础上,于 2016 年成立覆盖闵行区三家综合医院及 13 家社区卫生服务中心的区域儿科医联体模式;③该模式获得上海市政府肯定,并在全市全面推广,复旦大学附属儿科医院负责上海市南片区(闵行、徐汇、松江、金山、青浦五个区)的儿科服务能力建设。截至 2021 年年底,复旦儿科医联体成员单位共 88 家,其中三级医院 12 家,二级医院 11 家,社区卫生服务中心 63 家,民营医院 2 家;④该模式开始在全国推广,复制并推广到厦门市儿童医院、海南省儿童医院等。

### 四、建设措施

1. 促进儿科人才柔性流动

人力资源是医联体的发展之本。复旦儿科医联体作为儿科人才流动的平台,每年派驻 10 位学术主任赴综合医院开展每周的门诊、查房、教学等工作,同时鼓励成员的综合医院儿科医师到儿科医院看门诊,营造"大儿科"氛围。以学术主任为桥梁,将复旦大学附属儿科医院优质资源平移至医联体成员单位,提升综合医院儿科学科内涵建设,优化儿科队伍资源配置。

2. 提升区域儿科服务能级

结合区域儿科发展需求,复旦儿科医联体制定并建设标准化社区儿科门诊,推动综合医院标准化儿科门、急诊建设,制订社区医护人员儿科培养方案,出版《社区儿科常见疾病诊治指南》作为社区全科医师的儿科诊疗工具书,提升区域儿科服务能级。复旦儿科医联体为综合医院及社区全科医师提供儿科继续教育培训,每年设置课程 100 节,并根据临床需要开展每年 10 余次的专题培训,将儿科培训融入日常工作。

3. 促进区域儿科同质化服务

深入开展儿科疾病分级诊疗工作,2019 年 1 月,复旦大学附属儿科医院与中国卫生经济学会合作启动"儿科医联体儿童疾病分级诊疗项目",在复旦儿科医联体内开展儿童疾病分级诊疗试点实践效果评价。以儿童专病为抓手,探索儿童康复、孤独症、多动症等首批 8 个专病的分级诊疗路径。依托该分级诊疗项目先后成立复旦儿科医联体影像中心、康复协作网、儿童生长发育异常管理联盟等项目,建设信息化互联网转诊系统,促进医联体内双向转诊。同时,配套医联体内信息互联互通系统,为双向转诊提供信息支持。

4. 搭建全国儿科规范化培训平台

2019 年,以复旦儿科医联体基层培训为模板,由国家卫生健康委员会作为指导单位,国家卫生健康委人才交流服务中心与复旦大学附属儿科医院共同主办,上海医疗质量研究中心承办,成立"国家基层儿科医护人员培训项目"。以培训基地为平台,对全国基层医护人员开展规范化儿科知识技能培训、考核、认证,夯实全国基层儿科队伍,提升全国基层儿科诊疗能力及严重疾病早期识别能力,真正发挥儿童健康基层"守门人"职责。

5. 提升儿童健康全流程服务

2018 年起推进复旦儿科康联体建设,让儿童健康科普深入到社区。医教结合,在学校进行近视、脊柱侧弯、肥胖症、贫血等疾病筛查,儿童患病后的诊疗服务拓展至儿童疾病预防及保健,主动为儿童健康提供全流程服务。

## 第三节　复旦儿科医联体业务开展情况

### 一、与综合医院开展的业务

复旦儿科医联体每年派驻 10 位医疗骨干,担任医联体内综合医院儿科的学术主任或儿科主任,每周在综合医院开展专科门诊、教学查房、病例讨论、新技术及适宜技术推广等业务。学术主任作为复旦大学附属儿科医院与综合医院的合作桥梁,将自身优质资源辐射至综合医院儿科。

在复旦儿科医联体的支持下,2014 年 12 月,复旦大学附属华山医院宝山分院儿科门诊正式开诊。多年来复旦大学附属儿科医院先后派驻 3 任儿科主任赴华山医院宝山院区,陆续开展儿科门诊、急诊、发热门诊及儿科病房等工作。

2021 年 5 月,复旦大学附属儿科医院与区域内一家综合医院签订儿科托管协议,由复旦大学附属儿科医院派驻的儿科主任及医护团队,以"组团式"现场带教模式,在综合医院开展儿科新技术,快速提升综合医院儿科的服务能级。2021 年出院患者数 972 人次,同比增长 65%(2020 年 591 人次),大幅提升综合医院儿科床位使用率。通过探索紧密型医联体建设,实现区域医联体间优势互补、共同发展。

### 二、与社区卫生服务中心开展的业务

自 2016 年起,复旦大学附属儿科医院开始与上海市南片区 5 区卫生健康委员会合作,开展提升基层儿科诊疗能级相关业务。在闵行区所有社区卫生服务中心建设标准化社区儿科诊室、制定基层全科医师及护士儿科培训方案、开展专病双向转诊、信息系统互联互通、科普培训进社区等业务。

强基层是复旦儿科医联体在社区卫生服务中心开展的核心业务。复旦大学附属儿科医院主编并出版《社区儿科常见疾病诊治指南》作为基层医师的儿科诊疗工具书;并牵头成立"国家基层儿科医护人员培训项目",上海医疗质量研究中心作为技术支持,建立"国家基层儿科医护人员培训"系统,为全国基层医师及护士提供免费线上培训。同时,接受 78 名上海市社区全科医师到复旦大学附属儿科医院进行为期 5~12 个月的临床实践培训,提升基层儿科综合诊疗能力。

## 第四节　复旦儿科医联体应用效果

### 一、复旦儿科医联体成效

1. 新发展理念推动新制度建设

复旦儿科医联体模式获得上海市政府的肯定,成功转化为政策并在全市全面推广。2016 年上海市卫生健康委、上海市发展改革委等七部委联合印发《上海市儿童健康服务能力建设专项规划(2016—2020 年)》,明确指出:在全市构建东、南、西、北、中五大区域儿科联合体,以品牌、技术为纽带,发挥学科引领和技术辐射作用,建立有效合作和管理运行构架。

2. 高质量发展构建新发展格局

(1)区域儿科服务能级获得大幅提升

经过多年的建设,区域儿科医疗资源结构正在逐步优化,服务能力获得大幅提升。2021 年上海市南片区 19 家综合医院儿科门急诊服务量 84.8 万人次,业务量较前一年增长 32%。2021 年上海市南片区 5 区社区卫生服务中心儿科门诊量 19.9 万人次,同比增长 22%。截至 2021 年年底,12 家综合医院获市综合医院儿科门急诊标准化建设项目,9 家医院获批上海区域性医疗中心。

(2)儿科分级诊疗雏形正逐步形成

为促进医联体内开展分级诊疗工作,复旦儿科医联体创新构建多元化下转管理模式,构建以"搭建平台、能力培育、专家指导、绩效激励"为一体的下转管理模式,推进区域医联体分级诊疗建设。复旦大学附属儿科医院 2021 年共下转 1 436 人次,比 2020 年增长 245%;开展下转的科室从 2019 年的 1 个,增长到 2021 年的 5 个;探索与区域综合医院儿科开展的联合病房建设,每个月下转近 100 名需要住院的患儿;原综合医院儿科病房的床位使用率从

原来的不到 20% 快速提升到 90% 以上。

（3）夯实全国基层儿科医护队伍

"国家基层儿科医护人员培训项目"为全国基层儿科培训提供标准化、规范化、可衡量的培训平台。国家基层儿科医护人员培训系统于 2020 年 5 月正式上线，设置在线理论培训课程 54 节（医师课程 29 节，护士课程 25 节），均向全国免费开放。截至 2021 年年底，全国共建设培训基地 38 个（国家基地 1 个，区域培训基地 37 个），全国超 5 万名医护人员参加线上培训。

3. 成效突显，获得党和政府高度评价

党的十九大前夕，新华社《夯实中华民族伟大复兴的健康之基——以习近平同志为核心的党中央加快推进健康中国建设纪实》指出：上海推进分级诊疗与加强儿童医疗卫生服务改革结合而成的儿科医疗联合体，给不少家庭带来了好消息，家门口的社区医院儿科有了复旦大学附属儿科医院的"金字招牌"，用药、诊疗、培训标准化，小病社区处理、疑难重症上转，不必为了头疼脑热的小问题"舍近求远"去大医院了。2017 年，复旦儿科医联体获"中国医院协会医院科技创新奖"和"上海市医疗服务品牌"。2018 年，获首届上海医改十大创新举措。2020 年入选"新时代健康上海示范案例"，获"进一步改善医疗服务行动计划"全国医院擂台赛铜奖。2022 年获全国医院医联体建设实践案例"十佳典范单位"。

## 二、远程医疗在复旦儿科医联体中的应用

1. 建设专科医联体远程会诊平台

各医联体成员单位均和复旦大学附属儿科医院建立定期的远程会诊，同时制定流程及制度，包括《远程会诊流程》《双向转诊流程》《互联网医院诊疗规范》等，以实现医联体会诊平台会诊质量的全程把控。

2. 建设专科医联体远程协作门诊

利用互联网医院和远程会诊设备，定期和医联体成员医院开展远程协作门诊。通过远程会诊平台或互联网医院，下级医院可向上级医院发起影像、心电、病理诊断申请，由上级医院专家进行诊断，最大程度方便患儿。

3. 开展专科医联体远程查房

2022 年，在远程平台运行良好的基础上，复旦大学附属儿科医院多个科室与医联体医院间开展远程查房。主要有两种形式：①下级医院对住院患者不能给出有效诊断时，可请求上级医院专家进行会诊，协同确定住院患者的诊疗方案；②对上级医院住院或手术后出院回到下级医院进行康复治疗的患者，上级医院应定时定点地进行追踪。

4. 开展专科医联体内远程教育

开展一系列远程教育，如远程教学与培训、远程手术示教等，保证医联体内医师培训途径的有效性与多元性。复旦大学附属儿科医院先后开展了儿科基础、危重症诊治、儿童早期发展、儿童遗传病、新生儿诊治等系列课程。

5. 发挥互联网医联体作用，形成上下联动的转诊机制

复旦儿科医联体积极推进双向转诊工作，积极与区卫生健康委的信息对接，开展远程医疗中心和患者双向转诊绿色通道机制。复旦大学附属儿科医院将分级诊疗与远程会诊平台及互联网医院相融合，会诊疑难急危重患儿，明确上转专科并同时预约，下转需要康复、孤独

症早期干预、定期随访等诊疗服务的患儿,实现医联体内双向转诊。

## 第五节　典型应用案例介绍

2011年起,复旦大学附属儿科医院儿保科与徐汇区妇幼保健所合作开展儿童孤独症社区早期筛查项目。2016年,该项目加入复旦儿科医联体,复旦大学附属儿科医院与徐汇区卫生健康委签订合作协议,从医护培训、专病筛查、双向转诊、信息对接、科普教育等各方面开展合作。2019年起,该项目升级为2.0版,逐步开展下转工作,制定孤独症双向转诊流程及制度。社区孤独症早期筛查项目获2020年上海医学科技奖三等奖。

通过该项目,对居住在上海市徐汇区的每一位18~24月龄的儿童开展孤独症筛查,将社区筛查阳性的儿童转诊至复旦大学附属儿科医院进行确诊。经社区筛查确诊的平均诊断孤独症年龄是24个月,而孤独症平均诊断年龄是40个月,整整提前16个月,从而为孤独症儿童争取到黄金治疗时间。

2019年起,复旦大学附属儿科医院在徐汇区4家社区卫生服务中心及妇保所建立孤独症早期干预基地,将复旦大学附属儿科医院符合社区干预的孤独症患儿转诊至社区基地进行干预治疗。复旦大学附属儿科医院儿保科主任及骨干每个月8次到基地开展孤独症干预适宜技术推广、培训及督导。

# 第 二 十 一 章

# 重庆市区域城市医疗集团建设与应用案例

## 第一节 重庆医科大学附属第一医院概况

重庆医科大学附属第一医院(以下简称"重医一院")为全国首批"三级甲等医院"和重庆市重点大型综合性教学医院。重医一院牵头成立了重庆市首家医院集团,形成了"院本部+3 家直属分院 +17 家重庆市内托管医院 +5 家市外合作医院"总格局。在重庆及四川、贵州等周边省市拥有 25 家教学医院和 77 家指导医院。拥有国家卫生健康委"国家临床重点专科建设项目"19 个,国家中医药管理局"中医老年病重点专科"1 个。重庆市临床诊疗中心27 个、医疗质量控制中心 20 个。拥有 973 名首席科学家、国家杰出青年科学基金获得者、"长江学者"、国家卫生健康委突出贡献专家、第 45 届南丁格尔奖章获得者等在内的一大批学术造诣高、临床经验丰富的知名专家。形成了以神经科学、肿瘤学、脂糖代谢、眼科及重症医学为代表的"五大优势学科群"。设有临床医学博士后流动站,博士学位授权点 32 个、硕士学位授权点 36 个。已建成国家级重点学科 2 个、国家中医药重点学科 1 个。建有国家卫生健康委"功能性脑疾病诊治重点实验室",获批成为国家临床教学培训示范中心。拥有重庆市高校重点学科 34 个、重庆市医学重点学科 11 个,重庆市重点实验室 6 个。

## 第二节 以重医一院为核心的城市医疗集团建设情况

### 一、建设覆盖区域和人口

重医一院积极推进医联体建设,助力分级诊疗落地,在国内率先推出了以区域城市医疗集团为核心,坚持各种类型专科联盟与远程协作网为辅助的混合多模态医联体建设方式,形成了独具特色的"医院集团 + 专科联盟 + 远程医疗协作"三大混合发展模式。

2011 年 3 月,重医一院先后托管了 5 家区县医院。2013 年 3 月,重医一院牵头成立了重庆市首家医院集团(医联体),即"重医一院医院集团"。目前,集团以院本部为核心,包括3 家直属部门与单位(第一分院、金山医院、青杠老年护养中心),17 家市内托管医院(重庆市大足区人民医院、重庆海扶医院、重庆市綦江区人民医院、重庆市万盛经济技术开发区人民医院、酉阳土家族苗族自治县人民医院、重庆市合川区人民医院、重庆璧山区人民医院、梁平区人民医院、重庆市南川区人民医院、重庆市潼南区人民医院、重庆市铜梁区人民医院、重庆市忠县人民医院、重庆市长寿区人民医院、重庆市渝北区人民医院、重庆市城口县人民医院、重庆两江新区第一人民医院、重庆市荣昌区人民医院)、5 家市外帮扶医院(西藏自治区昌都市人民医院、新疆维吾尔自治区石河子市人民医院、陕西省渭南市人民医院、陕西省富平县医院、海南省万宁市人民医院)。

2015 年 10 月,重医一院成立了重庆市呼吸学科建设联盟,该联盟系首个专科联盟。重医一院聚焦短缺医疗资源专科进一步推进联盟建设,依托于国家级重点学科、国家临床重点专科、国家级协会、重庆市医学会副主委及以上专科,先后成立西南眼科联盟、西南放射专科联盟、长江上游神经外科专科联盟、两江精神医学专科联盟、巴渝血液病专科联盟、重庆市呼吸学科建设联盟、重庆市重症医学联盟等非营利性专科联盟 35 个,联盟成员累计涵盖各级各类医院的临床、医技专科 3 323 个,覆盖重庆、四川、贵州、云南、西藏、新疆、陕西、湖北、广东和海南等地区。

2010 年,重医一院启动了远程医疗服务平台建设,陆续建设有 2 个高端多学科会诊室、135 个会诊诊断工作站、8 间数字化培训教室、1 间专业录播室。2013 年至今,搭建并完善了以"市 - 区(县) - 乡(社区)"三级联动为"经",衔接"公立 - 民营 - 诊所"等医疗机构为"纬",覆盖各级各类医疗机构的"远程医疗协作网",现有医疗机构 147 家,其中基层地区医疗机构 109 个,范围覆盖了重庆市 35 个区县,辐射至琼、川、黔、藏、鄂等地。

## 二、开展的业务种类

医院集团方面,以指导帮助成员单位"实现等级医院创建,全面提高其整体服务能力和管理水平"为确切目标,分类制订考核指标,坚持"请上来,走下去"的原则,对成员单位管理及业务人员突出"三开放"(全面开放管理、开放技术、开放人才培养)、"三培训"(重点培训成员单位中层干部与科主任、技术骨干、住院医师三类人才)、"三团队"(组织专项技术团队、临床科室团队及医院管理团队开展指导),提供成员单位全方位、免费、随时培训。

专科联盟方面,以医院特色专科为主,联合其他医疗机构相同专科技术力量,组建区域内若干特色专科联盟,提升解决专科重大疾病诊治能力,形成补位发展模式。医院专科联盟牵头专科与成员单位专科签订合作协议,明确联盟合作运行原则及责权利。通过搭建资源共享的专科平台,建立规范、同质的诊疗体系,促进专科交流协作,加强专科人才培养,加大适宜技术推广,促进诊疗水平的提升以及临床研究的开展。

远程医疗方面,医院先后开设了以会诊、诊断、教育为主的"基本""扩展""创新"三大类共 12 项远程医疗服务功能。2013 年 4 月完成了远程心电、病理诊断及医学教育系统建设,申报并获批"重庆市放射诊断中心"。2014 年 3 月成立远程医学中心后,固化了远程医疗服务管理运行机制,面向各医疗机构开展技术帮扶、协作托管等服务合作。2017 年 5 月上线了远程放疗计划系统,同年 8 月上线了重庆市首个中美远程会诊系统,获批"重庆市病理、心电图远程诊疗基地"。2018 年 5 月成为"国家远程医疗与互联网医学中心重庆协同中心"。2020 年 8 月加入重庆市 5G 医疗专网及 5G 医疗卫生服务协同平台,开通远程超声服务并牵头 5G 远程会诊试点工作。

## 三、医疗服务资源整合工作

截至 2021 年底,重医一院累计派出专家执行帮扶任务 2 509 人次,帮扶各托管医院获批市级临床重点/特色专科 118 个、市级区域重点学科 61 个、区县级临床重点/特色专科 119 个,指导开展新/特色技术 3 884 个,获批教学医院 31 个、住院医师规范化培训基地 60 个、继续教育项目 4 122 个,获批科研立项 1 684 项,发表各级各类论文 7 324 篇,医院集团品牌已见成效。专科联盟举办线上、线下学术交流活动 300 余次,培训专科联盟成员单位达 34 万人次。远程医学中心累计提供各类远程医疗服务超过 130 万例次,服务能力位居全市第一,西部领先,通过远程医疗协作网获取优质医疗服务的患者直接节约交通、挂号、住宿等费用超过 3 亿元。远程医学教育直播 154 场,覆盖基层近 5.8 万人次,上传覆盖各类教育层次的视频教材 463 部供在线医院免费 24 小时点播。

## 四、落实与丰富医联体建设政策

### (一)加强对基层能力的建设

充分考虑基层卫生服务的特点,注重基层机构"六位一体"功能的开展,通过鼓励基层与片区居民签约,发挥网底的预防、保健、康复等功能,促进"医联体"向区域健康管理体转变。同时,基于基层本身资源不足又承担着大量公益性服务的特点,在鼓励"医联体"带动基层发展的同时,政府有责任通过为其制定有区别于医院的补偿制度,提供基础设施建设的保障、加大对全科医师等人才的培养力度等,努力提高基层与核心医院服务同质化程度,减少因核心医院差异造成的地域间基层医疗水平差异,为分级诊疗奠定基础。并通过医保政策的改革,鼓励"医联体"关注基层健康管理的实施。

### (二)加强纽带向紧密联合推进

"医联体"内的各成员应当求同存异,积极寻求利益共同点。政府在加强顶层规划的同时,充分考虑不同层级医疗机构间整合的动力问题,尽快完善相应制度,明确上级医院对下级医院进行资源下沉应当获得的回报,保障上级机构医务人员的劳动价值得到应有的体现。此外,应针对"医联体"的特点,尽快完善考核监督机制,至少先将各医疗机构参加"医联体"的情况纳入考核标准,促进"医联体"运行的规范化。

### (三)在制度变革中打破整合障碍

探索以"医联体"为单位的总额预付制,鼓励"医联体"中的基层机构与区域内的患者签约,在改变"民联体"内不同医疗机构之间报销不畅情况的同时,增强"医联体"进行区域健康管理的动力,促进"医联体"向区域健康管理组织转变。

## 五、建立长效运营机制

主要从以下几个方面建立多方共赢的长效机制。

1. 建立完善医联体运行机制

医院集团逐步完善医联体内部运行机制,根据实际情况,先后出台《医院集团(医联体)管理暂行办法》《远程医学服务项目管理规范(试行)》《远程医学服务项目管理规范(试行)》《重庆医科大学附属第一医院关于挂职副院长、挂职科主任等帮扶人员管理办法(试行)》等相关文件,明确医院集团内部的组织管理、实施细则及考核等。

2. 派驻管理专家,加强医联体成员单位的管理

长期派驻具有一定管理经验的高级职称专家到托管医院担任常务副院长,任命 8~10 名学科专家担任托管医院特聘专家,每个月派遣 3~6 人以科室团队(中高级职称医师及护理骨

干)形式到基层医院,重点加强医院的医疗技术和管理帮扶。

3."科室共建,师带徒",提升技术水平

派出医疗团队以专家坐诊、查房指导、专科培训、手术操作指导、专题讲座、学术活动等形式促进托管医院医疗技术水平的提升。指导和支持基层医院治疗疑难重症,帮助开展新技术、新项目,形成"科室对科室,师带徒一对一"的帮扶关系,双方科室与人员无缝链接。

4.帮助基层青年人才队伍

设立优秀中青年人才培养专项基金,每年从各托管医院选拔10~15名重点中青年优秀人才,资助其赴国外做访问学者或国内优秀单位进行专业培训、研修,着重培训专科人才或专项技术人才。

5.帮扶指导基层学科建设

通过实施学科答辩、科研申报答辩、教学比赛等形式,指导各托管医院进行学科建设,指导帮助打造或申报重点学科或重点专科。

6.促进双向转诊

与托管医院间建立畅通的绿色通道,实现双向转诊。医院联盟内建立双向转诊"联络员"制度,专人负责转诊患者的全程服务,进一步畅通双向转诊绿色通道。医联体内建立延伸服务机制,解除患者对"向下转"的担心,为下转医院提供后续完整治疗方案;上级医师不定期进行网络查房,必要时到下级医院对已下转患者进行查房指导后续治疗,必要时,主管医师应对转诊患者进行随访;加强对转诊医院医务人员的业务指导,定期组织转诊协作医院召开双向转诊联席会议,分析、总结转诊情况,持续改进双向转诊工作。2021年,双向转诊上转4 631人次,上转率5.46%;下转10 508人次,下转率12.39%。

7.推进"互联网+"远程医疗

2020年12月底,重医一院互联网医院正式上线,覆盖全院35个科室。

## 第三节 以区域城市医疗集团为核心医联体业务开展情况

### 一、与区内开展的业务

"重医一院医院集团"包含17家市内托管医院,通过派驻管理专家、派出医疗团队,科室共建、学科共建、人才共建,开设转诊绿色通道、检查互认、技术互用,开展新技术合作、科研合作,教学合作等途径提升托管医院服务能力。远程医疗协作网现有医疗机构147家,范围覆盖了重庆市35个区县,提供了以会诊、诊断、教育为主的"基本""扩展""创新"三大类共12项服务功能。

### 二、与区外开展的业务

医院集团对5家市外医院进行帮扶,即西藏自治区昌都市人民医院、新疆维吾尔自治区石河子市人民医院、陕西省渭南市人民医院、陕西省富平县医院、海南省万宁市人民医院;专科联盟覆盖四川、贵州、云南、西藏、新疆、陕西、湖北、广东和海南等地。远程医疗协作网面向琼、川、黔、藏、鄂等地开展远程会诊、远程诊断、远程教育等业务。

## 第四节 以区域城市医疗集团为 核心医联体应用效果

### 一、基层医疗机构综合能力显著提升

远程医学中心累计提供各类远程医疗服务超过 130 万例次,为患者直接节约交通、挂号、住宿等费用超过 3 亿元。远程医学教育直播 154 场,覆盖基层近 5.8 万人次,上传覆盖各类教育层次的视频教材 463 部,供在线医院免费 24 小时点播。重医一院医院集团帮扶各托管医院获批市级临床重点 / 特色专科 118 个、市级区域重点学科 61 个、区县级临床重点 / 特色专科 119 个,指导开展新 / 特色技术 3 884 个,获批教学医院 31 个、住院医师规范化培训基地 60 个、继续教育项目 4 122 个,获批科研立项 1 684 项,发表各级各类论文 7 324 篇,提升了基层医疗机构管理和服务能力。

### 二、充分发挥了重医一院的龙头作用

一是组建了重医一院医院集团,通过派驻管理专家、派出医疗团队,科室共建,学科共建、人才共建,开设转诊绿色通道、检查互认、技术互用,开展新技术合作、科研合作,教学合作等纽带进行合作。

二是专科联盟以医院特色专科技术力量为支撑,充分发挥医学中心、临床医学研究中心及其协同网络的作用,以专科协作为纽带,形成补位发展模式,提升疾病救治能力。

三是远程医疗面向基层、边远和欠发达地区提供远程医疗、远程教学、远程培训等服务,利用信息化手段促进资源纵向流动,提高优质医疗资源可及性和医疗服务整体效率。

### 三、获得社会各界广泛赞誉

据不完全统计,各级领导、国内外嘉宾、同行 3 500 余人次参观访问远程医学中心逾百次,通过远程医疗协作网获取优质医疗服务的患者直接节约交通、挂号、住宿等费用超过 3 亿元。在国家卫生健康委通报表扬的 2015—2017 年改善医疗服务先进典型中,重医一院以《构建远程协作网络 改善患者就医感受》荣获"优质服务示范医院"称号。2018 年以远程医疗在"互联网 + 健康扶贫"上的积极应用,荣获互联网医疗健康行业"墨提斯奖"。2018年,《远程教育 帮基层培养好护士》《远程协作 解决的不仅是距离难题》先后在《健康报》刊载。《远程医疗 让医疗服务不再遥远》作为创新案例收入《向善之道——2018 年度改善医疗服务行动典型案例》案例汇编。2019 年,由中国医学装备协会远程医疗与信息技术分会主办,重医一院承办的"2019 远程医疗与智能装备技术发展峰会西部论坛"在重庆成功召开,来自我国西部及其他地区卫生健康委、医院、高校及从事远程医疗服务与智能装备制造领域企业等 600 余位代表参会,极大地推进了西部地区远程医疗与互联网医学体系的建设和发展。2020 年,国家卫生健康委发文通报表扬 2018—2020 年改善医疗服务先进典型,重医一院远程医疗一举荣获"先进典型医院""先进典型科室""先进典型个人"三项称号。重医一院荣获健康界"2021 全国医院医联体建设实践案例征集活动"全国十佳"远程医疗协作典范单位"称号。

## 第五节　典型应用案例介绍

　　重医一院帮助西藏自治区昌都市人民医院顺利通过"三甲"评审,推进"五大中心"建设,并支持开展远程心电诊断、影像诊断、病理诊断项目。2021年4月与昌都人民医院开展远程心电合作,共提供远程诊断超万例。重医一院病理科副主任曹友德作为长期柔性援藏专家,为其提供病理相关知识和技术指导。从2019年至今,昌都市人民医院已选派3名专业技术人员前往我院病理诊断中心学习。2021年7月,昌都人民医院成功完成首例术中快速冰冻切片技术诊断。

# 第二十二章

# 江西省远程医疗协作网建设应用案例

## 第一节  建成覆盖全省的远程医疗服务体系

为贯彻落实《卫生计生委关于推进医疗机构远程医疗服务的意见》(国卫医发〔2014〕51号),加强全省远程医疗服务体系建设,江西省卫生健康委通过强化顶层设计、探索试点、先行搭建全省平台、制定配套政策等一系列举措,大力推行远程医疗服务,促进优质医疗资源下沉。

### 一、强化顶层规划设计

2017年7月,江西省卫生健康委印发《江西省远程医疗服务体系建设规划(2017—2020年)》,提出本省远程医疗服务体系建设的总体目标,明确了建立远程医疗政策管理体系、服务体系、信息技术体系、服务运维体系等四项重点任务,要求建设省级远程医疗服务平台,制订远程医疗服务流程和考核标准,加强各级医疗机构远程医疗会诊室建设和从业人员培训等工作,逐步实现远程医疗服务省、市、县、乡四级全覆盖,保障全省远程医疗服务体系"一网式服务,一网式监管"。

为整合优质医疗资源,2019年8月江西省卫生健康委建立了江西省远程医疗协同服务管理系统(以下简称"省远程医疗系统")。旨在建设"1+X"模式的江西省远程医疗协同平台,坚持"全省一盘棋",即以"江西省远程医学中心"为核心,联网接入"省内15所省直医院、81所县级综合医院、109所新冠病毒感染医疗救治定点医院、国家贫困县的48所乡镇卫生院,以及省外对口支援的湖北省随州市9所新冠病毒感染医疗救治定点医院,北上广15所知名医院等",实现多地同步开展远程会诊、教学培训、救治指导等,并不断扩容,探索构建覆盖省、市、县、乡的四级远程医疗服务体系,确保全省远程医疗服务体系"一网式服务,一网式监管"。

### 二、建成全省统一的远程医疗系统

江西省远程医疗系统由远程会诊、远程影像、远程心电、远程教育、远程预约、远程监护、远程病理、手术示教、远程医疗监管9个板块组成,拟分3期开展建设。2019年8月,江西省远程医疗协同平台(一期)基本搭建完成,省内对接15所省直医院与81所县级综合医院,具备远程会诊、远程影像、远程教学等服务功能,创新远程医疗服务模式,大力推行远程医疗。

### 三、试点开展远程医疗系统实时对接工作

根据项目建设要求,江西省远程医疗系统须以实时接口的方式与医院信息化系统(包括 HIS、LIS、PACS 等,其中以 PACS 作为优先接入对象)或设备进行对接,涉及数据类型包括患者基础信息类、检查检验类、临床类、影像信息类等。2021 年,江西省卫生健康委遴选 4 所省直医院、11 所县级综合医院试点开展实时对接工作,探索形成可复制、可推广的远程医疗应用新模式。

## 第二节　推进运营服务保障体系建设

### 一、探索试点先行

在省级规划出台之前,省级医院也纷纷利用现有条件,以"远程医疗协作网"模式推进医联体建设,牵头建立了各自的远程医疗系统。此外,部分市县级医疗机构也结合自身实际,通过政府投入、自身建设、企业资助等多种途径,探索开展了远程医疗建设试点,相关应用工作正在逐步推进。

### 二、制定配套政策

2018 年 3 月,江西省卫生健康委出台《江西省远程医疗服务机构及从业人员管理规范(试行)》,提出远程医疗会诊室的配置要求,明确从业人员的执业条件、行为规范,并对远程医疗质量安全与考核监督进行细化,提出将医疗机构和医务人员参与远程医疗服务的情况,列入医疗机构校验管理和医务人员年度考核、医德医风考评等内容,作为医疗机构等级评审、医务人员职称评定、评先评优的依据之一。

### 三、出台医保支付政策

2015 年 12 月,江西省发展改革委和省卫生计生委联合印发《关于核定新增医疗服务项目价格的通知》,其中明确远程医疗服务收费项目,如远程会诊 600 元 / 时;远程病理 300 元 / 次(同步),280 元 / 次(非同步)。服务价格自 2016 年 1 月 1 日起试行,试行期两年,2018 年 1 月到期。

根据《国家医疗保障局关于完善"互联网 +"医疗服务价格和医保支付政策的指导意见》(医保发〔2019〕47 号),2020 年 3 月,江西省医保局印发《江西省医疗保障局关于制定第一批"互联网 +"医疗服务项目价格和医保支付政策的通知》,明确将远程会诊、远程影像、远程病理等 3 个远程医疗服务项目纳入医疗服务价格项目,由医疗机构自主定价,并向医疗保障部门报备。

### 四、加大培训力度

为提高远程医疗服务从业人员的理论和实践水平,进一步推广应用远程医疗,江西省卫生健康委定期举办全省远程医疗推广应用培训班。解读国家及省内有关远程医疗政策文件,

介绍全省远程医疗服务开展情况,讲解全省远程医疗服务开展模式,培训远程医疗服务管理流程及应用软件操作,交流各地工作经验,推动远程医疗服务安全、有序开展。

## 第三节 推进分级诊疗业务体系建设

医联体建设是顺应时代变化、适应新时代百姓健康需求而形成的重大医改举措,有助于重构和完善基本医疗卫生服务体系。为探索医联体建设,结合实际情况,江西省人民医院(南昌医学院第一附属医院)在 2016 年初建立省内首个省级远程会诊中心,将远程医疗作为推动医联体建设的主要措施,创新发展模式,大力推行远程医疗服务,与省内 120 余家医疗机构建立远程医疗合作,架起了一条"乡镇级 - 县市级 - 省级 - 国家级 - 国际"五级诊疗高速通道,推进"基层首诊、双向转诊、急慢分治、上下联动"分级诊疗落地,探索出一种符合江西省情的"互联网医联体"融合模式。

### 一、积极推进远程医疗业务工作

江西省人民医院积极探索,科学制订工作制度和实施方案,建立绩效考核机制,大力帮扶基层医院开展远程医疗活动,有效提升了基层医疗服务水平。

#### (一)科学制订工作制度和实施方案

为建立远程会诊管理运行长效机制,医院组建专家库,制定《江西省人民医院远程会诊工作制度(试行)》和《江西省人民医院推进远程医疗服务实施方案(试行)》,从远程会诊流程、会诊管理、责任认定、绩效考核等方面具体规定,为江西省推进远程医疗服务进行有益探索,积累宝贵经验。

#### (二)积极拓展远程医疗服务项目

不断完善远程医疗平台建设,积极拓宽远程医疗服务项目。心内科通过互联网平台开展远程手术指导、术中质控和术后随访等工作。2016 年 5 月 14 日,省人民医院与兴国县人民医院开展首例远程视频会诊。2017 年 3 月 10 日,与中日友好医院开展首例远程视频会诊,让江西百姓足不出户可享受北京优质医疗资源。2018 年 8 月 9 日,远程大课堂邀请外国专家进行授课,80 余家联网医院在线听课。2021 年 10 月底开始向新疆阿克陶县域内征集需要申请会诊的疑难病例,启动免费"赣新远程会诊",与新疆各族群众共享优质医疗资源。

#### (三)营造良好舆论氛围

通过网站、微信等媒介广泛宣传远程医疗工作的重要意义和有关政策措施,努力营造有利于推进远程医疗工作的良好舆论氛围。2018 年 6 月 1 日—2018 年 6 月 2 日,省人民医院成功举办"江西省首届远程医疗应用与发展学术研讨会",获得业内专家和同仁们的好评,取得良好的培训效果。2022 年 4 月,江西省人民医院与阿克陶县人民医院成功开展首次远程课堂,在架起一座民族团结桥梁的同时,推进了"赣新"两地交往交流交融。

### 二、创新远程医疗服务新模式

在推进远程医疗进程中,江西省人民医院积极创新远程医疗服务模式,提升了医疗质量和医疗服务水平,极大提升了人民群众就医体验感,体现了公立医院的公益性。

**（一）创新开展远程医疗服务活动**

先后开展了远程心电监护、临床交互视频会诊、多学科会诊、远程影像诊断等服务。2015 年 7 月,医院在省内率先开展远程心电监护,截至目前已累计完成远程心电监护 75 249 人次,显著提高基层医疗机构的心血管事件诊断和防治能力,形成从筛查发现危险先兆 - 分级诊疗 - 康复随访监护的现代医疗服务体系。

**（二）率先开展远程护理会诊**

依托远程医疗系统,增设护理会诊功能,开通糖尿病、静脉输液治疗、重症以及伤口造口四个护理专科会诊。2017 年 8 月 11 日,江西省人民医院与修水县第一人民医院开展省内首例远程护理会诊,赢得了基层群众和医务人员的认可和赞许。

**（三）让江西百姓看病享受"同城待遇"**

积极与中日友好医院、中国人民解放军总医院、中南大学湘雅医院等国内外知名医院合作,引进国家级医疗资源,开展远程医疗业务,惠及江西人民群众。并主动邀请基层医院与远程医疗协同平台联网。2017 年 5 月 6 日,中日友好医院、江西省人民医院、于都县第二人民医院、于都县葛坳乡卫生院"四级远程平台"成功对接,标志着江西老百姓足不出户就可享受北京优质诊疗服务。

**（四）率先建立基于 5G+VR 的云端沉浸式冠脉介入手术仿真交互技术的培训平台**

2020 年,通过该技术能有效且系统地针对血管疾病介入医学领域进行专科教学,将最先进的 VR/MR 与医疗进行产学研多点融合,利用江西省在虚拟现实产业方面的优势地位,让 VR/MR 为医疗产业赋能,驱动产业创新,从而推动江西省医疗产业发展,特别是医师培训、继续教育等方面,提升江西省专科教学人才培养能力和效率,进一步保障人民的身体健康和生命安全。

**（五）依托"远程医疗协同平台"建设胸痛中心、房颤中心**

以实施"改善群众就医体验"主体活动为契机,整合全院人力、物力资源,以远程会诊中心为牵头单位,依托远程心电监护建立胸痛中心、房颤中心,构建科学的急性心脑血管疾病区域协同医疗救治体系。

## 三、推动远程医疗服务持续健康发展

虽然医院在远程医疗模式发展上做了大量探索工作,也取得了一些成效,但与发达国家相比仍有一定的提升空间。另外,现阶段我国远程医疗服务的相关法律法规、行业标准、收费标准等方面有待完善,而医务人员的积极性有待提高则是影响远程医疗长久发展的重要因素。针对目前现状与问题,提出以下建议。

**（一）完善远程医疗服务补偿机制**

一方面,建议根据目前国内大医院远程会诊收费标准,增加相应的医疗服务收费项目,并完善远程医疗服务补偿机制。如临床点名、加急会诊、影像会诊等项目增加收费标准。另一方面,将远程医疗服务费用纳入医保报销范围。

**（二）完善远程医疗服务法律法规和标准**

亟待探索出一套切实可行的远程医疗运营方案和保障机制,对业务核定、绩效考核、会诊质控等作出明确要求,以保障远程医疗服务持续健康发展。

### （三）实现区域医疗信息无缝对接

目前,由于各医疗机构的信息系统、音视频设备、网络环境各不一致,医疗信息不能共享,无法实现区域远程医疗单位之间互联互通。仍需要对信息系统进行改造、升级,创建一种基于数据共享的"远程医疗信息系统""信息共享与管理"的新模式,对提高医疗质量以及管理水平具有重要意义。

基于医联体的远程医疗服务模式可有效整合医疗资源,将其更好地应用在健康生活中。医联体内部医疗机构在此服务模式下联系更加紧密,使医学信息打破"孤岛",实现互联互通。"互联网医联体"融合模式是一种新思路,能够优化资源配置,实现通过多途径培养更多的临床人才,更好地为健康江西服务。

## 第四节　先行探索"互联网+护理服务"

鉴于医疗资源分布不均衡、老龄化趋势严重、慢性病增长快、护士短缺等现状,传统面对面服务模式无法满足健康需求,而远程医疗可有效弥补这些不足。作为远程医疗的分支,远程护理突破了时间、空间、人力的限制,凸显"互联网+"的内涵,展现出更加广阔的应用前景。江西省人民医院创新发展模式,帮扶基层医院开展包括"互联网+医疗""互联网+护理""互联网+教学"以及基层医院联网对接的远程医疗,并取得了一些有益经验。

2017年,江西省人民医院先行先试,在做好远程医疗会诊的基础上,基于远程医疗系统,增设远程护理会诊功能,开通糖尿病、静脉输液治疗、重症以及伤口造口四个护理专科会诊,开展远程护理会诊、远程心电监测等服务项目。

2017年8月11日,江西省人民医院与修水县第一人民医院开展了江西省首例远程护理会诊。同年10月,医院启动"远程大课堂"活动,让基层医务人员不受地域、空间的限制,足不出户共享优质医疗教育资源,极大地提高了基层医务人员的满意度。

同时,远程护理也拓宽了本院护士的工作场所,尤其让一些年纪较大或者是身体上难以胜任临床一线工作的护士继续留在护理工作岗位,将她们丰富的临床知识和实践经验通过远程医疗平台服务患者,提高了护士的成就感和满意度,增强了护理人员的创新意识。

医院还依托远程医疗系统,构建专科护理联盟,以实施"改善群众就医体验"的主题活动为契机,整合全院人力物力资源,建立神经内科、消毒供应、糖尿病及呼吸等专科护理联盟。

同时,积极发明智能可穿戴式设备,探索老年患者远程健康监测。2018年,医院自主研发的可穿戴式智能看护手套,获得外观设计、实用新型专利、商标等知识产权,申报发明专利,立项江西省科技成果转化项目,获得2021年江西省科学技术成果证书。

"互联网+护理服务"为解决我国人口老龄化带来的老年人养老医疗等问题提供了一种新的思路和视角。江西省人民医院在"互联网+医疗健康"方面起步较早,2015年年底就组建起一个覆盖全省的远程医疗协同平台。在做好"互联网+医疗"的基础上,从2017年开始,积极探索"互联网+护理服务"模式,创新开展临床护理视频会诊、多学科会诊、远程护理课堂等项目,满足了基层医院的护理服务需要,切实提升了基层医疗护理服务水平。

## 第五节　远程医疗服务体系建设应用成效

### 一、近年来业务开展情况

当前,医联体建设有四种组织模式:①城市医联体(即医疗联合体);②县域医共体(即医疗共同体);③跨区域的专科联盟;④远程医疗协作网。其中,远程医疗协作网是当前医联体建设与发展的重要内容,有助于重构和完善基本医疗卫生服务体系。

目前,远程医疗服务系统建设模式主要包括省平台统一远程医疗系统和医疗机构自建远程医疗系统等模式。

**(一)不断拓展接入医疗机构数量**

为规范有序推进全省远程医疗服务体系建设,优化医疗资源配置促进优质医疗资源下沉,江西省卫生健康委在 2019 年 8 月建立了省远程医疗系统,已接入 15 所省直医院、81 所县级综合医院及新型冠状病毒感染医疗救治定点医院。2020 年新型冠状病毒感染疫情发生以来,依托省远程医疗系统,积极组织省直医院开展线上会诊活动,省内接入 109 所新型冠状病毒感染医疗救治定点医院、省外接入对口支援的湖北省随州市新型冠状病毒感染医疗救治定点医院、实现多地同步开展远程会诊、教学培训、救治指导等,架起了一条“覆盖省内、跨越省界”的诊疗高速公路,为提高新型冠状病毒感染患者救治质量发挥了重要作用。2020 年 2 月 27 日,中央电视台《新闻联播》《战疫情特别报道》等节目对江西利用远程医疗工作情况进行了报道。

2020 年 4 月 25 日,基于省级远程医疗协同平台,搭建“中国与乌兹别克斯坦远程医疗系统”,协助乌方有效防控疫情,为乌方留下一支“带不走的中方医疗队”。2020 年 7 月 22 日,江西省新开通“中白跨国远程会诊通道”,双方通过跨国远程医疗的方式,深入交流分享抗疫经验,协助“白方”(白俄罗斯维捷布斯克州)有效防控疫情。

2021 年 1 月 28 日,江西省卫生健康委依托省远程医疗协同平台,开展全省医疗机构新型冠状病毒感染疫情防控(医院感染控制)知识宣贯培训。培训采取“现场 + 互联网”的方式,由江西省人民医院、南昌大学第一附属医院组成的专家在主会场(江西省人民医院)专题授课、现场解答,并开展远程会诊、咨询活动,各分会场远程参与活动。省内 96 所远程医疗项目医院(15 所省直医院、81 所县级综合医院)和新型冠状病毒感染医疗救治定点医院,以及对口支援随州市部分新型冠状病毒感染医疗救治定点医院作为分会场远程参与此次培训。同时,邀请了 11 所设区市级医院、贫困县 48 所临床服务能力提升项目卫生院参与培训。2021 年 3 月 23 日,江西省卫生健康委印发《关于推进省远程医疗系统建设提高运转效率的通知》,要求项目医院加强会诊室建设、推进常态化远程医疗服务,并遴选部分医院开展远程医疗系统实时对接工作,于 2021 年 9 月顺利完成试点实时对接工作。

**(二)全省各级医疗机构不断强化内部远程医疗业务建设**

在省远程医疗平台建设同时,部分省市县级医院也结合自身实际,通过政府投入、自身筹资等多种途径,以“远程医疗协作网”模式,分别牵头建立了各自的远程医疗系统,接受基层医疗机构发起的远程医疗申请,积极为基层群众开展远程会诊、远程影像诊断等医疗服务。2021 年 5 月数据显示,省人民医院在 2015 年 12 月建立远程会诊中心以来,远程医系统覆盖了省内 100 个县(市、区),累计开展远程视频会诊 2 125 例、远程影像 3 146 例、远程心电 30 万余例、申请省外会诊 97 例;南昌大学第一附属医院在 2016 年建立远程会诊中心,医院远程医疗系统覆盖了省内 100 个县(市、区),累计开展远程医疗服务总计达到 30 多万例次;宜春市人民医院在 2018 年建立远程医疗平台,对接 115 家基层单位,累计开展远程会议 878 例、远程影像 21 728 例、远程心电 11 658 例、远程病理 130 例、远程教育服务近 3 000 人次;永新县人民医院于 2014 年依托国家科技惠民计划项目——"永新县健康服务平台构建和常见多发病防治技术应用示范",建立起"1+X"模式的县远程医疗服务平台,即以县人民医院为中心,向上连接首都医科大学宣武医院、中日友好医院和江西省人民医院等省内外 30 余家医院,向下连接 8 所卫生院,架起了一条"国家 - 省 - 县 - 乡四级诊疗高速公路",截至 2021 年 5 月,累计完成 2 657 例(其中省外 1 508 例、省内 1 149 例)疑难病例远程会诊。

据全省各地市卫生健康委上报的数据显示(省直医院未纳入此次统计范畴),截至 2021 年 5 月,全省开展远程医疗服务例次累计达 427 715 例次(远程视频会诊 39 504 例次、远程影像 104 452 例次、远程教育 48 262 例次、远程心电 192 823 例次、远程病理 37 609 例次、申请省外 5 061 例次、其他 4 例次)。

## 二、在援疆工作中发挥的作用

### (一)构建"15+1"模式远程医疗协作网,共享江西优质医疗资源

搭建对口支援新疆维吾尔自治区阿克陶县"15+1"模式远程医疗协作网,启动"赣新"免费远程会诊,向阿克陶县域内征集需要会诊的疑难病例,邀请江西省相应领域的知名专家,探讨临床诊疗策略,提供权威诊疗方案,让"远水"也能解"近渴"。截至 2022 年 7 月 29 日,与江西各大医院累计完成远程会诊 123 例新疆维吾尔自治区疑难病例(包括多学科远程会诊、远程影像等)、定期开展远程教学,自治区累计为基层医疗机构完成远程影像诊断等远程医疗服务 2.1 万余例。

### (二)创新远程医疗服务模式,大力推行远程医疗

阿克陶县人民医院向下与 15 家乡镇卫生院建立了区域远程影像系统,向上与新疆医科大学远程医学中心、新疆维吾尔自治区人民医院远程医学中心等上级医院对接,同时试点对接江西省远程医疗系统,改变传统"点对点"对接模式,启动"点对多点"对接模式,架起了一条"赣新"两地诊疗高速公路。2021 年 11 月 17 日,阿克陶县人民医院与江西省人民医院正式联网,开展首例"赣新"远程会诊;通过远程医疗系统,江西省级专家指导阿克陶多名重症疑难病例患者救治。2022 年 5 月 17 日,江西省人民医院与新疆维吾尔自治区阿克陶县基层医疗机构开启"省 - 县 - 乡"三级远程影像诊断新模式。

### (三)探索"线上线下"相结合的对口支援模式,全方位助力医疗援疆

通过建立江西省对口支援新疆维吾尔自治区阿克陶县远程医疗协作网,架起一条"赣新"两地诊疗"高速路",创新推广应用远程医疗,探索"线上线下"相结合的对口支援模式。并做到在机制上联建、技术上联网、服务上联心,充分发挥远程医疗平台优势、专家资源优势、对口支援优势,在技术指导、科研教学等方面更好地发挥支撑作用,全方位助力援疆工作,给阿克陶留下一支"带不走的医疗队"。

### 三、取得主要成效

#### （一）满足了患者特别是边远地区患者的医疗服务需求

建立远程会诊平台，"面对面"会诊打破了地域和时间的限制，为患者节省看病时间的同时更为患者带来极大的便利。特别是偏远地区的患者，在当地医疗机构，就能够通过远程会诊系统享受到省级专家甚至北上广大医院知名专家的高质量诊疗服务，既节省了大笔就医费用，又免受了往返奔波之苦。

#### （二）提升了基层医疗服务能力和水平

远程医疗具有方便、快捷、有效等优势，不仅让边远地区的患者获得了更加便捷的医疗帮助，同时也在一定程度上改善了医学资源分布不均的现状，提高了基层医疗服务能力和水平。

#### （三）扩大了医疗机构之间的合作力度

依托省远程医疗协同平台，创新建立"覆盖省内、连接国内、跨越国界的远程医疗系统"，增强了合作医院间的黏度，扩大了相互合作力度，使医学资源、专家资源、技术设备资源充分共享，创造符合江西省情的远程医疗建设新模式，同时极大地提高了江西省远程医疗协同平台的影响力和辐射力。

### 四、典型应用案例

#### （一）首例远程医疗护理会诊纪实

岳大叔是江西省修水县的一位重度糖尿病患者，7 年前曾因糖尿病足烂掉了右脚的 2 个脚趾。3 年前其右小腿下段又开始出现大面积溃烂，伤口经久不愈，而且疼痛逐渐加重，生活不能完全自理。

2017 年 8 月初，岳大叔长期就诊的修水县第一人民医院护理部向江西省人民医院远程会诊中心提出护理会诊申请，请求给予指导帮助。接到会诊申请后，医院高度重视，护理部副主任刘琳立刻组织护理专家成立远程护理会诊专家组，对护理问题进行详细的讨论和准备。2017 年 8 月 11 日，该病例通过远程会诊中心进行远程会诊，让岳大叔"足不出户"享受到了省级医院的服务。这次会诊也是医院在护理方面远程会诊的首次尝试。

经过几个月的指导治疗，岳大叔的病情得到初步控制，但由于右下肢血管闭塞严重，难以解决根本问题。2017 年 12 月 20 日，在江西省人民医院远程会诊中心、护理部等部门的协调下，岳大叔从修水县第一人民医院转到江西省人民医院治疗。2017 年 12 月 25 日，医院为岳大叔做了右下肢血管造影加支架植入术。术后岳大叔右下肢行走疼痛感明显好转，但创面愈合成为接下来面临的最大难题。

经专家会诊，2018 年 1 月 10 日，医院为患者实施了"胫骨横向骨搬移"和创面清创加负压封闭引流术。术后次日，右下肢疼痛消失，右足对冷热刺激也有了感觉。术后 8 天拆除敷料后，发现创面已布满新鲜红润的肉芽组织，为植皮创造了良好的条件。1 月 19 日，岳大叔接受了最后一次手术——中厚皮片植皮术，1 月 31 日出院前换药时发现植皮已全部存活。

#### （二）将护理融入多学科远程医疗会诊

2019 年 3 月 11 日下午，在江西省人民医院远程会诊中心，由该院胃肠外科医疗和护理专家组成的会诊专家组通过远程会诊系统给修水县第一人民医院的一个疑难病例进行多学科远程会诊。

和往常会诊不同的是,护理专家参与了此次多学科远程会诊并提出会诊意见,这也是该院在 2017 年开展首例远程护理会诊和首次远程护理大课堂之后,推出"互联网 + 护理"服务的又一新举措——将护理融入多学科远程会诊。

患者是修水县的一位妇女,她因"阴道不规则出血 1 年,宫颈癌放化疗后半月,阴道大出血 2 天",于 2019 年 3 月 2 日入修水县第一人民医院治疗。2019 年 3 月 6 日,患者开始出现阴道流出大便样物,考虑子宫结肠瘘可能性较大,治疗和护理面临一系列难题,迫切需要得到专家的指导,制定最佳治疗和护理方案。因此,修水县第一人民医院向医联体核心医院——江西省人民医院提出申请,请求远程会诊指导。结合患者目前的病情,江西省人民医院成立了由医疗和护理专家组成的远程会诊专家组。在 2019 年 3 月 11 日下午的会诊连线中,江西省人民医院的专家组通过远程会诊平台与修水县第一人民医院的医护专家组"面对面"进行了病情讨论,给予了指导性建议,并对患者的治疗和护理明确了下一步的方案和措施。会诊结束后 2 天,医院对患者家属进行回访,患者家属表示满意。

**(三)资源共享 远水也能解近渴——阿克陶县人民医院与江西省人民医院成功开展首次"赣新"免费远程会诊**

随着 5G 时代的到来,"互联网 + 医疗"惠及越来越多的基层群众。今天,远在新疆维吾尔自治区阿克陶县的群众找国内知名专家"面对面"免费看病指导也成为了现实。

2021 年 11 月 17 日北京时间 13 时,阿克陶县人民医院正式开启与江西省远程医疗协同平台的联网,一场跨越近万里的阿克陶 - 江西远程会诊就此展开。通过江西省远程医疗系统"零距离"交流,对阿克陶县人民医院一位疑难病例进行了会诊。

江西第十批(第二期)援疆医疗队参加了会诊活动。阿克陶县维吾尔医医院专家团队参加远程学习。

患者因活动后心慌、胸闷、气短 3 年,加重 2 天而于 2021 年 11 月 15 日入院治疗。根据患者既往史和相关检查结果,诊断为冠状动脉粥样硬化性心脏病(以下简称"冠心病")、不稳定型心绞痛。病情反复发作,随时有生命危险。此时,亟须请权威专家指导制定更加有效的治疗方案,来控制病情继续进展。而新疆维吾尔自治区阿克陶县地处祖国西陲,距离北京 4 000 多公里,就是距离省会乌鲁木齐也有 1 500 多公里,转诊不便,适合推广应用远程医疗。因此,阿克陶县人民医院的专家团队第一时间想到了向江西省远程医疗协同平台申请"赣陶"免费远程会诊。

会诊结束后,江西省专家还可提供远程随访,实时跟进患者治疗情况。依托江西省远程医疗协同平台(覆盖省内 15 家省直医院、81 家县级综合医院以及新冠病毒感染医疗救治定点医院),相当于江西优质专家资源可供阿克陶县各族群众选择,让"远水"也能解"近渴"。

为推广应用远程医疗,共享江西优质医疗资源,阿克陶县人民医院远程医学中心在 10 月启动了免费"赣新"远程会诊活动,并向阿克陶县域内征集疑难病例。江西省卫生健康委将根据病例情况,邀请相应领域的江西知名专家,与院内专家进行"面对面"交流,探讨临床诊疗策略,提供权威、专业的诊疗方案,为患者的进一步治疗保驾护航。

# 第六节 存在的困难和工作建议

## 一、存在的困难

### （一）远程医疗服务平台运营缺乏支撑

据 2021 年 5 月调研,省内个别县医院牵头建立的远程医疗服务平台,前期建设、运营等资金主要依托国家科技惠民计划项目。如高血压、糖尿病等慢性病管理监测设备,由于人员和维护资金等问题,现开展相关服务项目面临困难。此外,县级平台后续的维护、运营等所需经费较多,省里和县级财政尚未有专项资金投入,给完善远程医疗服务体系建设带来较大困难。

### （二）医疗机构信息系统建设标准不一

当前,各级各类医疗机构均注重加强信息化建设,主要系统包括 HIS、RIS、PACS 和 LIS 等,但由于建设时间不一,部分医疗机构系统和数据结构不一致,不能有效地集成整合,信息难以交换和共享,影响远程医疗服务质量和效率。

### （三）配套政策有待进一步健全完善

近年来,国家对远程医疗已先后发布了一系列标准和规范,对远程医疗事业的健康发展起到了重要推动作用。为贯彻落实国务院办公厅《关于促进"互联网＋医疗健康"发展的意见》(国办发〔2018〕26 号)、《国家医保局关于完善"互联网＋"医疗服务价格和医保支付政策的指导意见》(医保发〔2019〕47 号)等文件精神,江西省积极推动"互联网＋"医疗服务健康发展,支持"互联网＋"＋医疗等新型服务模式发展。2020 年,江西省医保局制订出台了《关于制定第一批"互联网＋"医疗服务项目价格和医保支付政策的通知》(赣医保字〔2020〕11 号),研究制订了江西省第一批"互联网＋"医疗服务项目,并明确了相关价格和医保支付政策。经批准开展互联网诊疗活动的医保定点医疗机构,其为参保人员提供的常见病、慢性病"互联网＋"复诊服务可纳入医保基金支付范围。下一步,江西省将继续完善"互联网＋医疗健康"医保支付政策,及时将符合条件的"互联网＋"医疗服务费用纳入医保支付范围,为分级诊疗早日落地提供助力。

## 二、工作建议

### （一）加大远程医疗建设投入,实现区域远程医疗平台互联互通

目前,国家卫生健康委在中日友好医院和郑州大学第一附属医院建立了两个国家级的远程医疗中心,国内部分知名医院也纷纷牵头建立了各自的远程医疗系统,但各个远程医疗系统的软硬件不一致,医疗数据在各个医疗机构之间难以互联互通,基层医院只能"一对一"与上级医院对接,制约了远程医疗服务的开展。另外,建立远程医疗服务体系,前期需要较多的软硬件建设投入,后期维护、运营也需较大的财力保障,光靠医院自身投入建设,难以建成一个较为完备的服务体系。建议国家、省级层面整合远程医疗服务平台,规范数据接口和服务流程,构建医疗数据"互联互通"的区域远程医疗协同平台。

### （二）完善远程医疗配套政策,保障远程医疗服务持续健康发展

建议制订远程医疗服务价格,以公益性为导向,争取将远程医疗服务纳入医保报销;推

进绩效考核和医疗服务补偿机制,调动医务人员的积极性;健全远程医疗服务相关法律法规,明确各方的责任,最大限度地保护患者隐私和信息安全;建立远程医疗服务质量评价体系,运用量化的工具来发现远程医疗管理的薄弱环节,持续改进质量;探索建立与县级医师培训和双向转诊相结合的远程医疗服务运行新机制,既是保障远程医疗服务持续健康发展的关键所在,又符合我国构建分级诊疗体系的总体要求。

**(三)丰富远程医疗服务内涵,延伸做好出院患者的管理随访等工作**

2019 年 3 月,国家卫生健康委发布《关于印发 2019 年深入落实进一步改善医疗服务行动计划重点工作方案的通知》,提出搭建远程医疗协作网,丰富远程服务内涵。针对糖尿病、高血压等慢性病,搭建医疗机构与患者居家的连续远程医疗服务平台,提高疾病管理连续性和患者依从性。另外,可考虑和互联网医院建设结合,探索做好基于远程医疗平台的出院患者随访管理等工作。

**(四)基于远程医疗平台,探索建立突发公共卫生事件急救一体化系统**

依托现有远程医疗平台有效地衔接院前急救和院内急诊的工作,发挥区域内的医疗急救资源和能力优势。系统将依托现有的无线网络传输技术、GPS 定位技术、音视频压缩技术等,完成从任务接收、派车、现场急救、转运到医院接诊整个流程业务的全覆盖。通过远程医疗系统实现医疗活动、信息活动、物流活动、专家资源等的协同,让远程医疗的优势达到最优化。

**(五)融合互联网医院、"互联网 + 护理服务"等建设,延伸远程医疗服务**

贯彻落实省政府办公厅《关于推进"互联网 + 医疗健康"发展的实施意见》,融合互联网医院、"互联网 + 护理服务"等建设,延伸远程医疗,让"互联网 +"与传统医疗行业深度融合。就目前的发展来看,互联网医院最终不是和实体医院竞争,而是更多地提供健康咨询、复诊随访等服务,成为实体医院的一个补充。

2018 年底,国家卫生健康委出台《互联网诊疗管理办法(试行)》《互联网医院管理办法(试行)》和《远程医疗服务管理规范(试行)》三个重要文件,以及 2022 年 2 月印发《互联网诊疗监管细则(试行)》,为快速发展的"互联网 + 医疗"提供了遵循、指明了方向。下一步,将按照国家的统一部署和要求,有针对性地改善远程医疗服务中的短板和薄弱环节,在平台建设、运维管理、质量控制等方面进行实践,推进"互联网 +"与传统医疗行业深度融合,让广大人民群众就近享受到更优质、便捷、经济的医疗服务。

# 第二十三章

# 福建省尤溪县县域医共体建设与应用

## 第一节　尤溪县概况

尤溪县,建县于唐开元二十九年(公元 741 年),是福建省首个获得联合国地名专家组命名的"千年古县",位于三明市东部,地处闽中、戴云山脉以北,全境面积 3 463 平方公里,居福建省各县(市、区)第二位。截至 2021 年底,全县总人口 45 万人,辖 11 镇 4 乡、250 个村和 20 个居委会,是三明市地域面积最大的县,自然概貌为"八山一水一分田"。尤溪县森林覆盖率达 78.09%,是国家级森林康养基地试点建设县之一,流域面积达 10 平方公里的河流有 81 条,探明的矿种有铅、锌、金、银、石灰石等 31 种,盛产 180 多种农副产品,拥有金柑、竹子、油茶、绿竹四个"中国之乡",是国家现代农业示范区、全国十大生态产茶县、中国茶业百强县之一。

## 第二节　县域医共体建设情况

### 一、医共体建设政策指导

为贯彻落实《国务院办公厅关于推进医疗联合体建设和发展的指导意见》(国办发〔2017〕32 号)和《福建省人民政府办公厅关于印发福建省推进医疗联合体建设和发展实施方案的通知》(闽政办〔2017〕144 号)的要求,规划在福建省推广县域紧密型医疗共同体建设,启动试点工作,尤溪县入选建设试点。

《世界银行贷款医改促进项目福建省县域医疗卫生信息化整体实施方案》(闽卫规划〔2018〕41 号)的总体规划提出,2018 年起,福建省全面启动世界银行贷款医改促进项目福建省县域医疗卫生信息化项目软件集成实施服务(一期)项目,一期软件投资近 1.2 亿元,旨在建立县域分级诊疗信息化体系,提升县级综合医院信息系统水平、区域平台扩容、公共卫生服务(含妇幼模块)改版建设以及项目管理活动等部分组成,为医共体组织架构提供强有力的信息化支撑。

### 二、医共体建设覆盖区域和人口

2017 年 4 月起,尤溪县启动紧密型县域医共体建设,打破县、乡、村三级医疗机构行政壁垒,整合县域医疗卫生资源,依托原县医院和县中医院组建尤溪县总医院,下辖 15 个分院(乡镇卫生院)和 1 个社区卫生服务中心,承担全县约 45 万人的基本医疗和公共卫生服务,推动优质医疗资源下沉基层,为群众提供全方位全生命周期的高质量卫生与健康服务。

### 三、医共体建设目标

实施紧密型县域医共体建设,以打造县域医疗服务协同一体化平台为建设目标,实施县域医疗信息服务能力提升工程,拓展建设县域双向转诊、远程影像、远程心电、基层"互联网 + 健康"便民惠民医疗服务应用等信息系统,填平补齐县级综合医院信息化基础,助力构建形成"基层首诊、双向转诊、急慢分治、上下联动"的分级诊疗模式,合理优化医疗资源配置,促进患者健康管理,实现"小病不出村,大病少出县"。具体目标包括以下几点。

1. 建立县域分级诊疗系统

在县域医共体范围内实现医疗业务信息化全覆盖,实现信息共享、业务联动、标准一致、业务规范、安全可靠、满足分级诊疗的信息化支撑体系。

2. 加强"互联网 + 医疗健康"便民惠民服务应用建设

通过基于电子健康卡的"多码融合"创新应用在基层创新医疗机构推广,实现居民电子健康档案信息跨地区、跨系统的诊疗服务互认共享,为患者提供全过程、全周期的医疗服务。

3. 实现医共体运营信息化管理

在医共体内对人财物统一管理,实现医疗资源的统一调配,辅助医共体管理决策支持。

### 四、医共体建设内容

为实现以上建设目标,统筹规划建设内容包括以下两点。

1. 基层分级诊疗信息化系统

建设县域医疗业务协同的网络载体,满足乡镇卫生院、社区卫生服务中心与县级总医院之间信息共享。为乡镇卫生院、社区卫生服务中心建设双向转诊模块、远程影像模块、远程心电模块、基层结构化电子病历模块、实验室检验模块、分级诊疗监管、基层"互联网 + 医疗健康"便民惠民服务应用等功能模块,并为每个基层医疗机构配套视频终端、数字证书、二维码扫码墩等。

2. 县总医院医疗专项应用

县总医院医疗专项应用对标国家卫生健康委颁布的《全国医院信息化建设标准与规范(试行)》二级医院的建设标准,同时满足医院信息平台互联互通标准化成熟度 3 级和电子病历系统功能应用水平分级 3 级的要求,以统一的电子病历为核心,整合医院应用系统各项临床业务功能,实现以患者信息为主线的工作流管理。具体建设内容包括建设结构化电子病历、扩展业务信息化,包括拓展手术麻醉、合理用药、医院感染控制、医院输血管理、医院影像、医共体管理等信息系统。

### 五、医共体资源整合工作

1. 人、财、物一体化管理

总医院发挥龙头优势,以基层为重点,加强管理,推动县域医疗资源下沉,实现县、乡、村的人事、财务、药械、业务、绩效、信息、养老"七统一"管理,全县医疗资源互联互通互用。

以联合分院为例,总医院派出业务院长,适当增补人员,并定期选送分院医务人员到总医院进修。分院内部改革力度不小:成立住院部,按照就诊量合理设置卫生机构床位数,严格执行三级医师查房制度,按时完成病历书写;完善手术室软硬件建设,添置手术相关设备及耗材,由总医院消毒供应中心统一配送手术器械,开展相应的手术治疗。

2. 医保基金打包支付

尤溪县实行县域医保基金按人头按年度总额打包支付。2017年起,尤溪县以总医院为单位,每年根据辖区内参保人数实行县域医保基金总额打包支付,建立"总额包干、超支自付、结余归己"的原则,年终结余基金一部分直接纳入总医院工资总额,用于提高医共体内各级医疗机构医务人员薪酬,另一部分用于提取抗风险基金、补充医共体发展资金等。

2018年起,尤溪县实行住院费用按全病种收付费改革,不设起付线,取消封顶线,参保患者在县级医院、基层定点医疗机构住院产生的医疗费用,分别按病种由医保基金定额报销70%、80%,患者自付30%、20%,实现城镇职工和城乡居民同级别医疗机构"同病、同治、同质、同价"。

为了进一步减轻群众就医负担,尤溪县建立县、乡、村三级医疗机构医药费用控制和"堵浪费"监管长效机制。将各项控费考核指标管控作为医院管理工作的重心之一,结合上级考核目标要求,合理制订县级医院各科室和各分院控费考核指标。每月考核、动态监测,将控费情况纳入工作质量考核指标中,考核结果与医师的年薪挂钩,督促医师规范诊疗行为,防止医药费用不合理增长。

在医共体内部实行医保基金打包支付制度和收付费改革,可促使总医院管理好本院和分院医疗行为,降低患者就医负担,避免医保基金浪费,进一步提高医保基金使用效益。此外,辖区内群众少生病,医保基金有更多结余用来奖励医务人员,使得医共体更有动力去做疾病预防和健康促进,真正实现从以治病为中心向以健康为中心转变。

3. 卫生信息化建设一体化

以县域医疗卫生信息化平台作为枢纽,统一建设电子病历、双向转诊、远程影像等业务系统,并向下接入基层医疗机构,向上接入省、市级区域医疗平台,并且与医疗、医保、医药共享,实现"三医"联动,构建紧密型县域分级诊疗体系,实现县域卫生信息化建设一体化。

## 第三节 县域医共体业务开展情况

### 一、医共体内部开展的业务

根据福建省卫生健康委对县域医共体医疗卫生信息化的业务规划,尤溪县紧密型医共体在建设过程中,针对医共体内部开展的业务,总共划分了4个业务域、71个具体业务事项。

4大业务域包括分级诊疗信息化系统、县级医院医疗专项应用(医共体管理系统)、县级医院医疗专项应用(结构化电子病历系统)、县级医院信息化能力提升应用。

以分级诊疗信息化系统为例,其包含双向转诊、远程影像、远程心电、实验室检验、基层结构化电子病历5个子系统,其中双向转诊包含"门诊上转""门诊下转""住院上转""住院下转""转诊审核""转诊确认""健康档案调阅"7个具体业务事项;远程影像包含"远程影像诊断""预约登记""诊断阅片""影像处理""胶片打印""影像归档"6个具体业务事项;远程心电包含"远程心电诊断""心电图分析""报告编写""报告打印""结果发布"5 个业务事项；实验室检验包含"单据管理""条码管理""标本管理""报告管理"4 个具体业务事项；基层结构化电子病历系统包含"门诊病历""住院病历""护理病历""病案管理""质控管理""系统管理"6 个具体业务事项。

县级医院医疗专项应用(医共体管理系统)包括人力资源管理、财务管理、物资管理、固定资产管理 4 个子系统。

县级医院医疗专项应用(结构化电子病历系统)包括临床病历质控系统、病案管理系统、医院质量监测上报系统、门诊电子病历系统、住院医师病历系统、临床护理病历系统、病历模板管理系统、临床知识库系统、数据转储服务系统 9 个子系统。

县级医院信息化能力提升应用包括 LIS、门急诊药房管理系统、病区药房管理系统、出入院登记结算系统、药库管理系统 5 个子系统。

### 二、医共体与省市开展的业务

在省级层面,省级全民健康信息平台对接各设区市与各省级医院,全面汇集福建省医疗健康数据；在市级层面,市级全民健康信息平台上连省级全民健康信息平台,下连县域医共体信息平台,汇聚区域内各级医疗机构的各类健康医疗数据,开展区域应用。

## 第四节　县域医共体应用效果

尤溪县自实施县域医共体建设以来,经济效益与社会效益显著。

### 一、经济效益

1. 有效整合信息化资源,促进资源配置合理

通过信息化来连接上下级医疗机构之间各类虚拟和实体要素,进行资源共享,促进基层卫生机构的建设,促进卫生资源合理配置,提高工作效率,使优质资源得到最佳配置,从而使医院的收入增加。2017—2021 年总医院包干县域医保基金 16 亿元,结余 0.945 8 亿元,2021 年医师平均收入增至 11.4 万元。提升医疗服务能力和推进分级诊疗,极大地激励患者前往基层医疗机构就医的积极性,大大减轻了患者的疾病负担和经济负担。2021 年,县级医院职工医保患者住院费用个人次均自付 1 244.99 元,自付比例 22.72%；城乡居民住院费用个人次均自付 1 378.42 元,自付比例 22.52%。

2. 加强价格监管力度,提高资金使用效益

通过医保职能整合,利用"药、价、保"整合优势,发挥医保在药品采购中的主导作用,推进按病种付费、按人头付费、按床日付费等复合付费方式改革,不断完善医疗价格服务政策,建立以成本为基础的价格动态调整机制,提升医疗工作的"阳光、透明",防止虚假、价格虚高药物,为老百姓提供安全、实在的医疗服务。2021 年,尤溪县按疾病诊断相关分组收付费结算比例达 81%,节约医疗费用约 6 770 万元。

3. 减少重复投资和建设成本

通过县域医疗信息共享打破了传统的条块分割,为医疗资源共享开辟一条新路。经过授权的各医院及卫生机构可以从统一的平台提取、更新、保存信息,可以有效地减少重复投

资和建设成本。

4. 落实分级诊疗制度,提高基层首诊

通过远程医疗服务的建设,将区域内优势医疗资源下沉,让老百姓在家门口享受上级医院优质医疗服务,并结合医保支付报销,将就诊人群引导至基层医疗机构,实现基层首诊,缓解大型综合医院诊疗压力。针对基层医疗机构患者以慢性病为主的特点,在家庭医生签约、慢性病管理、电子处方和药品配送等方面不断优化就诊流程,缩短患者排队等待时间,让患者足不出户即可享受医疗服务,提升患者就医体验。截至 2021 年,县域内就诊率达到 93.88%。据统计,2021 年县总医院主治及以上医师驻乡驻村 529 人次,下乡开展门诊 4 957 人次、手术 107 台次、授课 176 次,以人才下沉带动病种下沉 7 807 个,县级医院慢性病患者下转 1 014 人次。

5. 以患者为中心,提供精细化、便捷化服务

基层医疗机构通过引入多码融合,患者通过移动端即可完成身份认证和费用支付,提升患者就医便捷性。以患者为中心,将患者就诊信息、费用信息、药品信息等通过移动端主动推送给患者,加强患者自我健康管理。

## 二、社会效益

1. 改善群众就医体验

通过县域医疗服务综合能力的建设,实现医疗质量同质化,医疗资源有效地上下流通,有效地提高医疗质量,解决医疗服务的不平等问题。可以满足群众"小病不出村、中病不出镇、大病不出县"的目标。通过让"诊疗信息跑腿"而非"患者跑腿"的模式,让患者感受到就医的便捷性,从而缓解"难"的问题;对群众来说,可以对自己健康的档案进行管理和利用,为自我保健提供了强有力的支持,可有效地避免重复检查治疗,从而缓解"贵"的问题;双向转诊、信息共享给患者带来更多的便利和实惠,让医护人员把更多的时间还给了患者。

2. 促进基本医疗卫生服务公平可及

通过实施分级诊疗制度,逐步形成"基层首诊、双向转诊、急慢分治、上下联动"的分级诊疗模式,最终实现"小病进社区、大病进医院、康复回基层"的就医格局。以各类基本医疗保障制度为依托,以慢性病为突破口,以支付方式为改革为抓手,通过各种途径引导和支持患者首先到基层医疗卫生机构就诊,逐步建立城乡居民基层首诊制度。逐步构建贯穿省、市、县、乡、村五级的立体卫生信息服务网络,实现电子病历和电子健康档案连续记录以及不同级别、不同类别医疗机构之间的信息共享。同时,可发展基于互联网的医疗卫生服务,充分发挥互联网、大数据等信息技术手段在分级诊疗中的作用。

3. 完善医疗卫生服务体系建设

通过建立县域分级诊疗信息化系统,在县域范围内实现业务信息化全覆盖,实现信息共享,业务联动,规范全民健康信息系统标准化建设。通过医共体运营信息化管理建设,可以实现医共体内对人、财、物统一管理,实现医疗资源的统一调配,辅助医共体管理决策支持。实现医疗、医保、医药信息系统联动。截至 2021 年,分级诊疗服务能力得到全面提升,保障机制逐步健全,适应分级诊疗制度的医疗服务体系基本构建。据尤溪县统计,2021 年远程心电应用例数 28 746 例,远程影像应用例数 21 693 例,双向转诊应用例数 9 285 例,实验室检验应用例数 93 504 例,基层电子病历应用例数 184 023 例。

4. 填平补齐医院医疗专项应用,全面提升医院信息化整体水平

通过县级医院医疗专项应用的建设,填平补齐医院内部应用系统,以医院信息化建设薄弱环节为导向,建设专类应用系统,并以电子病历为核心整合医院信息系统,加强业务协同和院内科室数据共享,满足医院信息平台互联互通标准化成熟度 3 级和电子病历系统功能应用水平分级 3 级的要求,提升县级综合医院信息化整体水平。

5. 加快推进"互联网 + 健康医疗"发展

根据"互联网 + 健康医疗"相关政策文件要求,在县域开展"互联网 + 健康医疗"应用建设,为医务人员、患者、社会公众提供人工智能和便民惠民服务,实现医院多学科远程医疗服务、电子健康卡覆盖全省县级医院和基层医疗机构。在县域开展紧密型医共体建设,有助于加快推进"互联网 + 健康医疗"的发展。

# 第 二 十 四 章

# 贵阳市紧急医学救援信息化建设案例

## 第一节　贵州省医疗卫生网络建设概况

### 一、医疗卫生网络建设情况

2016年以来,为缓解群众"看病难、看病贵、看病远"问题,贵州省通过大数据优势,坚持"自建、自管、自用"的原则,围绕"一网络、一平台、一枢纽"的技术构架,"建、管、用"并举,整体推进远程医疗服务体系建设和应用,基于远程医疗服务体系,通过运营商各自搭建一个省、市、县三级架构的医疗卫生专网,以省级节点接入卫生信息中心,各级医疗单位再通过接入运营商专网实现各系统的访问。在此基础上,依托于贵州省卫生信息三级网络架构实现卫生数据中心平台内、外网的访问及安全保障,并通过不断扩容形成120省级急救平台的数据中心。截至2018年,贵州省已在全国率先建成省、市、县、乡、村五级远程医疗服务体系并逐步完善远程影像、心电、病理、检验等相关设施配套。目前,贵州省正积极组织对卫生健康专网骨干广域网进行升级改造,着力打造"安全""稳定""高效"的卫生健康信息化网络,建立长期、稳定、高效的卫生健康专网保障维护体系,为卫生健康事业各项工作提供信息化保障基础。改造后的贵州省卫生健康专网骨干广域网,将解决以下5大需求。

**（一）全省骨干网络建设的需求**

全省9个地州,88个区、县建设一个具有高性能、高可靠特性的卫生健康骨干网。

**（二）省数据中心融合的需求**

将省卫生健康委现有数据中心融入新建卫生健康专网中。

**（三）医疗机构、卫生院、偏远地区社区卫生服务中心接入的需求**

依托现有多业务传送平台（multi-service transport platform,MSTP）中的专线、宽带、虚拟专用网络（virtual private network,VPN）、无线虚拟私有拨号网络（virtual private dial-up networks,VPDN）,融合5G技术、软件定义广域网络（software defined wide area network,SD-WAN）技术,便于卫生主管部门及医疗机构快速接入。

**（四）网络运维管控的需求**

集中管控全省各节点主要设备,网络运维平台对全省网络设备进行统一管理。

### （五）网络整体安全的需求

避免非授权的人员使用终端,如医师工作站等;防止信息泄露,如患者隐私数据等;确保网络能避免各种攻击,如黑客、病毒等。图 24-1 为新规划的贵州省医疗卫生网络架构。

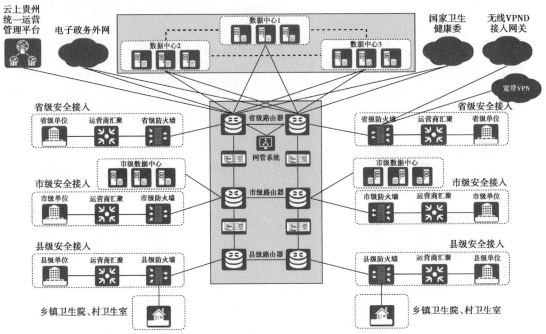

**图 24-1　新规划的贵州省医疗卫生网络架构**

## 二、应急救治专网（120 急救专网）建设情况

为保障全市急救联动能力,贵州省已完成全市急救指挥专用网络建设,实现了数据和业务的集中存放、处理。

贵阳市应急救治网络建设的汇聚形式为"县级机构 - 市级机构 - 省数据中心"。贵阳市应急救治网络架构及贵州省急救体系三级调度系统专网拓扑情况见图 24-2、图 24-3。

## 三、贵州省 5G 医疗网络规划及部署情况

近年来,贵州省坚持"大扶贫、大数据、大生态"三大战略。以大数据为引领实施区域创新发展战略,大力实施大数据战略行动,加快建设大数据综合试验区,支持贵阳创建"中国数谷",培育数字应用新业态,为加快建设数字中国贡献了贵州智慧,提供了贵州方案。

基于贵州省"省 - 市 - 县 - 乡 - 村"五级远程医疗专网、120 专网,结合 5G 网络建设全市"5G+ 有线"的网络,服务于全市远程医疗业务,向上对接国家远程医疗中心,省内向下对接省级医疗机构、市级医疗机构、县级医疗机构、乡镇卫生院、村卫生室等,横向对接省内人口信息平台以及医疗急救平台等,实现全市远程医疗专网一张网全覆盖,并基于国家远程医疗规范,预留未来向上构筑全国远程医疗专网一张网全覆盖。图 24-4 为"5G+ 有线"医疗专网总体架构示意图。

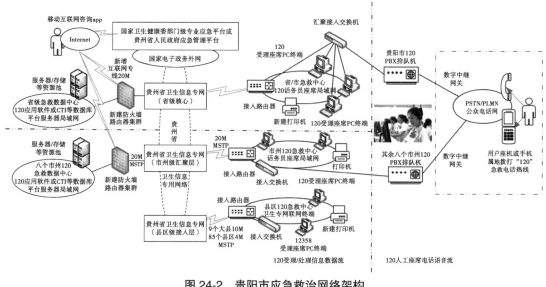

图 24-2 贵阳市应急救治网络架构

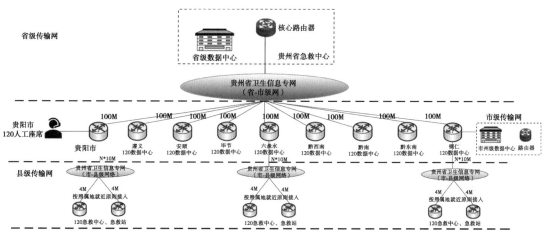

图 24-3 贵州省急救体系三级调度系统专网拓扑图

注:全省 9 个市州专线接入卫生专网带宽为 20Mbit/s,9 个大县级专线互联接入带宽为 10Mbit/s,其余基层节点专线互联接入带宽为 4Mbit/s。

## 四、5G 医疗专网建设模式

5G 医疗专网的建设依托于 5G 等先进通信技术及基于 SA 网络架构传输体系。通过搭建物联网接入平台、网络切片中控平台、边缘计算平台、智能计算平台、检测服务平台、安全态势感知平台等一系列云化能力平台,实现区域医联体网络一体化直连、数据一体化交换、应用一体化共享。

1. 5G 医疗专网

5G+ 医疗专网主要包括:医疗核心骨干网、医疗城域物联专网、智慧医疗接入网和医疗产业标识解析与数字身份平台四个部分。

(1)医疗核心骨干网:构建覆盖全省的实时医疗核心骨干网,解决跨网跨运营商传输质

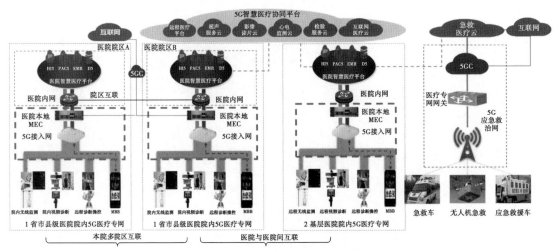

图 24-4 "5G+有线"医疗专网总体架构示意图

量和可靠性问题,解决突发性路径拥塞和单点故障问题。

(2)医疗城域物联专网:医疗专网与各地城域物联专网融合,打造区域性医疗平台或医疗网络,实现全省、地方医疗资源一体化整合,与多点、多级联动发展,进一步提高沟通效率,降低医疗成本,提升基层能力,保障资源可及。如图 24-5 所示。

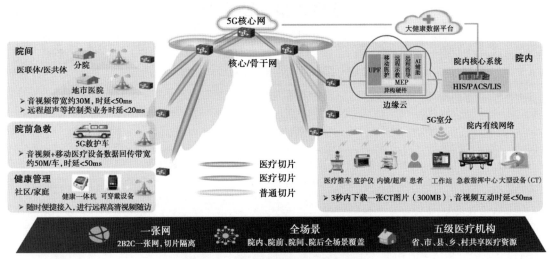

图 24-5 医疗城域物联专网架构图

(3)智慧医疗接入网:采用 5G 专属频段,基于 5G 网络柔性可编排的特性打造医疗专网切片,融合物联网、MEC 边缘计算、无线医疗模组等技术提供更加丰富的多层无线医疗服务。包括基于"广域网"开展医疗设备管理与远程故障诊断预测等能力提升;基于"体域网"用于人体遥测设备互联,开展短距离人体健康监测;基于"局域网"开展护士站集中管理患者生理数据监测等重要监护服务应用。

(4)医疗产业标识解析与数字身份平台:赋予医疗产业所有要素以唯一"数字身份标识",逐步建立面向医师、患者、药品、医疗器械、可穿戴设备等全生命周期的"源头可溯、环节可控、去向可查、人员可管、风险可防、安全可靠"的现代管理体系。

2. 边缘计算 MEC

边缘计算是一种分布式 IT 架构,其中客户端数据在网络的外围处理,尽可能靠近始发源。边缘计算的发展是由移动计算驱动的,计算机组件的成本越来越低,物联网(internet of things,IoT)中网络设备的数量也越来越多。根据实施方式,边缘计算体系结构中的时间敏感数据可以由原点处的智能设备处理,或发送到与客户端地理位置最近的中间服务器处理。对时间较不敏感的数据可以发送到云进行历史分析、大数据分析和长期存储,见图 24-6。

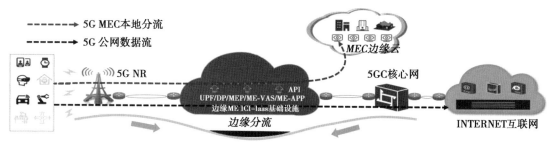

图 24-6　边缘计算 MEC 架构示意图

5G 边缘计算技术(mobile edge computing,MEC)边缘云由边缘用户面功能(user plane function,UPF)、边缘基础设施即服务(infrastructure as a service,IaaS)、边缘增强服务及边缘应用组成,建设内容包括边缘分流和算力服务、行业专网、云边协同平台、用户自助服务平台等。

边缘分流和算力服务是通过 UPF 下沉至运营商边缘机房或医院机房,实现分组路由、转发、包检测、策略执行、流量统计及计费报告生成等功能;通过 UPF 与 MEP 之间的网络间业务协同接口 MP2,提供边缘分流配置、无线网络信息服务(radio network information service,RNIS)、带宽管理、黑白名单配置等个性化增值服务(ct-value added service,CT-VAS)服务;通过算力部署到医院的网络环境,实现更低延时、更大带宽的边缘算力。

## 第二节　贵州省紧急医学救援基地(贵阳)建设情况

目前,贵州省紧急医学救援体系已基本完善,救援人才队伍体系已基本健全,救援基础设施设备配备到位。但市级紧急医学救援体系建设仍处于起步阶段,陆、水、空立体化紧急医学救援体系正在完善。由省、市卫生健康系统牵头,以贵阳市第二人民医院为建设主体,联合贵阳市多家市区级公立医院建设的"贵州省紧急医学救援基地(贵阳)和贵州省水上紧急医学救援队(贵阳)",将协助省级卫生计生行政部门开展重特大突发事件紧急医学救援,共担区域紧急医学救援使命。

该项目于 2022 年 4 月 13 日获批,是贵州省全面贯彻落实"强省会"五年行动具体体现,也是根据国家《"健康中国 2030"规划纲要》《国务院关于实施健康中国行动的意见》《国务院关于支持贵州在新时代西部大开发上闯新路的意见》(国发〔2022〕2 号)等文件要求,健全贵阳市公共卫生应急管理体系,完善重大疫情防控体制机制的医疗建设项目。

## 一、组织机构建设

### (一)队伍组成

队员按照不少于 80 人的标准组成,包括应急管理、专业处置、技术保障、后勤保障、新闻宣传等人员。其中应急管理 4 人(卫生健康行政部门 2 人,疾控、紧急医学救援指挥调度机构各 1 人)、医疗专业 54 人(贵阳市第二人民医院、贵阳市急救中心、贵阳市公共卫生救治中心等医疗机构)、疾控专业 14 人(贵阳市疾控机构)、卫生健康监督专业 4 人(贵阳市卫生健康监督执法机构)、综合保障 3 人(卫生健康行政部门 1 人、疾控机构 1 人,卫生健康监督执法机构 1 人)、后勤保障 18 人(卫生健康行政部门 1 人、医疗机构 10 人、疾控机构 6 人、贵阳市急救中心 1 人)、新闻宣传 3 人(卫生健康行政部门、医疗、疾控机构各 1 人)。

### (二)专业构成

队员由贵阳市三级甲等医院等医疗机构的内科、外科、急诊急救、重症、感染、妇儿、麻醉、检验、放射、药剂、护理、心理干预等专业人员和疾控中心的传染病、流行病、媒介生物、食品与环境卫生、医学检验、健康教育(疾病控制、公共卫生、卫生检验和健康教育)等专业人员及卫生监督的相关专业人员组成。

## 二、应急救援能力情况

### (一)装备建设

按照平急结合的要求,配置通信指挥车、手术车、医技车、多伤员转运车、负压型救护车、消杀防疫车、理化检验车、流行病现场调查车(疫情处置车)、卫生监督处置车、队员运输车、物资运输车、综合保障车等特种车 12 辆;配备培训教学、后勤保障等模块化、箱组化、帐篷化的物资设备。为实现突发事件统一指挥、统一调度的功能,满足危重症患者现场抢救和转运途中监护、远程音视频会诊等院前院内一体化救治需要,开展基于 5G 网络的院前医疗急救信息系统建设。

### (二)救援能力建设

1. 现场处置能力　现场门诊通过能力不少于 100 人次 /24h,手术 12 台 /24h,留观患者 20 人,转运危重伤员 2 人 / 次或轻伤 6 人 / 次。具备影像、超声、化验等基本检验能力,到达疫区可进行现场快速检测,第一时间获取病原信息,进行现场消杀作业。现场每小时消毒面积不小于 500m$^2$,每小时杀虫面积不小于 100 000m$^2$,可对受污染人员进行洗消作业。

2. 急救指挥救援　具备院前急救可视化指挥、院前院内信息实时共享、音视频通话、多学科会诊联合救治等能力。

### (三)自我保障能力

1. 电、油保障　提供 100kVA、15 小时电力保障和 600L 油料储备。饮用水保障:提供不小于 2 000L 的饮用水供应并具备自行对地表三类水的净化能力。

2. 餐饮保障　提供 80 人 2 天餐食需求。

3. 住宿保障　提供不少于 50 人的住宿条件。

4. 通信保障能力　提供 5G、短波等多种通信手段,可实现远程音视频及数据实时传输。

5. 办公条件保障　提供现场会议和办公的基本条件。

6. 机动能力　具备 12 小时集结能力。

### 三、基础医疗救援网格化运行机制建设

#### (一)日常管理

1. 明确日常管理机构　贵阳市卫生健康局、贵安新区卫生和人口计生局分别明确不少于2名工作人员,统筹做好基地的日常管理、督导、培训演练等工作。

2. 完善相关工作预案　制订应急处置预案,明确工作情景,制订不同情景下的应急处置框架、工作职责任务、工作流程和工作要求。

3. 建立健全各项管理制度　明确各部门、各岗位职责,建立奖惩机制和衔接协调机制,实现紧急医学救援工作科学化、制度化、规范化。

4. 装备及设备维护保养　明确专人定期做好车辆及设备的运行、保养维护,不定期组织队伍装备的实操训练和远程拉练。

#### (二)培训演练

开展救援业务培训和演练能力能够组织救援基地对辖区内紧急医学救援站/点医务人员进行应急知识和技能培训,每年至少开展1次内容覆盖紧急医学救援专业技能、中毒处置、突发急性传染病处置、突发事件紧急医学救援技术规范等的培训和人装结合的实战演练。通过培训和演练,不断提高基层医务人员应急准备能力和实战能力。

#### (三)队伍管理

使用和调派管理:贵州省紧急医学救援基地(贵阳)和贵州省水上紧急医学救援队(贵阳)由省卫生健康委指导建设,贵阳市卫生健康局、贵安新区卫生和人口计生局具体负责日常管理及使用。省内相邻市州发生突发事件需要调派时,由省卫生健康委统筹指挥调度。本区域范围内发生突发事件时,贵阳市卫生健康局、贵安新区卫生和人口计生局统一指挥调度,开展紧急医学救援、卫生防疫及卫生监督等工作。组织领导架构:设指挥长1人、常务副指挥长3人、副指挥长9人。管理办公室:下设管理办公室,办公室主任由医院副院长和卫生局应急处处长兼任,成员由各相关医疗卫生单位应急管理人员组成。

## 第三节　5G网络建设情况及应用场景

### 一、贵州省紧急医学救援基地(贵阳)5G网络建设情况

设立于贵阳市第二人民医院的贵州省紧急医学救援基地(贵阳)和贵州省水上紧急医学救援队(贵阳)已规划建设5G医疗专网及边缘计算MEC,目前已完成室外5G网络全覆盖及院区门诊大厅、住院大楼、一站式服务中心等大部分楼栋的室内5G网络覆盖,2022下半年将完成全院室内、室外5G网络的全覆盖。在此基础上将部署5G+的智慧急救平台、院内5G+智慧医疗服务平台及面向医联体的5G+远程医疗协作平台。应用场景将包含智慧急救、远程手术示教、移动护理、移动医师查房、远程门诊、远程影像、远程心电、远程超声等。图24-7为5G医疗专网应用架构。

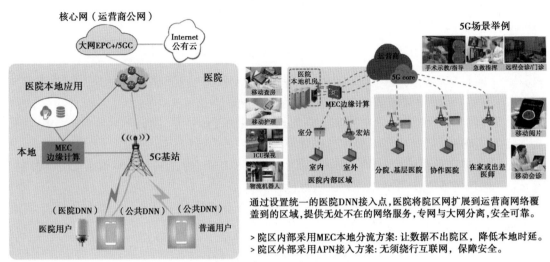

**图 24-7  5G 医疗专网应用架构**

## 二、应用场景

### (一)"5G+ 智慧急救"

"5G+ 智慧急救"是突破了传统指挥调度系统单一功能,实现指挥调度、应急联动、定位与视音频实时传输以及院前院内信息传输的融合,为急救中心构建的一站式工作平台。以患者病历数据为核心,将院前、院内信息传输进行融合,可实现院前的患者生命体征数据、心电图数据、超声诊断数据、血气分析数据、呼吸机数据、急救病历数据、诊断结论、急救处理、急救视频数据的全面整合,并支持多点数据共享;整合应用层面,以一站式平台理念实现所有子系统的统一入口,根据不同角色灵活制订管理及工作流程。图 24-8 为"5G+ 智慧急救"平台架构图。

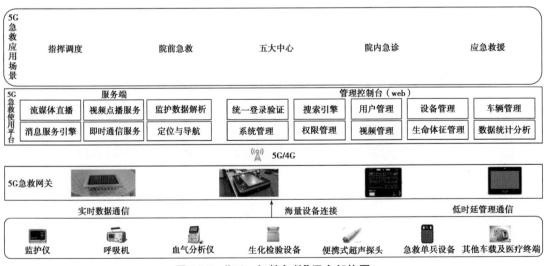

**图 24-8  "5G+ 智慧急救"平台架构图**

5G智慧急救信息系统通常包括智慧急救云平台、车载急救管理系统、远程急救会诊指导系统、急救辅助系统4个部分。

（1）智慧急救云平台主要包括智能智慧急救调度系统、一体化急救平台系统、结构化院前急救电子病历系统。主要功能包括急救调度、后台运维管理、急救质控管理等。

（2）车载急救管理系统包括车辆管理系统、医疗设备信息采集传输系统、AI智能影像决策系统、结构化院前急救电子病历系统等。

（3）远程急救会诊指导系统包括基于高清视频和AR/MR（augmented reality，AR/mixed reality，MR）的指导系统，实现实时传输高清音视频、超媒体病历、急救地图和大屏公告等功能。

（4）急救辅助系统包括智慧医疗背包、急救记录仪、车内移动工作站、医院移动工作站等。

急救车作为硬件设备载体，需搭载除颤仪、心电图机、车载或转运监护仪、便携式超声、转运呼吸机等急救必备配套设备。除此以外，便携式血糖检测仪、便携式生化分析仪、便携式血常规分析仪、全自动输液泵、车载急救箱、锥颅手术包等便携式设备也可在有条件时配备。同时，为保障急救车和医院急诊团队开展远程会诊，急救车还搭载信息化采集与传输系统，如远程心电管理系统，以及基于音视频设备的远程会诊系统、车载GPS、车载移动终端、车载服务器、5G智能医疗网关等。

通过对急救指挥调度系统、急救车、日常急救、突发公共卫生事件进行5G物联网的智能高效快速反应升级，建立院前院内一体化绿色通道，患者通过120急救互联app拨打"120"急救电话，调度员即可启动医疗优先分级调度系统，询问呼救者，根据呼救者的描述判断基本情况，并可从智慧医疗体系大数据数据库中，根据个人信息调取患者的既往病史等基本资料，生成"地点＋伤病类型＋症状等级＋既往资料"急救方案，结合调度员自身经验迅速进行分级调度，同时将急救方案发送至急救网络医院及急救车载信息终端，促使车载医疗救护人员提前做好诊疗救治的准备，提高急症危重症救治效率，提高科学调度水平，加强信息共享联动，提升社会急救能力。

指挥中心可对车辆智能化调度，同时在运输过程中可针对车内急诊急救患者进行分级管理，完成对区域内急救车辆转运患者数量及病症统计等具体工作。急救车内的危重患者可通过改装后的急救车直接转运至具备接诊能力的后方医院手术室，在患者还未到达医院时，完成相关手术的人员及物资准备，大大提高患者救治成功率。

**（二）面向医联体的"5G+"远程医疗协作**

基于云、网、边、端架构和内、外网安全隔离技术，融合5G、4G、光纤、卫星等接入通道，覆盖互联网、专有网络等，将诊疗单元云端化，全面赋能，构建高效、快速医疗协同服务的多终端、多业务、多学科、院间协同的5G智能化协作云平台，涵盖多网融合传输、融合指挥调度、多院区多学科协同、医疗设备交互等多种场景，有效提升院内、院区、院间远程协同服务范围广度和深度。

**（三）5G手术示教及指导**

5G手术示教及指导可分别以基于音、视频会议系统的教学平台、基于使用场景的教学平台和基于VR/AR设备的虚拟教学平台三类模式实现。其中，基于音视频会议系统的教学平台主要用于进行病例讨论、病案分享等教学培训，基本功能为音视频会议系统和PPT分享;基于使用场景的教学平台除了音视频设备外,还需要结合具体场景对接相应的医学设备,如心脏导管室手术示教、神经外科手术示教、B 超示教等;虚拟教学平台以 AR/VR 眼镜等设备为载体,结合 3D 数字化模型进行教学培训,相比传统方式,受教者的沉浸感更强,具备更多交互内容,相对使用成本更低。

5G 手术示教系统核心功能包括手术图像采集、手术转播、手术指导、手机等移动端应用等。适用场景包括示教室实时观摩、院内、院外学术会议的转播、直播及录播,移动端远程手术指导等。

### (四)5G 远程联合门诊

5G 远程联合门诊是采用远程通信、高清视频等现代信息技术,实现大型三级医院与基层医疗机构或家庭患者门诊信息的远程传输、交流,为门诊患者提供疾病诊断、治疗建议、健康咨询、慢性病管理等多种服务,实现上级医院与基层医疗机构或家庭患者之间直接沟通的服务解答模式。以贵阳市第二人民医院与北京天坛医院开展的远程门诊为例,通过将天坛医院的专家团队号源在贵阳市第二人民医院同步展示并开放预约,在 5G 网络支持下以视频远程联合门诊的形式,采用 B2B2C(即北京天坛医院 + 贵阳市第二人民医院 + 患者)的服务模式,使患者在贵阳市第二人民医院医师团队的协助下,获得天坛医院专家的专业临床决策支持的创新服务模式。其目的是贯彻医改精神,发挥公立医院公益性,推动优质医疗资源下沉,让基层群众、边远地区群众在家门口享受全国知名三甲医院的优质医疗服务。图 24-9 为 5G 远程联合门诊。

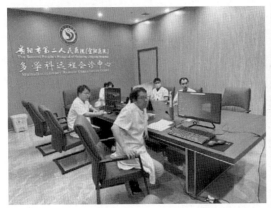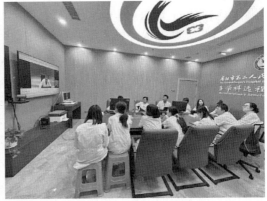

图 24-9　5G 远程联合门诊

### (五)多学科会诊

随着科技的发展和通信技术的进步,医师可应用多学科会诊平台,在线对患者的病情进行全面分析与总结,得出与线下就诊相同的科学诊断,给出合适的治疗方案。多学科会诊平台主要采用音视频会议与医疗设备、系统相结合的方式,实现医师对患者、医师对医师等多种会诊场景。既可应用于慢性疾病的复诊,如目前我国互联网医院的主要服务模式,也可以应用于复杂病例讨论,如手术中会诊、远程影像会诊、远程病理会诊、肿瘤等。多学科会诊平台可提供病历资料浏览、音视频交互病情讨论、检查检验影像浏览及处理服务。未来还可用到更为先进易用的 VR/AR/MR 技术设备,使参与会诊的各方获得更具沉浸感的体验。

## 第四节 面临的挑战及建议

### 一、来自数据安全的挑战

除了黑客恶意攻击医疗系统,设备开发商和医疗机构恶意收集和滥用用户隐私的行为也应当得到关注。5G 时代,智能移动终端和可穿戴设备会收集大量与患者相关的医疗健康数据,这些宝贵的数据资源可能包含用户隐私信息,并在科研和商业领域都有巨大价值。即使部分用户完全知情且同意,对于 5G 海量数据的"合理使用"也可能潜在对其他用户和社会整体造成健康主义泛滥的问题。

5G 网络对安全提出了更高的要求,万物互联的应用场景、多样化的终端形态与接入技术、移动边缘计算技术、网络切片技术将产生新的数据安全问题。因此,需要从机密性、隐私保护、伪基站防护、网络安全、完整性、认证类型等方面来提升 5G 背景下的网络安全。

### 二、急危重症救治中心建设的挑战

在构建急危重症救治的 MDT 模式过程中,将面临医院管理方面的挑战。与传统的综合性或专科性重症监护病房组织相比,以 MDT 模式构建急危重症救治中心,首先需要构建一套符合医院实际情况的"急诊 + 重症"标准化治疗的模式与流程,才能发挥相关专业及亚专业协同功能,体现快速的应急流程和人力资源优化的学科集聚优势。然而,由于扁平化的组织结构、组织边界的模糊化、跨学科的专业技术指导与培训、成员间的信息化沟通、利益分配、组织激励与风险分担等问题都将成为影响学科整合的重要因素。因此,需要对管理理论和方法进行创新性研究,为其运行管理提供指导,才能实现规范医疗行为、提高救治水平、降低管理成本和提高医疗质量的目标。

### 三、院内"五大中心"流程衔接的挑战

"五大中心"智慧急救平台规范化建设除了需要从设备配置、人员配置、技术水平、信息化建设等方面的医疗资源准备,更重要的是人才资源的优化,需要防止职工无法实现自我价值影响工作积极性。医院需结合自身现状及发展趋势,制订规范制度流程,完善各项管理细则,形成合理、公正的质量管理体系,并根据"五大中心"的工作量,制定公正、合理的绩效考核和薪酬分配制度,处理好科室间、科室内之间的关系,避免各方利益受损。

### 四、院前系统与 120 急救系统平台衔接整合的挑战

院前急救系统需要在完成院内相关系统配套建设并开放相应接口的前提下,才能实现院前与院内系统的无缝对接。需要对接的系统包括 120 急救系统、院内挂号系统、院内急诊系统等,而涉及的信息系统开发厂商众多,数据标准不一,需要人工梳理配置数据转换规则、数据整合规则、数据映射规则或文书、字段(数据字典)等,项目实施前需要做好充分沟通并开展相关测试。

## 五、基于 5G 技术在医疗行业应用标准化工作

在国家卫生健康委指导下,2019 年由中日友好医院、国家远程医疗与互联网医学中心和国家基层远程医疗发展指导中心牵头,全国 30 余家省部级医院、中国医学装备协会等,在中日友好医院联合启动了《基于 5G 技术的医院网络建设标准》制定工作,《基于 5G 技术的医院网络建设标准(无线接入网分册)》由医疗行业与通信行业联合起草、验证,作为团体标准正式发布,正在申请纳入国家卫生行业标准。

医院在基于 5G 技术建设与应用的过程中,借鉴了《基于 5G 技术的医院网络建设标准(无线接入网分册)》,并作为医院 5G 网络的建设指导原则,明确了 5G 无线接入网将成为医院内和医院间医疗应用的基础设施,并定义了支撑典型医疗应用的网络所需具备的功能、性能、安全性、可靠性、可维护性、工程规范、可演进性的具体要求,有助于促进 5G+ 医疗网络规模建设的同时保障质量和安全,提升医疗健康行业的技术和服务,建议在开展相关建设时重点参考。

# 第五节 展 望

本案例结合了西部地区特点,以崭新的流程化、标准化的一站式服务,打通院前、院内、院间各环节流程,以构建覆盖院前急救、院内智慧医疗服务、城市应急队伍等节点的 5G 智慧应急体系,促进各级医院的资源共享,通过推进 5G+ 智慧医疗在贵州省紧急医学救援领域的建设,不断满足贵州省人民群众日益增长的医疗卫生需求,走出一条有别于东部、不同于西部其他省份的发展新路。

随着 5G 网络与人工智能、云计算、区块链、大数据等 IT 技术相结合的信息通讯技术(information and communications technology,ICT)融合技术不断发展,运营商将逐步实现 SA 网络的正式商用,基于 5G 的医疗专网可不断挖掘医疗行业对网络的能力需求,开展以移动网络重塑为核心的整体业务产品孵化与落地应用。通过 5G 网络超高速率、极低时延的实时通信,利用 5G 无线空口的高速通信能力、网络切片技术和精细化的服务质量(quality of service,QoS)保障提供增强移动带宽(enhanced mobile broadband,eMBB)大带宽能力高清图像、视频传输能力,应用于救护车急救途中协同诊治,院间会诊、实时远程手术、远程监护、远程导诊、远程医学示教等多个医疗场景。通过充分利用 5G MEC 的能力,提供实时计算、低时延的边缘云医疗服务,将提升医疗工作效率和诊断水平,让患者打破时间与空间的限制,随时随地获取医疗服务,开创全新的行业模式,增强我国人民群众健康获得感、幸福感和安全感。

# 第 二 十 五 章

# 贵州省远程医疗协作网建设应用案例

## 第一节　建成了覆盖全省的远程医疗服务网络

### 一、顶层规划设计、全省"一盘棋"

2016 年初，根据全省的医疗卫生状况，贵州省委、省政府高瞻远瞩做出了一项重大决策，由政府出资统一建设全省的远程医疗协作网和服务平台，切实解决生活在基层人民群众"看病难、看病贵"的社会问题。

2016 年 3 月，在贵州省委、省政府的大力支持下，贵州省正式启动并拉开了全省远程医疗平台建设的序幕。遵照"实现三甲医院对县级医院远程医疗服务全覆盖，县级医院对乡镇卫生院全覆盖""进一步加强软硬件建设，完善提升服务能力，更好为人民群众健康保驾护航"等重要指示精神，在贵州省卫生健康委的统一组织协调指挥下开展全省远程医疗系统工程的建设工作。

在建设与应用的过程中，坚持政府的统一规划和领导，坚持政策引导和统一技术路线，在各级政府部门的配合支持下，做好顶层设计和规划，全面履行政府在政策、制度、规划、筹资、服务、监管等方面的职责；坚持社会参与，进一步解放思想，鼓励和引导社会资本通过多种形式参与远程医疗服务投资和运营；坚持有序发展，建立和完善有利于远程医疗开展的环境，综合利用信息化手段和条件，加强监管，规范发展秩序，加强个人信息保护和信息安全保障，推动远程医疗有序发展；坚持"自建、自管、自用"原则，围绕"一网络、一平台、一枢纽"技术构架，建、管、用并举，整体推进远程医疗服务体系建设和应用。

为保障该项民生工程顺利进行，按照省委和省政府指示精神，由贵州省卫生健康委信息中心牵头，组织贵州省远程医疗专家和学者，论证建设方案。在省委、省政府的大力支持下，2016 年以来，全省、市、县各级财政累计投入 15 亿元，强力推进县、乡一体化远程医疗服务体系的建设工作，集全省之力建成了覆盖全省的远程医疗协作网和服务平台。

全省、市、县、乡所有政府办医疗机构共 1 836 家，截至 2016 年底全部接入远程医疗服务体系，其中省级医院 12 家；市级 44 家，包含综合医院 26 家、中医院 8 家、专科医院 1 家、妇幼保健院 9 家；县级 237 家，包含综合医院 89 家、中医院 60 家、妇幼保健院 88 家；乡镇卫生院 1 441 家；政府办社区卫生服务中心 102 家。

截至 2016 年末，建成国内覆盖区域最广、医疗卫生机构最多的全省医疗卫生专网。实现了万兆级的总汇聚、千兆级骨干、百兆级接入的网络能力,网络光纤总里程逾 10 万公里。同时,为加强基层医疗卫生机构能力建设,按照填平补齐原则,为乡镇卫生院(含政府办社区卫生服务中心,下同)配备 DR 等 9 类数字化医疗设备 10 689 台,极大地改善了农村基层医疗卫生机构的服务能力,深受人民群众的拥护,体现了贵州省委和政府对人民群众的关心和爱护。

## 二、建成了覆盖全省市县乡远程医疗服务网络

2015 年 10 月,贵州省启动了"百日攻坚"计划,全面铺开远程医疗系统。

省、市、县三线齐发力,进展迅速,按照设计思路,由政府主导,三家省内龙头医院——贵州医科大学附属医院、贵州省人民医院和遵义医科大学附属医院牵头对省内的市、县级医院提供远程医疗服务,助力贵州建立起全省统一的远程医疗管理与服务信息平台,覆盖全省 29 家各级公立医院,并实现与国家远程医疗监管中心、国家级和发达地区医院互联互通,支撑"一点对多点、多点对多点"的网络化运行模式。在搭建平台时,贵州省卫生健康委坚持要求,远程医疗必须与各医院内部信息系统对接,并启动电子病历的共享平台项目,真正实现贵州省内公立医院的信息共享、互联。

截至 2017 年 12 月,贵州省卫生计生委已完成全面建成乡镇卫生院(政府办社区卫生服务中心)远程医疗服务体系的重点任务工作任务,在全国率先实现了贵州省乡镇卫生院、政府办社区卫生服务中心远程医疗服务体系全覆盖。贵州省建立了"纵向贯通、横向互通""扁平化、零距离"的远程医疗服务体系,形成了远程医疗"贵州方案"。目前,贵州省已建成覆盖省-市-县-乡 4 级涉及 1 700 余家医疗机构的"一张网、一平台、一枢纽"远程医疗服务架构,整体具备提供远程医疗服务的能力。

## 第二节 创新体制与模式、激发服务动力

### 一、体制创新解决运营瓶颈

为解决业务开展过程中存在的瓶颈,2016 年 6 月,贵州省人民政府统一出台了全省远程医疗会诊服务价格标准。贵州省发改委、省卫生计生委、省人力资源和社会保障厅联合发布贵州省远程医疗会诊服务价格标准,收费标准按照每小时或每次计费,并实行最高限价。其中,国家级远程会诊价格最高,为每小时 1 550 元;市级远程影像会诊价格最低,为每次 170 元。规定公立医疗机构远程会诊收费实行政府指导价,分为国家级、省级、市级、县级。远程医疗服务项目包括 5 项,远程会诊、远程中医辨证论治会诊以小时计费,同步远程病理会诊、非同步远程病理会诊、远程影像会诊按次收费。每次远程会诊原则上不超过 1 小时,特殊情况超时每 10 分钟加收 10%,累计加收时间不得超过 60 分钟,累计加收金额不超过最高限价的 60%。并要求各医疗机构在醒目位置进行价格公示。

### 二、模式创新激活服务动力

远程医疗可打破空间、时间的限制,使患者能享受高级别的医疗服务,因此越来越受到医患双方的欢迎,主要体现在解决"看病难、看病贵"。以医疗资源和信息共享为目标,集成

共性技术及医疗服务关键技术,使有限的医疗卫生资源利用最大化,促进区域远程医疗发展,远程医学信息共享,使医疗资源充分利用。向基层医院开展远程医疗,使地区差异最大程度地最小化,并且通过远程医学平台进行医疗、科研的探讨及疑难病例讨论,使更多的医师从中获益,促进基层医疗水平的提高。

随着《国家发展改革办公厅　国家卫生计生委办公厅关于同意在宁夏、云南等5省区开展远程医疗政策试点工作的通知》(发改办高技〔2015〕84号)、《贵州省卫生计生委关于印发〈贵州省医疗机构远程医疗服务实施管理办法(试行)〉等文件的通知》(黔卫计发〔2015〕45号)等文件的陆续出台,远程医疗试点工作得以在贵州省开展。而贵州医科大学附属医院作为贵州省龙头医院之一,高度重视此项工作。但一切工作都是新的,鲜有经验可以借鉴,一切都只能是"摸着石头过河",医院主要负责人亲自挂帅,研究落实开展远程医疗所必需的机构、人员、设备设施,建立与区域远程医疗服务高效衔接的院内工作机制,积极推动各项工作。

### 三、成立贵州医科大学附属医院远程医疗中心

2015年7月,贵州医科大学附属医院远程医疗中心应运而生。初建时,远程医疗中心仅仅是面积不足100平方米的单间会诊室。随着新外科大楼6楼500平方米的新远程医疗中心完成建设,2016年8月22日,贵州医科大学远程医学中心正式成立,其中包含两间会诊室、一间会议室,远程会诊的单一业务拓宽至并涵盖远程会诊、远程教学培训、远程门诊、远程教学查房、远程手术示教、区域远程诊断及远程紧急救治等。从2015年9月5日至2022年12月31日,贵州医科大学附属医院已与208家县医院签订远程医疗项目战略合作协议书。2016年11月,贵州省副省长何力调研贵州医科大学附属医院远程医疗工作,把贵州医科大学附属医院指定为远程医疗指挥调度中心,实行24小时值班制,为医联体单位开通远程急危重症绿色通道153人次,为帮扶医院免费会诊3 562例,减免费用达351 280余元。

## 第三节　统筹规划建立运行保障体系

### 一、发挥政府政策主导作用

任何一项新生事物的产生,都必须给予一个有利的生态环境,否则无法生存和发展。全省远程医疗平台的运营需要强有力的政策支持和保障,为规范远程医疗运行,在省政府的统一领导下,原贵州省卫生计生委经过深入调查研究,完善和优化了一系列政策保障和措施。

（一）完善远程医疗政策

贵州省率先在全国出台《贵州省远程医疗服务管理办法》及实施细则,率先制订责任认定办法、绩效分配比例和对口帮扶驻点时间计算办法;率先在全国将远程医疗服务按照常规诊疗费用纳入基本医疗保险报销范围;率先在全国出台充分体现公益性的远程医疗服务项目价格,而且在全国处于较低水平。同时,我委牵头起草了推进远程医疗服务常态化高效运行的工作机制方案,将于近期报省人民政府同意后印发实施,形成合力,推进远程医疗常态化高效运行。

### （二）强化远程医疗运行保障

各级卫生健康部门和公立医疗机构按要求建立了远程医疗管理部门,安排专(兼)职管理人员 2 791 人(其中,省级 53 人、市级 18 人、县级 575 人、乡镇 2 145 人)负责远程医疗日常运行管理。组建了由 16 347 名会诊医师、2 214 名影像诊断医师、2 454 名心电诊断医师组成的专业技术队伍,保障全省远程医疗服务开展。同时,依托省市县级公立医疗机构和设备厂家加强乡镇卫生院影像、心电、B 超及检验等专业操作人员与诊断医师培训,全省累计开展数字化医疗设备操作培训达 1 624 场次,28.62 万人次受训。

### （三）强化远程医疗技术保障

持续完善远程医疗平台功能,加强远程医疗服务的数据交互、调度管理、统计分析和质量控制。指导医疗机构按照"双网互备"要求加强专网和局域网建设,1 604 家医疗机构已实现专网与院内局域网的互联互通,并协调电信运营商加强运维保障,1 296 家实现"双网互备"。各地医疗机构安排 650 名信息技术人员,为远程医疗服务开展提供技术支持。

## 二、建立运行保障服务体系

### （一）建立远程医疗政策管理体系

将远程医疗列入医疗服务项目,积极将远程医疗纳入医保和新农合基金支付范围,制定远程医疗服务项目价格,制定合理的分配制度以建立激励机制;制定和试行远程医疗机构与专家资质审核与准入机制、业务监管与质量控制机制以及远程医疗绩效考评标准等。

### （二）建立远程医疗业务服务体系

建立健全以国家级和发达地区优质医疗资源为技术指导,覆盖全省的省、市、县三级医院和有条件的中心乡卫生院、社区卫生服务中心,形成自上而下的医疗服务与技术帮带体系;开展分级分类远程医疗,探索国家级医院及发达地区医院对我省省市级医院、省市级医院对区县级医院、区县级医院对乡镇医疗机构提供远程医疗的服务模式。在服务内容上,实施并不断扩充各类医疗服务、技术指导和教育培训等系列服务项目,提高各级医疗机构的服务能力,缓解城乡居民看病难问题;在实际效果上,试点市县医保和新农合患者向上转诊率下降,医疗费用降低。

### （三）建立远程医疗信息技术体系

按照国家有关要求与技术标准,统一构建贵州省远程医疗管理与服务信息平台(省级远程医疗平台)、业务应用系列软件和终端站点相互配套的网络信息系统以及相应的技术运维系统,实现"一点对多点、多点对多点"的网络化运行模式,支撑远程医疗业务监管、医疗服务的安全稳定运行。

### （四）建立远程医疗服务运维体系

建立健全基于第三方的远程医疗服务运维模式和管理机制,实现远程医疗服务的常态化运营,确保远程医疗服务的可持续发展。

## 三、做好保障措施

### （一）加强组织领导

由省卫生信息中心牵头协调做好全省远程医疗网络服务体系规划、建设和指导等工作。各地卫生健康行政部门要将远程医疗服务体系建设纳入区域卫生规划和医疗机构设置规划,积极协调同级财政部门为远程医疗服务的发展提供相应的资金支持和经费保障,协调发展改革、物价、人力资源社会保障等相关部门,为远程医疗服务的发展营造适宜的政策环境;认真组织落实,有序推进各项重点工作。

**(二)加大投入保障力度**

建立科学合理的远程医疗服务筹资机制。突出政府的主导地位,加大政府投入;制定和完善社会资本进入远程服务的政策,鼓励和引导社会资本通过多种形式参与远程医疗服务投资和运营。

**(三)加强远程医疗能力建设**

切实加强远程医疗能力建设,按照标准建设规范化的远程医疗场地建设、专网和远程医疗平台等软硬件建设;按资质要求配置远程医疗医务人员,加强远程医疗人才队伍建设,强化远程医疗骨干培养和人员培训。加强人口健康信息化建设,按照标准统一、融合开放、有机对接、分级管理、安全可靠的原则,根据服务人口数量和地域特点,因地制宜、合理规划,建设省、市、县级区域人口健康信息平台,联通区域内各类卫生计生机构的信息系统。加快推进居民健康卡建设与应用,以居民健康卡为联结介质,有效共享全员人口信息、电子健康档案、电子病历信息,为远程医疗服务顺利开展提供有效媒介。

**(四)强化远程医疗信息安全防护体系建设**

贯彻执行国家信息安全等级保护制度、分级保护制度和信息安全审查制度,同步规划、同步设计、同步实施远程医疗服务安全建设。完善安全管理机制和制度,加强信息安全防护体系建设,强化容灾备份工作,确保系统运行安全和信息安全。完善涉及居民隐私的信息安全体系建设,实现信息共享与隐私保护同步发展。

**(五)完善绩效考核和分配制度**

建立健全远程医疗考核评估机制,规范评估程序,完善评价体系和评价办法,提高评估的科学性、公开性与透明度。深化收入分配制度改革,建立科学合理的激励机制,调动机构和人员积极性。

**(六)建立运营监管体系**

建立健全第三方参与远程医疗、互联网健康服务及其他运用通信、计算机及网络技术提供远程医疗服务的监管体系,引导和规范第三方运营行为,保障由第三方参与的远程医疗和互联网健康服务市场健康有序发展,由省卫生信息中心负责承担第三方市场运营监管工作。

**(七)加大远程医疗宣传力度**

各地各单位要充分发挥广播、电视、报刊、网络等媒体的作用,让广大居民充分了解远程医疗能够为患者提供优质医疗资源的服务、有效降低医疗费用,鼓励和引导居民积极接受远程医疗服务,为医疗机构开展远程医疗服务创造良好的舆论环境。

**(八)加强远程医疗督导调度**

建立远程医疗"日通报"制度,向各级卫生计生部门和医疗机构通报每日远程医疗服务开展情况。自 2018 年 11 月 26 日起,依托健康贵州"12320"卫生计生服务热线,对各地响应不及时的远程医疗服务开展调度 3 701 次,远程医疗业务及时率由调度前的 33% 上升到85%。

# 第四节　率先把远程医疗纳入医保

2015 年初,国家发改委和国家卫生计生委下发文件,希望贵州省在远程医疗的操作规范、责任认定、激励机制、服务收费、费用报销等方面,研究制定出适用于远程医疗发展的相关政策、机制、法规和标准,探索市场化的远程医疗服务模式和运营机制。

2016 年 8 月 15 日,贵州省人力资源和社会保障厅官网发布《关于将远程医疗服务项目纳入基本医疗保险基金支付有关问题的通知》,为加快推进贵州省远程医疗的发展,进一步满足广大参保人员就医需求,经研究决定,将远程医疗服务项目纳入基本医疗保险基金支付范围,并对收费标准进行了细化。

政策明确要求远程医疗服务按实际开展的单个项目计费,不得多个项目重复收费,也不得收取其他费用。此次纳入基本医疗保险基金支付范围的包括以下 8 个项目。

1. 远程单学科会诊　省级市级主任医师每次会诊收费不超过 100 元,省级市级副主任医师收费不超过 80 元。

2. 远程多学科会诊、远程中医辨证论治会诊　国家级每小时不超过 1 200 元,省级不超过 320 元,市级不超过 270 元。(每次会诊原则上不超过 1 小时,特殊情况超时每 10 分钟加收 10%,累计加收金额不超过最高限价的 60%。远程会诊的准备时间不计入会诊时间)

3. 同步远程病理会诊　国家级每次不超过 300 元,省级不超过 180 元,市级不超过 150 元。

4. 非同步远程病理会诊　国家级每次不超过 300 元,省级不超过 140 元,市级不超过 120 元。

远程心电诊断、远程影像诊断、远程检验诊断、远程病理诊断参照贵州省现行医疗服务价格执行。

5. 院外影像诊断 60 元 / 次。

6. 疑难病理诊断 110 元 / 次,普通病理诊断 75 元 / 次。

7. 心电图检测 15 元 / 次(附加导联加收 20%,三通道 30%,二通道 100%)。

8. 检验根据项目的不同收费不同。

2016 年 9 月 13 日,包括《贵州商报》《贵州都市报》在内的多家贵州当地媒体报道,贵州省人力资源社会保障厅发布,决定将远程医疗服务项目纳入基本医疗保险基金支付范围,即日起执行,试行时间为一年。这是全国第一个省级层面的明确政策将远程医疗服务纳入基本医保。远程医疗服务各相关方均表示看好,并希望该政策能尽快落地和推广。

在互联网医疗模式里,最现实的就是谁来买单的问题,仅靠开发公司补贴、医疗机构做公益,显然是不能持续的,而远程医疗最大的发展瓶颈和弊端就是收费和纳入医保的问题。在盈利以分级诊疗和商业保险为主的商业模式下,通过医保支付,远程医疗平台的运转将被寄予厚望。

此次贵州省开先河,将远程医疗纳入医保的政策,是"政府和有志于在医疗行业进行突破和改革的力量的一次共振"。

## 第五节　整合全省优质医疗资源惠及基层百姓

在此基础上,全面强化远程医疗服务体系常态化运行应用。自 2016 年 6 月远程医疗实现县级以上公立医院全覆盖,截至 2018 年 12 月 31 日,全省远程医疗服务总量 41.8 万例,是之前历年总数的 1 306 倍(其中,远程会诊 4.6 万例,影像诊断 28.6 万例,心电诊断 8.6 万例),远程培训 448 场次 45.9 万人次,远程检验归档 451.1 万例,远程医疗收费 1 810 万元。全省受邀完成远程会诊前三位的是贵州医科大学附属医院、贵州省人民医院、遵义医科大学附属医院,分别为 8 415 例、5 696 例、2 784 例;申请远程会诊排全省前三位的是长顺县、麻江县、三穗县人民医院,分别为 1 879 例、1 287 例、1 075 例。2018 年,是远程医疗服务全面深化,应用成效最明显、服务量最大的一年,达 23.5 万例,占近年服务总量的 56.22%,远程医疗收费 970 万余元,占近年收费总额的 53.59%。

通过开展远程医疗服务,基层医疗卫生机构医疗技术服务能力明显提升,群众在家门口就能享受到优质高效的医疗服务,既有效减轻了群众看病就医负担,也减少了医保基金开支。2018 年 1—9 月,全省乡镇卫生院诊疗人次达 2 452.2 万人次,较 2017 年同期增长 17.22%、较 2016 年同期增长 20.22%,增速排全国第三(全国较 2017 年同期增长 1.55%);2018 年 1—9 月,全省新农合参合患者在乡级就诊人次 2 091.3 万人次,较上年同期增长 2.51%。贵州省级远程医疗协同服务平台为解决基层医疗机构疑难病症的诊治发挥了较大作用。

该平台的建设是在贵州省委、省政府统一领导和决策下,在贵州省卫生健康委具体领导和实施下,在全省各级医疗卫生机构的大力支持和配合下完成的,深受全省人民群众的拥护,是一项造福人民群众的民生工程,也体现了党和政府对人民群众的关心爱护。

## 第六节　开创全省远程医疗新模式,优质服务示范推广

从最早在医院建立"远程医疗中心",到"互联网 +"医疗,从借助大数据领域发展的"东风",全力"抢滩"远程医疗,到初步建立起覆盖 29 个省、市、县公立医院的远程医疗网络,逐步到省市县乡四级 1 700 余家医疗机构全覆盖。在远程医疗方面,贵州省一直走在全国的前列,而贵州医科大学附属医院更是远程医疗探索的排头兵。

贵州医科大学远程医学中心拥有两间远程会诊室、一间远程教学室。建成后的贵州省远程医疗省 - 市 - 县 - 乡 4 级平台,覆盖全省 29 家县级及以上公立医院以及 1 543 家乡镇卫生院,这张远程医疗的大网无疑是贵州省远程医疗进一步发展的新契机。

乘着"互联网 + 医疗"的春风,贵州医科大学附属医院远程医学中心继续新的发展、新的规划,为远程医学中心的运作保驾护航。远程医学中心也将原本单一的远程医疗会诊业务拓宽至并涵盖远程临床单科会诊、远程护理会诊、远程影像会诊、远程超声诊断、远程心电诊断、远程病理诊断、远程急会诊、远程多学科联合会诊、远程教学培训、远程门诊、远程教学查房、远程手术示教等 12 个远程服务项目,并实行 24 小时值班制,为基层医院提供不间断的医疗服务,做到第一时间,为患者提供远程诊疗,实现救治前移,并在需要的情况下,为急

危重症患者,开通转诊绿色通道,为患者能得到及时的救治竭尽所能,提供便利。

2017 年 6 月 30 日,贵州省医院协会远程医疗管理专业委员会成立大会暨学术交流会在贵州医科大学附属医院成功召开,成立了全国第一家医院协会管理下的远程专委会。原国家卫生计生委远程医疗管理与培训中心办公室主任、北京中日友好医院医务处副处长兼远程医疗中心主任卢清君、温州医科大学附属第一医院信息中心主任高志宏、贵州省医院协会周惠明会长、阮中健副会长、贵州省卫生计生委信息中心主任严刚以及贵州医科大学附属医院院长、党委书记等领导以及远程医学管理专委会部分委员、媒体代表等 200 多人出席了本次会议。

贵州医科大学附属医院利用教学医院优势将远程会诊与远程疑难病例讨论相结合,对基层医院的医师起到远程教学的作用,能够及时地为基层医师疑难困惑解答,提高基层医院医师疑难病患诊治水平和医疗服务水平,为广大病患提供更便捷的优质服务,真正使广大患者获益。这一新模式受到基层医院医师的一致好评,提高基层医师的医疗水平及学习积极性,也发挥了贵州医科大学附属医院的教学特点。

远程医疗可打破空间、时间的限制,使患者能享受高级别的医疗服务,因此越来越受到医患双方的欢迎,主要体现在解决"看病难、看病贵"。

以医疗资源和信息共享为目标,集成共性技术及医疗服务关键技术,使有限的医疗卫生资源利用最大化,促进区域远程医疗发展,远程医学信息共享,使医疗资源充分利用。

向基层医院开展远程医疗,使地区差异最大程度地最小化,并且通过远程医学平台进行医疗、科研的探讨及疑难病例讨论,使更多的医师从中获益,促进基层医疗水平的提高。

在贵州,远程医疗的种子早已经埋下。2010 年,卫生部发布文件,在中西部地区尝试推进远程医疗。贵州省积极试水,通过不断摸索,时机逐渐成熟。自 2015 年起,省政府密集出台多个文件,对于远程医疗的各方权、责、利进行细致划分,构建远程医疗政策管理体系,制订远程医疗服务项目价格、费用结算办法、远程医疗相关操作规范。彼时的远程医疗尚在摸索阶段,尽管各地工作开展劲头十足,但他们多将远程医疗看作一次行业的技术革新,效果不尽如人意。

## 第七节　典型应用案例介绍

贵州医科大学附属医院自 2015 年 7 月开展远程医疗服务工作至今,在院领导的大力支持及全院各科室的全力配合下,一直在摸索中不断地进步前行,日渐完善的体系和远程会诊模式的普及化使得医院逐渐能在更大程度上对下级医院的诊疗活动开展起到帮助。远程会诊开展至今,有数例急会诊取得了相对显著的成效。

### 一、与省内医联体医院开展远程会诊

1. 患者唐某,男,52 岁,于 2016 年 4 月 5 日 9 时 5 分因"发现肺癌 4 个月,咳嗽,喘息,颜面浮肿 5 天"到贵定县人民医院门诊就诊,已住院 13 天。因贵定县人民医院对该患者出现头痛原因不能明确,特申请贵州医科大学附属医院肿瘤科专家进行远程会诊,希望得到下一步治疗方案指导。医院远程中心收到该会诊申请后,由于患者病情复杂且严重,工作人员高度重视并立即给予了相关处理。于 2016 年 4 月 20 日下午,贵州医科大学附属医院由程

明亮副院长带队组成了针对该次会诊的专家组亲自前往贵定县人民医院进行现场指导。在专家组的耐心专业的指导及贵定县人民医院医师的全力支持配合下,最终患者病情得到了稳定并逐步趋于好转。

2. 2016 年 6 月 2 日 19 时左右,贵州医科大学附属医院远程医学中心接到兴义市人民医院一通电话,一例患者急需要本院协助救治,贵州医科大学附属医院远程医学中心立即安排肝胆外科杨能红主任、消化内科刘琦主任、重症医学科专家刘媛怡医师对患者进行了远程会诊,在双方医师的共同努力下,立即采取本院会诊专家给予的治疗方案实施救治,患者情况有所好转,病情转为稳定。

## 二、与省内远程医疗协作医院开展远程会诊

2017 年 12 月 5 日,清镇市第一人民医院提交一例远程联合急会诊病例。患者罗某,女,36 岁,为宫颈癌放化疗后 10 个月。3 个月前开始出现进行性双下肢肿胀,双侧腰背部疼痛。阴道无异常流液、流血。未经进一步治疗就诊。由清镇市第一人民医院诊断为:①宫颈鳞状细胞癌并盆腔淋巴结转移 cT2bN1M0 ⅢB 期(第七版 TNM 分期)(2009 FIGO 分期ⅡB 期)放化疗后进展(肿瘤复发浸润双侧髂外静脉、腹膜后、盆腔、双侧腹股沟、纵隔及肺门区多发淋巴结转移、双肺转移);②恶性胸腔积液;③阻塞性肺部感染。贵州医科大学附属医院接到远程会诊申请后,立即安排,先后由医院介入科许敏医师,乳腺肿瘤科李凤虎医师对其病情进行了诊断并给出会诊意见。待病情相对稳定后,于 12 月 8 日起采取会诊方案给予患者相关治疗。

## 三、开展远程紧急会诊

1. 2017 年 2 月,黔东南州收治一例 H7N9 患者,该患者年近 80 岁,贵州医科大学附属医院在接到贵州省卫生计生委的通知后,立即派呼吸内科、重症医学科、感染科等 10 余名专家前往现场开展抢救工作,当天晚上刘健院长召开远程紧急会议,听取诊疗方案,并对工作进行了部署,要求每天相关专业专家与在现场专家进行交流和会诊,让患者得到及时的救治,黔东南州首例人感染高致病性禽流感(H7N9 毒株)患者通过积极的治疗后已经痊愈出院。

2. 2017 年 12 月 6 日 22 时左右,黔西县人民医院远程工作人员与贵州医科大学附属医院当日值班工作人员联系,临时提交一例远程急会诊。患者杨某,女,53 岁,因"反复腰背部疼痛 4 年,加重 1 天",于 2017 年 12 月 4 日 13:51 入住黔西县人民医院骨科,因患者病情危重,于 2017 年 12 月 4 日 15:50 转入 ICU 抢救治疗。由黔西县人民医院诊断为:①多器官功能障碍综合征(心血管、肝脏、肾脏、血液);②多器官功能障碍;③弥散性血管内凝血;④重度贫血;⑤急性上消化道出血;⑥原发性高血压(2 级,极高危组);⑦冠状动脉粥样硬化性心脏病,缺血性心肌病,心功能Ⅲ级;⑧代谢性酸中毒;⑨高乳酸血症;⑩高尿酸血症。贵州医科大学附属医院工作人员接到会诊申请以后,第一时间联系了 ICU 唐艳医师,于 22:30 开始会诊,会诊持续近 1 个小时,在双方医师的共同努力下,患者当日情况相对取得了稳定。

3. 2018 年 2 月 11 日 15:30 左右,贵州医科大学附属医院远程医学中心接到三穗县人民医院一通电话:患者赵木林,男,37 岁,1 小时前因修建房屋不慎从三楼房屋跌落,跌落后患者意识可,可大呼言语,约 1 分钟后感到全身多处疼痛,头晕、头痛,时有眼朦,继感腹部疼

痛伴腹胀,左手及右侧上额面部疼痛,感畏寒,口呕数次鲜血,总量约 100ml,由 120 急救接入贵州医科大学附属医院,转运途中呕鲜血数次,总量约 150ml,意识较差,以"肝脾挫伤及颅脑骨折"收入院,发生失血性休克、胃破裂、结肠破裂、胃多处挫伤、肠系膜多处挫伤、右下腹腹膜撕裂伤、急性弥漫性腹膜炎、小肠憩室、开放性颅脑损伤(其中包括:①双侧额叶脑挫裂伤;②颅面骨多发骨折;③颅底骨折伴脑脊液鼻漏;④颅内积气)、右侧下颌支髁状突骨折、右颞下颌关节脱位、双肺挫裂伤、左侧第 6 前肋骨折、外伤性气胸、颜面部多处皮肤挫裂伤、左侧尺桡骨远端开放性粉碎性骨折、右侧腹壁、腹股沟区软组织挫裂伤并血肿形成、多器官功能障碍综合征(肝功能、凝血功能、心肌损害)、电解质紊乱、代谢性酸中毒(失代偿)、高乳酸血症、右侧上颌窦、蝶窦、筛窦及额窦较多积血、血糖增高(原因为应激性高血糖或糖尿病)。

贵州医科大学附属医院远程医学中心立即安排重症医学科专家唐艳医师对患者进行了远程会诊,在双方医师的共同努力下,立即采取会诊专家给予的治疗方案实施救治,通过会诊及救治,患者情况有所好转,现在病情稳定。

## 四、与基层医院开展远程查房

与基层医院医师共同参与查房,更好地了解病情,共同制定更为合理的治疗方案,切实有效地帮助基层医院提高医疗救治能力。

## 五、开展超声实时会诊

兴义市人民医院通过远程医疗平台提交超声会诊申请,贵州医科大学附属医院在极短时间内给予会诊,并通过远程医疗平台进行全省范围内的远程同步化实时教学,提升基层医院医务人员自身基础知识建设,并且通过远程医疗视频系统,现场指导医师操作,同步观看视频成像,通过互联网实现网络化远程会诊,使得外院专家能够远程实时进行诊疗,让优质医疗资源本地化,有效实现分级诊疗,最大程度地避免了医疗资源的浪费,使得异地转诊本地化,极大方便患者,解决了看病难的问题。

## 六、开展远程影像会诊

麻江县人民医院通过远程医疗平台提交批量式的会诊申请,贵州医科大学附属医院在极短时间内阅片报告,及时地把会诊意见传入对方医院,帮助下级医院快速明确患者病因,为患者后续的治疗节约时间。

远程医疗平台不仅可以向区域内所有医院提供批量式的诊断服务,还可以为区域医疗医院开展相关培训。

## 七、开展远程培训(教学)

贵州医科大学附属医院远程医学中心向贵州省内各级基层医疗机构开展远程教学(培训)306 次,122 300 余人次受训,并完成贵州省内首例远程手术——"腹腔镜下胃癌根治术"的示教转播。贵州医科大学附属医院远程医学中心通过多元化"远程医疗服务模式"的开展,使区域优质医疗资源有效下沉到基层医疗机构,帮助基层疑难杂症得到有效确诊,快速提升乡镇医务人员的医疗技术水平,让乡镇百姓能就近享受优质医疗服务,近年来基层患者向上转诊人次数量逐渐呈下降趋势。

# 第二十六章

# 内蒙古自治区人民医院远程协作网实践案例

## 第一节 远程医疗协作网建设情况

### 一、项目简介

根据《内蒙古自治区人民政府办公厅关于印发自治区推进医疗联合建设和发展实施方案的通知》（内政办发〔2017〕112号）精神，建设远程医疗协作网，面向基层、边远地区大力发展远程医疗协作网，以城市三级公立医院为主体，与边远旗县级医院联合建设基于信息化技术应用的远程医疗协作网，形成利用信息化手段促进资源纵向流动、分级远程医疗模式，2018年，内蒙古自治区卫生计生委确定组建远程医疗协作网，并下发《内蒙古自治区卫生计生委关于同意自治区人民医院组建远程医疗协作网的批复》（内卫计医字〔2018〕28号）。鉴于此，内蒙古自治区人民医院完成了《内蒙古自治区人民医院远程医疗协作网建设项目可行性研究报告》，2018年3月12日"内蒙古自治区人民医院远程医疗协作网建设项目"得到批复，医院多次组织专家针对该项目进行深入论证，于2018年10月完成了《内蒙古自治区人民医院远程医疗协作网建设项目初步设计》，并得到内蒙古自治区发展和改革委员会的批复，项目总投资为1 331万元。

通过实施内蒙古自治区人民医院远程医疗协作网项目，突破限制远程医疗发展的障碍，促成远程医疗产业化健康可持续发展，借助远程会诊、远程医学教育、远程影像诊断、远程信息共享、远程病理诊断等远程医学业务的开展，逐步提高基层医疗机构的医疗质量，增强全区基层医疗服务能力，带动全区分级诊疗、双向转诊等服务格局的形成，促进医疗资源纵向流动和合理分布，解决医疗资源不足、分配不均等问题，力争使旗县域内就诊率提高到90%左右，基本实现大病不出县，让广大人民群众就近享受优质、高效、便捷的医疗卫生服务，从根本上缓解农村牧区群众看病难、看病贵的问题。

### 二、建设内容

医院对该项目高度重视，进一步扩大远程医疗中心，占地面积近1 000m²，包括远程会诊室、远程会议室、多学科远程会诊室、信息机房、设备库房等功能房屋。同时为更好地开展远程医疗各项工作，医院投入38.66万元，对远程医疗中心房屋整体环境进行改造。

该项目建设按照"填平补齐、经济适用、安全可控"的原则，在原有远程医疗系统的基础上,建设及完善 1 个远程医疗协作网络平台、1 套高端远程会诊系统、扩建 1 套区域病理诊断系统、扩建 2 套手术指导及转播系统、扩建 1 套区域影像诊断系统、扩建 1 套影像诊断中心远程会诊系统、扩建 1 套病理诊断中心远程会诊系统、扩建 1 套保健所诊断中心远程会诊系统、扩建 1 套多学科远程会诊系统、扩建 2 套移动式远程医学动态图像检查系统,扩建 1 套远程会诊系统,并完成系统集成、软件调试、培训。

协作网平台远程网络系统按照国家三级等保要求进行设计和建设,保证数据安全,系统已经通过国家网络安全等级保护测评,远程医疗管理系统为三级;远程教育管理系统为二级;医疗中间件管理系统为二级。同时,远程医疗协作网还开展了国家密码测评、第三方测试以及系统自测工作,有效保障平台的网络系统安全。

### 三、建成后发挥的作用

1. 远程医疗协作网平台软硬件、网络能力有效加强

平台设施设备扩充后,其承载量进一步扩大,服务器、存储、网络安全设备的更新升级,有效保障了平台内各级医院远程会诊、远程会议、远程诊断等各类工作的协同开展、资料的集中存储及共享,也保障了平台网络安全,从而能更好地开展全区远程医疗各项业务,保障全区远程医疗服务质量。

2. 远程医疗服务能力不断提升

目前,自治区远程医疗协作网平台采用专网 + 互联网形式覆盖全区 12 个盟市、81 个旗县,共 320 多家各级医疗机构;新冠病毒感染疫情期间迅速覆盖了全区 114 家新冠病毒感染疫情定点医院;目前已与 50 余家医院信息系统(HIS\LIS\PACS\EMR 等)进行了对接;全区共 90 余家医院配备数字化病理扫描仪,可开展远程病理诊断工作。

项目实施以来,自治区远程医疗平台各项工作稳中求进,各项业务不断增长、扩大,2020 年,全区远程医疗业务量达到近 10 万例次,通过平台,开展全区各级医疗机构各类远程培训、教育、会议等累计近 1 400 例次。

3. 突发公共卫生事件应对能力不断完善

2020 年,通过自治区远程医疗协作网平台,累计与 11 个盟市近 40 家医疗机构连线,每日对全区所有新冠病毒感染确诊患者进行远程会诊,日会诊量最多时达到 110 多例次。截至 2022 年底,在自治区远程医疗平台集中会诊新冠病毒感染本土及境外输入病例共计 2 000 多例,累计会诊 1 万多例次。

自治区远程医疗平台在此次新冠病毒感染疫情中,为我区突发公共卫生应急处置、疑难重症的救治、快速提升基层医院医务人员的救治水平、减少医患交叉感染等方面起到了较大作用,同时,也为今后内蒙古自治区的医疗行业更科学、合理、有序地发展起到了非常好的辅助作用。

4. 社会效益与经济效益

(1)社会效益:本项目的建设是积极响应国家健康中国战略的号召,有效助推分级诊疗新业态,解决内蒙古自治区医疗卫生发展不平衡、不充分的矛盾,同时还有助于精准扶贫以及重大慢性病防控的有效实施。具体体现在远程医疗协作网的顺利建设可有效提高内蒙古基层医疗单位服务水平和能力,保障基层医疗质量和医疗安全,更好地实现分级诊疗和双向转诊,对解决自治区群众看病难、看病贵等问题具有重要意义,所带来的社会效益非常

广泛。

（2）经济效益：内蒙古自治区人民医院远程医疗协作网建成后将通过远程会诊、远程教育、远程病理诊断、远程影像诊断、远程照护平台以及妇幼保健平台为基层医院及患者节约大量的费用，与此同时还能为基层医院及内蒙古自治区人民医院带来可观的经济收入，是一项利国利民的民生工程。

## 第二节 内蒙古自治区远程医疗业务开展情况

内蒙古自治区与全区 300 余所医疗机构签订了远程医疗服务运营协议，在全区安排了 100 余名驻点服务人员协助协作网医院开展远程医疗工作。以国家政策文件为基础，参照其他省区远程医疗管理制度，自治区已出台远程医疗管理制度，并完善远程医疗服务项目收费。依托第三方提供完整的远程专家会诊、远程门诊、远程急诊、远程培训等。

内蒙古自治区已形成"国家 - 区 - 盟市 - 旗县 - 乡镇"的五级远程医疗服务体系。经内蒙古自治区卫生健康委批准，由内蒙古自治区人民医院牵头成立了内蒙古自治区远程医疗中心、内蒙古自治区远程医疗协作网为牵头单位，内蒙古自治区远程医疗质控中心、内蒙古医院协会远程医疗管理专业委员会为主办单位，内蒙古自治区危重症孕产妇及新生儿远程指导中心。内蒙古医科大学附属医院成立了内蒙古自治区远程病理诊断指导中心。经过多年发展，通过统筹规划和配置，自治区不仅统一部署了先进、专业的远程医疗设备及信息系统，还建立了互联互通、技术架构统一的远程医疗管理平台，平台规模不断扩大，主要是整合优势医疗资源、提升基层医疗卫生服务能力、降低医疗成本、推进城乡医疗卫生服务均等化，也是深化医改解决"看病难、看病贵"问题的重要抓手，为推动内蒙古健康医疗服务模式转变、实现区域医疗协同以及未来人口健康信息服务体系的建设奠定了基础。2015 年、2016年、2017 年全年服务量为 1.6 万、1.9 万、2.2 万例次逐年增长；2020 年远程医疗服务总量大幅提升突破 10 万例次。在疫情及重大安全事故中发挥了积极的作用。

## 第三节 远程医疗在促进分级诊疗体系建设中的作用

为深入贯彻落实《中共中央 国务院关于深化医药卫生体制改革的意见》和《"健康中国 2030"规划纲要》要求，全面优化全区卫生资源配置，不断提升基层医疗机构的医疗服务能力，促进县乡医疗卫生协调发展，提高医疗服务体系的整体效率，真正实现"基层首诊、双向转诊、急慢分治、上下联动"的诊疗模式，重点开展基层检查上级诊断业务。为群众提供安全、有效、方便、价廉的医疗卫生服务，提高人民群众的健康水平，实现"小病不出乡，大病不出县"，为实现人人享有基本医疗卫生服务、"以健康为中心"、促进自治区大健康服务业发展、全面打造"健康内蒙古"发挥重要作用。

内蒙古"互联网＋健康医疗"的建设主要包括以下五方面。

一是建立内蒙古远程医疗服务监管平台，并依法依规加快对远程医疗和基层检查上级诊断的准入，推动远程医疗服务健康、快速、高质量发展。进一步完善远程医疗制度建设，提高远程医疗服务利用率，推动远程医疗服务常态化，充分发挥远程医疗服务在下沉医疗资源、方便群众就近就医方面的积极作用。

二是建立县域医共体,按照"填平补齐,避免重复建设"的原则,通过新建或改(扩)建县域内各级医疗机构的远程医疗系统,实现以旗县医院为中心,覆盖乡镇、重点村医疗机构完成远程会诊、远程预约、远程双向转诊、远程影像诊断、远程心电诊断、远程医学教育等业务应用,初步建立起基层远程医疗服务网络,实现基层远程诊疗和重要项目集中检查检验,有效提升基层医疗服务能力和服务效率。

三是建立盟市级区域医疗诊断中心,如区域病理诊断中心、区域影像诊断中心、区域心电诊断中心、区域临检中心、区域超声诊断中心,开展远程医疗相关服务,重点开展基层检查上级诊断业务。

四是建立全区远程医学教育平台及全区公共卫生应急响应平台,形成远程医学教育体系及疫情防控体系,积极开展远程医学教育、培训、公共卫生服务、疫情防控等服务。

五是完善全区健康管理平台,将信息技术融入居民健康管理体系与国家公共卫生服务体系,采用基于移动终端技术的智能手机、平板电脑、可穿戴设备等和网络化、远程化的技术手段,为城乡居民、各级医疗机构提供远程健康管理信息化服务。实现"远程监测、远程指导、自我管理、提醒干预"的整体服务流程。

## 第四节　远程医疗在抗击疫情等公共卫生应急事件中发挥的作用

2020年新冠病毒感染疫情暴发以来,按照内蒙古自治区"全区一盘棋"的要求,自2020年1月25日启动公共卫生事件一级响应开始,内蒙古自治区远程医疗服务中心在最短的时间内,积极协助自治区远程医疗中心打通了包括所有新冠病毒感染定点收治医院在内,覆盖全区300多家医院的远程医疗连接。内蒙古自治区专家组通过自治区远程医疗中心面对全区疫情确诊、疑似的新型冠状病毒感染肺炎病例进行集中会诊,并且通过远程医疗平台开展了30余次的疫情相关远程教育培训,在发挥主导和权威医疗指导作用的同时,自治区和盟市专家组通力合作,形成共识,统一诊疗流程,为内蒙古自治区新冠病毒感染防疫战提供了不可磨灭的功绩。

在为内蒙古自治区新冠病毒感染防疫战贡献力量的同时,自治区专家组多次通过远程医疗平台连接湖北荆门市、京山市以及内蒙古自治区人民医院援鄂医疗队帮扶医院进行远程会诊,指导救治,为武汉抗击新冠病毒感染疫情作出了贡献。

2020年2月23日,锡盟煤矿发生严重的煤矿安全事件,在事故当天14时,内蒙古自治区人民医院接到自治区卫生健康委领导和应急办指示,要求医院派出专家赴锡盟开展紧急医学救援。

时间就是生命,险情就是命令。内蒙古自治区人民医院立即启动应急响应,远程医疗中心开通与收治伤员的锡盟医院远程会诊平台。自治区卫生健康委紧急抽调骨创伤科、ICU、胸外科、肝胆外科、神经外科、超声医学科等专家组成应急医疗组,通过远程平台,及时了解伤员情况。

医院专家通过远程会诊系统对几名危重症伤员进行了会诊,就如何开展紧急救治和手术治疗提出了指导意见。

在远程会诊过程中,正值一名肝脾破裂危重伤员需要紧急手术,医院肝胆外科主任夏医君通过远程会诊系统对手术全过程进行了指导,最终手术取得成功,患者生命体征得以平稳。

## 第五节　典型应用案例介绍

### 一、与美国开展跨国远程会诊

患者杨女士,73 岁,2019 年 3 月,发现胃部不适,经系列检查确诊为胃癌,辗转国内多家医院诊治,后经医师明确诊断无法手术。正当患者心灰意冷时,了解到通过内蒙古自治区远程医疗中心,可与国际权威专家"面对面"远程视频就诊,院内专家也希望联合美国专家的力量,共同商讨治疗对策,此项服务给杨女士及全家带来了新的希望,一场"互联网 + 医疗"的新型跨境会诊医疗服务开展。

2019 年 5 月 16 日上午 10 时,屏幕这头是内蒙古自治区人民医院消化内科专家团队,另一头是美国纽约皇后医院资深肿瘤专家迈克尔·卡斯特罗(Michael Castro)博士。卡斯特罗博士毕业于哥伦比亚大学医学院,曾多次被《美国新闻和世界报道》评为"美国顶级医师",在消化系实体肿瘤的个性化诊治方面造诣深厚,双方共同为患者商讨下一步治疗方案。

经过一个小时的远程会诊沟通,卡斯特罗博士与内蒙古医院消化内科的专家达成了诸多共识,针对基因检测,以及化疗、靶向治疗、免疫治疗等,卡斯特罗博士给出了参考意见,制订出科学、合理、规范的个性化综合治疗方案,并出具权威的会诊报告,为肿瘤患者的治疗带来新思路。

### 二、区内典型应急会诊

患者陈某某、男性、47 岁,因上腹部疼痛、恶心、呕吐就近到通辽市开鲁县医院就诊,经一系列检查后疑似胰腺占位,申请内蒙古自治区人民医院专家给予远程会诊,以明确诊断,远程医疗中心特邀内蒙古自治区人民医院肝胆外科夏医君主任为其会诊,夏主任认真分析患者的病情及临床表现,就诊断与下一步治疗方案提出意见,会诊持续 40 多分钟,整个会诊过程夏主任耐心细致地回答了当地医师提出的所有问题。

内蒙古自治区远程医疗中心常年接待地方精准扶贫患者并给予免费会诊,为打好脱贫攻坚战贡献自己的力量!

### 三、与国内其他省市开展远程会诊

2021 年 3 月 8 日下午 3 点,内蒙古自治区远程医疗中心接到 ICU 来电,一位 32 岁年轻男性不慎高空坠落导致全身多处骨折,颅内积气、脑挫裂伤,感染中毒休克综合征毒素,现向上级医院提出多学科急诊会诊申请,远程中心接到来电后,立即为患者整理上传资料并第一时间联系专家。北京朝阳医院 ICU 李文雄主任、神经外科李锦平主任、口腔科刘岩主任为此患者做多学科会诊,会诊从发出申请后一小时内响应。

近年来,远程会诊中心不断优化远程会诊系统的流程,急患者之所急,想患者之所想,让患者能够最大限度地得到专家的及时诊断。

### 四、在国内率先开展实时远程超声诊断

患者女性,41 岁,2020 年 7 月 15 日和 2021 年 3 月 3 日分别在乌兰察布市中心医院和内蒙古医科大学附属医院进行超声检查,均被诊断为甲状腺左叶混合性结节、甲状腺右叶结节。此类疾病需要随时关注患者病情的发展,定期做检查,准确了解病情发展状况。对于患者来说,多次去外地做检查需要花费大量的时间、精力、人力和金钱,无疑给患者带来诸多的不便。患者家属通过医院医师了解到在当地医院即可请外地超声科专家给作出诊断,于是向远程会诊中心发起申请。

通过远程超声专家会诊,申请方乌兰察布市医院及时提供患者的临床资料、心电图资料、病史等相关资料,使受邀方内蒙古自治区人民医院会诊专家充分了解患者的病情,为患者制订出符合现阶段较精准的治疗方案。

### 五、开展远程病理诊断

多伦县人民医院通过内蒙古自治区远程医疗平台,向包头市肿瘤医院申请批量式区域病理诊断服务,多伦县医院通过内蒙古自治区远程病理诊断平台,将患者数字化病理切片上传,24 小时内由具备专业诊断能力的包头市肿瘤医院专家进行诊断并出具报告,协助多伦县医院解决病理诊断能力不足的问题,帮助患者快速聚焦病因,短时间内切入最佳治疗方案。

内蒙古自治区远程病理诊断平台,不仅可向全自治区所有医院提供批量式的区域病理诊断服务,还可以开展快速的冰冻切片病理以及病理教学服务。

### 六、开展远程影像诊断

额济纳旗人民医院向内蒙古自治区远程影像平台提交了批量式的区域影像诊断申请,由内蒙古自治区人民医院影像科专家在极短时间内给出阅片报告,帮助额济纳旗人民医院医师为各类患者快速确定病因,为患者的后续治疗和康复缩短了时间。

内蒙古自治区远程影像诊断平台,不仅可以为各基层医院提供批量式的区域影像诊断服务,还可针对疑难病例开展远程影像会诊、多学科疑难病例讨论,并且可为各基层医院相关科室进行影像学知识培训。

不仅为内蒙古自治区全域提供了影像诊断协助,也为影像学科提供了实践教学的规模化平台。